现代护理管理与常见疾病护理

主编 孙淑华 王振颖 商显敏 孙琴 娄毛毛 褚玉清

U0346374

天津出版传媒集团

天津科学技术出版社

图书在版编目（CIP）数据

现代护理管理与常见疾病护理 / 孙淑华等主编. --
天津 ： 天津科学技术出版社，2023.7
　ISBN 978-7-5742-1407-1

　Ⅰ. ①现… Ⅱ. ①孙… Ⅲ. ①护理学－管理学②常见
病－护理 Ⅳ. ①R47

　　中国国家版本馆CIP数据核字(2023)第127525号

现代护理管理与常见疾病护理
XIANDAI HULI GUANLI YU CHANGJIAN JIBING HULI
责任编辑：梁　旭

出　　版：天津出版传媒集团
　　　　　天津科学技术出版社
地　　址：天津市和平区西康路35号
邮　　编：300051
电　　话：（022）23332369（编辑部）
网　　址：www.tjkjcbs.com.cn
发　　行：新华书店经销
印　　刷：天津印艺通制版印刷股份有限公司

开本 787×1092　1/16　印张 21.375　字数 419 000
2023年7月第1版第1次印刷
定价：70.00元

编委会名单

主　编

孙淑华　枣庄市立医院
王振颖　枣庄市立医院
商显敏　滕州市中心人民医院
孙　琴　枣庄市市中区人民医院
娄毛毛　枣庄市立医院
褚玉清　枣庄市精神卫生中心

副主编

侯　艳　枣庄市中医医院
李　孟　山东中医药大学第二附属医院
陈　艳　枣庄市立医院
孙　玉　枣庄市立医院
鞠玲玲　枣庄市立医院
胡存苹　枣庄市妇幼保健院
王　颖　山东国欣颐养集团枣庄中心医院
高　林　山东国欣颐养集团枣庄中心医院
于利花　山东国欣颐养集团枣庄中心医院
薛　妍　山东国欣颐养集团枣庄中心医院
陈　琳　山东国欣颐养集团枣庄中心医院
王　丽　山东国欣颐养集团枣庄中心医院

内容简介

　　《现代护理管理与常见疾病护理》内容简介本书重点介绍了护理各项工作制度、各级护理人员职责、护理人员资质标准、护理人员技术能力要求、护理人员工作标准，护理服务流程、对临床各系统常见病、多发病的实用护理进行编撰，全书内容力求精练、实用、重点突出、紧密结合临床工作，注重培养护士科学的临床思维、工作方法 。并根据护理管理的要求，从护理管理组织构架，护理管理制度和各级人员岗位职责着手。并对临床各种疾病的护理技术进行了阐述。

目 录

第一章 医院护理组织管理

第一节 护理管理体制及组织结构

一、护理部管理体制

县和县以上的医院应设护理部,实行院长领导下的护理部主任负责制。三级医院实行护理部主任—科护士长—护士长三级管理,二级医院实行总护士长—护士长二级管理。

二、护理管理组织结构

300 张病床以上有条件的三级医院设专职护理副院长,可兼任护理部主任,另设副主任 1~2 名,可设干事 1 名;500 张病床以上的三级医院设护理部主任 1 名,副主任 1~3 名,病区、门急诊及手术部根据工作任务及范围可设科护士长及护士长;二级医院设总护士长 1 名,可设干事 1 名。病房、门急诊、手术部、消毒供应中心设护士长。护理部主任 (总护士长)、副主任由院长聘任,科护士长、护士长由护理部主任提名、院长聘任。

护理部下设若干委员会,如护理持续质量改进委员会 (包括门诊和急诊管理组、病房管理组、基础和危重症护理组、护理文件书写管理组、医院感染管理组、手术部组、消毒供应中心组等),教学及继续医学教育委员会,科研委员会。各委员会根据其工作特点制订职责范围、工作内容、工作程序以及考核标准等。

第二节 护理部管理职能

护理管理职能是实现管理目标的重要保证,护理管理目标的制订和实现过程,是通过护理管理者运用管理职能对管理对象施加影响和进行控制的过程。

一、计划职能

计划职能是护理管理职能中最基本的职能,是管理的重要环节。计划能使决策具体化,使管理者在工作前有充分的准备。计划要通过科学的预测、权衡客观需要和主观可能,针对未来一段时间内要达到的目标和有待解决的问题进行组织安排,制订实施方案,合理使用人力、财力、物力和时间,确保目标的完成和问题的解决

(详见本章第三节)。

二、组织职能

组织是实施管理的手段，是为了实现目标对人们的活动进行合理的分工和组合、合理的配备和使用资源。管理者必须通过组织管理对各要素和人员在系统中的相互关系进行合理、有效的组织，才能保证计划的落实和目标的实现。

组织工作主要有以下内容。

1.按照目标要求合理地建立组织机构和人员配备。

2.按照业务性质进行分工，确定各部门的职责范围。

3.确定各级管理人员的职责和权力。

4.为了保证目标的实现和工作的顺利进行，须制订有效的规章制度，包括考核、晋升、奖惩等制度。

5.建立信息沟通渠道，及时反馈各部门的信息。

6.对各级护理人员进行培训。

三、领导职能

领导是对组织 (或群体) 内的部门或个人的行为施加影响，以引导实现组织目标的过程。领导的本质是处理人际关系，通过沟通联络等方式影响组织或群体中的每一个成员，促使大家统一认识，使他们自觉地和有信心地为实现组织目标而努力奋斗。领导者要为下属提供发挥自身潜能的机会，协调好组织成员的个人需要与组织效率之间的关系。

四、控制职能

控制职能是对实现计划目标的各种活动及规定的标准进行检查、监督和调节。即发现偏差时及时采取有效的纠正措施，使工作按原定计划进行。每一种活动都是由各要素有机地组成并且有着极为复杂的内部联系和外部联系的，尽管在制订计划时要尽可能地做到全面、细致、周密，制订出切实可行的方案，但在管理过程中还会出现预料不到的情况，同时各种活动要素及其相互间也会存在一些事先预测不到的变化。因此，在计划实施的过程中，一旦发生偏差就要通过控制职能进行调节，必要时可调整计划，确保目标的实现。

控制的基本步骤如下。

1.确定标准 标准是衡量成效的依据，是体现各项工作计划方案的预期效果和达标依据。

2.衡量成效 将实际情况与预期目标相比较，通过检查获取大量信息，以了解计划执行的进度和目标实施过程中的偏差。

3.纠正偏差 偏差是指实际工作状态与目标标准的偏离程度。纠正偏差主要是对已经或可能发生的偏差及时采取纠正和防范措施，如调整计划、修改指标、更换人员或改变措施等，以保证目标的实现。

五、创新职能

护理管理者的创新职能就是为达到护理学科进步的目的，适应外部环境和内部条件的发展而实施的管理活动。管理活动的创新要求管理者首先具备观念上的超前意识和理论上的超前跨越，辅以组织结构和管理体制上的改革创新，以保证整个组织采用新技术、新设备和新方法，最终达到技术进步、学科发展和管理效能的提升。

第三节　护理管理程序

护理管理程序包括确定目标、制订计划、实施方案、信息的反馈处理及控制协调、评价与总结等基本步骤。

一、确定护理管理目标

护理管理目标是指护理部的各级组织运用行为科学理论，在一定时期内通过有效的管理方法和活动所要达到的目的。护理部必须根据医院整体目标，结合本部门的实际情况制订近期和远期目标。

（一）确定护理管理目标的意义

1.确定护理管理目标有助于建立和健全护理管理制度、确定管理内容、改进和选择有效的管理方法。

2.护理管理目标是各级护理人员的行动准则、工作指南和努力方向，对护理管理起着规范和促进作用。

3.护理管理目标既可鼓励广大护理人员的参与，充分发挥个人力量和潜能，激励创造性，又可促进管理者和被管理者双方互动，为实现目标而共同努力。

4.护理管理目标可用于客观地评价护理管理者的管理能力及工作优劣，还可作为评价护理管理质量的依据。

5.护理管理目标是现代管理的需要，对实现科学管理、提高护理管理质量起着积极的促进作用。

（二）确定护理管理目标的原则

1.整体性　确定目标须从护理管理的整体效益出发，考虑目标体系的整体性和一致性。护理部在制订护理目标时，应根据医院的整体目标，从医院的整体利益出发，指导各基层护理单元的护士长依据护理部的总体目标制订本部门及个人的工作目标，使基层护理单元的目标与总体目标相一致，才能更好地发挥整体功能。

2.先进性　先进性表现在开拓创新上，使目标具有竞争性。目标必须通过竞争和努力才能实现。

3.量力性　确定目标一定要从实际出发，量力而行。首先要从护理人员的数量和素质、现有的设备和设施、可能提供的经费、医疗技术力量以及其他可变因素考虑，全面分析内、外环境的影响，然后再确定目标的高低。既要防止唾手可得，又要防止高不可攀，目标过高可使群众丧失信心和竞争力。

4.应变性　为适应客观环境的动态变化，在确定护理管理目标时不仅要考虑目标的连续性和稳定性，还要考虑目标的灵活性和应变性，以便根据客观条件的变化随时调整管理目标。

5.可测性　制订目标要尽量做到具体化和数量化，对难测定的目标可分等级限定或用文字描述，如医德医风、服务态度等目标可用文字具体描述达标要求。

6.因地制宜　应根据各部门的特点和具体情况确定目标，以确保目标的实现。如神经外科与妇产科疾病的严重程度不同，在确定陪伴率时应有所区别。

（三）确定目标的方法和步骤

1，提出问题、确定重点　这是确定目标的第一步。提出的问题应反映护理管理中的关键问题、未来的发展方向、患者的要求、护理部门或本病房、本部门迫切需要解决的问题等。护理骨干对所提出的问题进行充分讨论、对比分析，判明主次缓急，再交群众讨论后确定重点。

2.草拟目标预案　根据确定的重点问题，拟定若干预案，供择优选用。

3.评价和选择目标预案　在骨干初步商议的基础上广泛征求群众意见，预案经过多方评议后，根据预案中的目标价值、预期成效及目标的可行性选出最佳目标预案。

4.目标综合论证和修订　目标综合论证和修订是指护理管理者根据医护人员和患者的信息反馈，结合我国卫生方针政策对目标进行全面分析，在分析的基础上重新修订目标，删除预案中不切合实际、不符合政策及可行性差的部分，使目标趋于完善。

5.确定重点目标　目标预案确定和修订后，还必须根据主次选出重点目标，对重点目标的实施应给予较大的人力、物力支持。

二、制订护理管理计划方案

计划是确定目标后整个管理工作的前提，是管理工作的重要环节。计划能使决策具体化，使管理者有充分的准备，以便应对。通过计划能合理地使用人力、财力、物力和时间，使人们的活动沿着既定的方向和目标前进。

（一）计划的种类

计划按时间可分为长期计划、中期计划和短期计划。按计划作用的范围可分为全面工作计划和单项工作计划。

1.长期计划　一般期限为3~5年，通常也称为长期规划，是预测医院发展趋势的行动规划。护理部上层管理者既要制订短期计划，也要制订长期规划。长期规划应带有战略性、持续性，时间较长。因此，要有弹性或调整的余地，使其能依据客观情况的变化进行调整。

2.中期计划　一般为2~3年，可根据计划目标来确定时间长短。

3.短期计划　一般期限为1年，按月、季度、年度制订计划。短期计划应以中、长期计划为指南，并与中、长期计划目标相呼应。但是短期计划多不具有弹性，不论是组织结构、达标标准、时间、措施，都力求具体明确，便于实施。

（二）制订计划的程序

在计划制订前首先应该收集资料，分析和预测未来的发展趋势、需求和可能的结果，在评估自身的优势和劣势的基础上确定目标，提出多个可行性方案，再通过论证选择最佳方案并组织实施。

（三）制订计划的依据

1.医院及护理部的总体目标和任务。

2.本部门的任务和护理发展的需要。

3.本部门的实际情况，如人员数量、素质、技术水平等。

4.社会需求，如社区对医疗护理和家庭护理的需求等。

5.上年度计划实施的反馈信息和客观评价。

6.任务时限的要求。

（四）制订计划的内容

计划应按照5个"W"、1个"H"的内容制订。

1.要做什么？（What to do it?）这是要明确所要进行的护理活动及要求。如专科护士的培训要根据专科护理的特点和当前亟需解决的问题，在众多的专科中确定首先要举办哪一类专科护士培训班。如目标确定为重症监护病房（ICU）护士，则计划就要针对ICU的工作特点制订培训大纲。

2.为什么要做？（why to do it?）这是要明确制订计划的原因和目的，使计划执行者了解实施此项计划的目的和意义，便于贯彻实施。如举办ICU专科护士培训班，其原因是ICU的患者病情危重、复杂，技术性强，护士必须通过培训才能胜任此项工作。因此，在制订大纲时必须结合其特点和ICU护士的实际需要，使培训达到预期的效果。

3.何时去做？（When to do it?）这是要明确计划实施和结束的时间，以便进行有效的控制，以达到预期目的。

4.何地去做？（Whereto do it?）即在何处实施此项任务，确定计划实施的场所和地点。在确定计划实施的场所时必须充分评估计划实施的环境和条件，分析其有利条件和不利因素，做到防患于未然，保证计划的实施。

5.由谁去做？（who to do it?）即确定由哪个部门或由谁来承担此项任务，包括责任者或协助者。在确定部门或承担人时要考虑任务的性质、难易程度、承担人的个性特点和能力，以促使计划的顺利完成。

6.如何去做？（How to do it?）如何去做则要在仔细调查研究、分析的基础上制订实施计划的具体措施和方法，在制订措施时必须注意措施要具体，方法要切实可行，要合理地安排人力、物力、时间等。

（五）制订计划的要求

1.应根据已确定的目标制订计划，计划应具有科学性。

2.制订计划前应进行调查研究，结合本单位或本部门的实际情况充分评估人力、物力、财力和时间等因素。

3.力求计划周密细致、措施具体，有可测性和可操作性。

4.计划要有弹性，便于应变。

5.长期计划要分阶段，任务分配要合理。

三、实施护理管理计划方案

召集有关人员研究方案，熟悉内容及实施方案的具体措施，落实责任者的职责，对可能出现的潜在问题应有估计并预先做好安排。方案在正式实施前可先试行，在试行过程中及时发现问题并予以纠正，以增强方案的适用性和可靠性。在方案实施中要求各级管理者和执行人员各尽其责，按计划程序实施并建立信息反馈系统及各级人员联络制度，定期检查方案实施情况。

检查方法如下。

1.全程督促实施　此方法贯穿于方案实施的全过程，对方案实施中的每一个步骤均要监督。

2.定期检查　一般由医院或护理部组织人员按月、季度、年度检查各科计划方案实施情况。

3.不定期抽查　这种方法易于了解真实情况，如护士长不定时查问，抽查护理人员坚守岗位及制度执行情况。

4.目标评价　通过自我评定、民主评定、考核等方法评价目标实现的进程和程度。

5.自我测评　通过自我测评激励下属发挥自身潜在能力，把方案执行与自我实现结合起来，自觉地实施方案。

四、信息反馈

信息反馈是实施计划方案的重要环节，各级护理管理者要做好目标管理，必须有一个高效的信息反馈系统，才能及时协调和修正护理计划实施中出现的问题，保证护理管理目标的实现。

（一）信息反馈的渠道

1.来自患者及社会的信息　护理部（基层护士长）通过与患者及患者家属的沟通，了解他们及社会对护理工作的需求。

2.医院内部上、下级之间的信息反馈　如下级对上级制订的目标、任务的安排和要求等方面的意见、请示、汇报、建议等以及各科室间的信息交流。

（二）信息反馈的要求

信息反馈是对决策的正确性、计划的合理性和方案实施的可行性的评价。因此，信息反馈要做到以下几点。

1.及时　反馈信息必须迅速、及时地反映护理管理计划方案实施的进度、动态变化及目标的可行性，以便及早地发现问题，做出相应的调整和处理。

2.准确　必须客观现实地反馈信息，才能作为控制、协调的依据。

3.适用　必须按规定要求有针对性地反馈有关信息，以适应控制的需要。

4.广泛　广泛地收集有关人员和有关渠道的信息，全面地评价方案实施的可行性。

（三）反馈信息的处理

对收集到的信息按照信息的内容、性质或来源进行分类，以便筛选和综合分析。经过分析各类信息，删去不确切和无关的部分，采用正确可靠的信息作为管理调控的依据，以修订计划实施方案。

五、控制、协调、评价与总结

（一）控制、协调的程序

控制、协调是管理过程中的一个重要环节，控制一方面对正在执行中的计划进行检查，排除可能出现的阻碍和干扰；另一方面是对护理管理系统运行中的信息反馈进行验证，以纠正可能出现的偏差，提高运行效能。协调是对护理管理系统中的诸多程序和环节进行理顺和调整，力求运行同步，共同为实现目标而完成各自的任务，以达到预定的目标。

1.制订标准 标准是衡量绩效的依据，也是体现各项计划方案的预期效果是否达标的依据。

2.衡量绩效 方案实施过程中须适时用已定的标准来评价和计量实际的工作绩效。

3.纠正偏差 偏差是指实际工作状态与目标标准的偏离程度，纠正偏差主要通过调整计划、修改指标、更换人员或改变措施等方法解决。

（二）评价成效（工作效率的评价）

评价是计划目标管理控制的重要内容，工作效率的评价应从时间、工作量指标、工作效果、效益与效率等方面进行评价，通过评价来促进管理方法的改善和计划目标的有效实现。

1.时间效率的评价应从时间分配、利用和计划安排上进行评价。

2.工作量指标是根据预定单位时间内的工作量来评价其完成目标的效率。

3.工作效果、效益和效率三者不可分割，效果和效益不仅是量的体现，也具有质的含义，是评价工作效率的客观依据。在评价计划的实施和成果时，还要注意客观求实、科学定量，防止主观片面。

（三）总结

总结是对前一段工作的回顾，应根据整体方案和具体计划提出总结提纲，抓住几个主要问题进行重点总结，找出其内在的规律性。

总结的内容包括以下几点。

1.完成任务的情况、数量和质量。

2.找出存在的问题，并分析其原因。

3.总结经验和吸取教训。

4.提出改进措施，使护理管理按照 PDCA 即计划、实施、检查、处理循环规律，周而复始，以螺旋式的方式逐步提高。

（孙淑华 王振颖 商显敏 孙琴）

第二章　护理部文档管理

第一节　护理部文档管理要求

1.指定专人负责护理部文档管理，明确职责，确保护理部文档资料的齐全、完整。

2.护理部文档收集的范围除"文档管理"规定的内容外，还应注意对易流失的零星材料的收集。

3.护理部文档应分类登记，建立索引，分卷、分档存放，并根据年度装订成册。

4.护理部文档应定点存放，标识清晰。所有的文档资料不得丢失、涂改。

5.护理部文档借阅时应办理借阅手续并督促借阅人按期归还。

6.有条件的医院可利用计算机按上述要求进行护理部文档管理。

第二节　护理部文档管理内容

一、医院护理组织结构图及护理管理组织运行图

根据医院护理管理组织体系制订护理组织结构图及护理管理组织运行标准图。

二、全院护理人员名册

全院护理人员名册包括部门、科室、姓名、性别、出生年月、政治面目、民族、籍贯、学历、在学情况、毕业院校、毕业时间、参加工作时间、职称、取得现职职务、任职时间、身份证号、职业证号、调动时间等（以上内容可根据情况增减）。

三、护理部年度工作目标及计划

年度计划、季度安排、月重点及完成任务情况。

四、全院护理人员技术档案

全院护理人员技术档案包括护理人员的基本情况、学历、学位、职称、个人经历、进修情况、继续医学教育项目（省市以上）、社会兼职、业绩（论文、科研、奖惩等），具体可参照下列内容建档。

1.简历　包括姓名、性别、毕业时间、毕业学校、学制、学历、学位等，应粘贴

照片。

2.技术职称和职务　职称、晋升及职务任职时间。

3.奖惩情况　何时受过何种奖励或处罚。

4.考核情况　各阶段的理论、技术操作、专科技能及外语考试成绩。

5.外出学习进修情况　在何时何地参加何种学习,附进修单位的鉴定表及进修结束时的考试成绩等。

6.论文情况　发表时间、期刊或会议名称、发表或交流论文题目等(包括论文或综述)。

7.著作时间、著作名称、出版地及出版社等。

8.科研、技术革新　时间、课题成果名称、证书或专利或获奖证明复印件。

9.学术团体　学术团体名称、任职时间、任何职务等。

通过护理人员技术档案的建立与资料积累,可以对护理人员的业务情况做出比较全面的鉴定,为晋职、晋级、奖惩、任用提供依据。

五、各级护理人员培训资料

1.各年资培训大纲。按职称或学历制订分层培训大纲,并根据临床要求及时修改、补充。

2.岗前、岗位培训计划及考核标准。

3.各级护理人员考核成绩(理论和技术操作)。

(1)理论、技术操作考核汇总表(半年、年终考核、参加人数、平均分数、达标率)。

(2)各年度试卷、技术操作原始资料及综合分析资料。

六、护理个案查房及质量查房有关资料

七、护理持续质量改进有关资料

护理持续质量改进有关资料包括检查项目、质量标准、分值、存在问题、得分、结果反馈。

八、夜班护士长交班记录

夜班护士长交班记录的重点包括医院动态(24h)、危重患者抢救情况、重大突发事件等。

九、护理缺陷管理有关资料

1.护理缺陷管理有关制度。

2.科室护理缺陷报告表。

3.护理缺陷登记、综合分析及整改措施。

4.院级护理缺陷讨论记录。

十、临床教学、进修及科研相关资料

(一)临床教学管理有关资料

1.临床教学组织结构。

2.教学老师聘任条件、职责及考核标准。

3.护生（即护理实习生）的实习大纲、实习守则及名册。

（二）进修护士管理有关资料

1.进修护士的管理有关规定。

2.进修护士应具备的条件。

3.进修护士的学习要求。

4.进修护士的培训计划。

（三）科研有关资料

科研有关资料包括科研立项、成果登记及经费管理。

十一、医院风险管理有关资料（风险应急预案及防范措施）

根据管辖范围及专科特点，制订各种应急预案程序及培训记录。

十二、护士长手册

护士长手册包括以下内容。

1.年度护理部工作计划。

2.年度科工作计划。

3.年度病房工作计划。

4.每季度科工作重点。

5.每月计划与实施情况。

6.每季度护理工作小结。

7.护士长个案查房记录。

8.护士长质量检查记录。

9.缺陷管理记录。

10.满意度调查分析。

11.护士考核记录。

12.护士考勤表。

13.年业务学习计划。

14.业务学习有关记录。

15.科研、继续医学教育及外出学习情况。

16.护理论文登记。

17.好人好事登记。

18.接受锦旗或表扬信及对护理工作满意度调查记录。

19.年护理工作总结。

十三、护士长会议记录

护士长会议记录包括科护士长会议、护士长会议记录。

十四、护理部协调、评价、总结记录

十五、奖惩资料

奖惩资料主要采用复印件。

十六、全院护理活动记录（包括大事记）

十七、医院护理部管理相关制度

（王振颖　商显敏　孙琴　娄毛毛）

第三章 护理行政管理规章制度

第一节 护理部工作制度

1.护理部有健全的领导体制，在主管院长领导下实行三级管理，对科护士长、护士长进行垂直管理，或实行总护士长与护士长二级管理体制。

2.根据医院整体目标，结合临床医疗和护理工作情况制订护理工作计划，包括年度计划、季度计划、月工作重点，并认真组织落实及进行年终总结。

3.建立健全各项护理管理制度、疾病护理常规、操作规程及各级护理人员岗位职责。

4.护理部负责全院护理人员的聘任、调配、奖惩等有关事宜。

5.加强对外交流活动，拓宽管理思路，使护理管理工作不断创新。

6.制订持续质量改进的工作计划，以定期检查和抽查的形式开展多种护理质量管理活动，达到持续质量改进的效果。

7.建立护理不良事件报告体系，以促进护理质量、安全管理体系的持续改进。

8.健全科护士长、护士长的考核标准，定期考评，择优竞聘。

9.护理部定期组织护理查房，对各病区的质量管理进行重点检查，协助临床解决实际问题。

10.定期召开护理部、科护士长、护士长及全院护士大会。

11.做好与院内相关部门的协调工作，保证临床科室工作的顺利进行。

12.全面实施以患者为中心的护理服务理念，每季度进行住院患者、门诊患者满意度调查，每半年进行出院患者满意度调查并对调查结果进行分析，提出整改对策。

13.组织全院护士进行多种形式的业务学习，如个案查房、技能培训、读书报告等，并定期进行考核，将成绩纳入技术档案。

14.制订各类人员（护生、进修护士、在职护士等）教学或培训1计划及落实措施。

15.组织护理科研及新技术推广工作。

第二节 护理查房制度

1.护理查房要有组织、有计划、有重点、有专业性，通过护理查房针对患者病情提出护理问题，制订护理措施并针对问题及措施进行讨论，以提高护理质量。

2.护理查房要结合临床实际介绍新技术、新业务的进展，注重经验教训的总结，通过查房解决实际护理问题，促进临床护理技能及护理理论水平的提高。

3.护理查房可采用多种形式，如质量查房、个案查房、危重疑难病例讨论等。

4.三级管理体制的医院护理部主任查房每季度不少于一次，科护士长每2个月进行护理大查房一次，护士长每个月进行护理查房一次。二级管理体制医院护理部主任查房每2个月一次。

5.查房前要进行充分的准备（如质量查房前进行预查房，个案查房前选择适宜病例，查房前查阅有关资料并做好个案报告）并提前通知参加人员及查房内容。

6.各级管理者应对整个查房过程给予指导并进行质量监控，评价查房效果，制订改进措施。

第三节　护理缺陷管理制度

1.各科室建立差错、事故登记本。

2.差错事故发生后，要积极采取补救措施，以减少或消除不良后果。

3.发生差错后责任人应立即向护士长报告，根据差错性质，由护士长逐级向上级领导报告其发生原因、经过、后果，并做好登记。

4.登记时应将日期、时间、患者姓名、床号、诊断及差错经过、性质、原因分析、整改措施、责任者填写清楚。

5.发生严重差错事故的有关记录、检验报告及造成事故的药品、器械均应保留，不得擅自涂改或销毁，必要时保留患者的标本以备鉴定。

6.差错事故发生后按情节及性质组织科室人员进行讨论，分析原因以提高认识，并酌情予以处理。

7.护理部或科室应定期组织护理人员进行讨论，分析差错、事故发生的原因，并提出防范措施。

8.发生差错或事故的个人如有不按规定上报或有意隐瞒等行为，事后经领导或他人发现后，应按情节给予严肃处理。

9.差错事故每月填写报表上报护理部。

第四节　护理人员培训制度

1.对每年聘用的护理专业毕业生或调入护士应实施岗前培训，时间为1~2周。培训结束后进行考核，考核成绩纳入护理技术档案。

2.护理中专毕业6年内、专科毕业3年内、本科毕业1年内应进行规范化培训，定期进行考试，达到护师水平。

3.护师以上职称的人员应进行继续医学教育，以新理论、新技术、新知识、新方法为主要培训内容。护师每年必须完成国家继续医学教育规定的 20 学分，中级以上职称者应完成 25 学分。

4.护理部定期组织全院性业务学习，以更新知识、开拓思路。

5.护理部定期组织业务技术短期培训班，以提高护理人员的专科技能和知识。

6.护理部根据专科护理要求，有计划地选派护理骨干外出进修、学习，提高专科技能。

7.护士长应针对本科专业特点，组织护士（师）的专科理论及技术操作的培训、业务学习及护理查房，定期进行考试、考核，以提高专科护理水平。

（商显敏　孙琴　娄毛毛　褚玉清）

第四章　各级护理管理者的职责

第一节　护理副院长职责

1.在院长领导下，负责全院护理管理。应以加强护理管理和提高护理质量为目的，把护理工作纳入医院领导的议事日程，加强指挥，团结护理人员，协调各部门的关系，以保证护理管理目标的实现。

2.严格执行有关医疗护理法规，指导护理部行使对全院护理工作的行政和业务管理职能。

3.根据全院工作整体目标和工作任务，结合医院护理部的具体情况，领导护理部制订护理工作长远规划和近期计划，督促、指导护理部组织实施并定期检查总结。

4.负责全院护理人事安排、业务培训、技术考核、教学、进修等工作。提出晋升、任免、奖惩意见，有计划地培养一支德才兼备的护理队伍。

5.定期参加护理查房，了解护理管理系统的运行情况，及时采取改进措施，确保护理目标的实现和各项任务的完成。

6.负责领导护理科研工作，审定科研课题，确定实施方案并组织实施。积极创造条件，帮助解决科研工作中的实际问题，以出成果、出人才。

7.领导护理人员努力钻研业务，学习先进经验并积极引进新业务、新技术。

8.负责审批护理部的物资申请、设备购置及计划更新。

9.负责制订全院护理常规及质量标准。确定排班原则，督促护理部严格落实各级护理人员的岗位职责、遵守各项工作制度及操作规程。

10.促进护理学科的发展，注重人才培养，有计划地安排护理人员到国内、国外进修学习。

11.定期听取护理部汇报，组织各级护理管理者分析影响护理质量的因素，提出改进措施。

第二节　护理部主任（副主任）职责

一、护理部主任职责

1.在院长及主管副院长的领导下，负责医院护理行政、护理业务（质量）、护理教学、护理科研等管理工作。

2.严格执行有关医疗护理的法律、法规及安全防范等制度。

3.制订护理部的远期规划和近期计划并组织实施，定期检查总结。

4.负责全院护理人员的调配，向主管副院长及人事部门提出聘用、奖惩、任免、晋升意见。

5.教育各级护理人员培养良好的职业道德和业务素质，树立明确的服务理念，敬业爱岗、无私奉献。

6.制订各级护理人员的培训目标和培训计划，采取多渠道、多种形式的业务技术培训，定期进行业务技术考核。

7.组织制订护理常规、技术操作规程、护理质量考核标准及各级护理人员的岗位职责。积极开展护理科研和技术革新，积极引进新业务、新技术。

8.负责护生、进修护士的教学工作，创造良好的教学条件和实习环境，督促教学计划的落实，确保教学质量。

9.护理部定期召开护士长会议，部署全院护理工作。定期总结分析护理缺陷，提出改进措施，确保护理持续质量改进。

10.定期进行护理查房，组织护理会诊及疑难病例讨论，不断提高护理业务水平及护理管理质量。

11.制订护理突发事件的应急预案并组织实施。

二、护理部副主任职责

护理部副主任可参照护理部主任的职责，并在护理部主任的领导下，按分工履行相应的职责。

第三节　科护士长职责

科护士长是护理指挥系统中的中层骨干力量，在护理部主任及科主任的共同领导下，负责全科护理工作。包括护理组织管理和业务技术管理；培养提高护士长的业务水平和管理能力；协助解决科内护理工作中的疑难问题；对全科的护理管理、护理质量、教学、科研工作进行指导；定期与科主任研究改进科内工作；对本科突然发生的问题应及时进行协调处理，使全科护理工作得以顺利进行。

1.根据护理部的年度工作计划，结合本科的实际情况制订全年工作计划并组织实施。

2.注重护理人员综合素质的提高与培养，包括职业道德和业务技术。组织全科护理人员的业务学习，提高护理人员扎实的基础理论、专科知识和精湛的业务技术。要求各级护理人员严格执行技术操作规程，自觉遵守各项规章制度。

3.组织护理查房（质量查房和个案查房）、护理会诊、疑难病例讨论。

4.深入病房参加晨会交接班，检查护理各岗责任制落实情况及危重患者的护理并给予必要的指导。对复杂的新业务和新技术应亲自参与实践并进行指导。

5.培养护理人员树立以患者为中心的服务理念，运用护理程序积极开展整体护理并督促指导护理计划的实施。

6.组织安排护生和进修护士的临床实习，督促并指导护士长或教学老师按照教学大纲制订教学计划，定期检查落实情况。

7.随同科主任查房，了解护理工作中存在的问题并及时加以解决。

8.组织安排所管辖科室护理人员的轮转和临时调配。

9.经常检查差错事故的隐患，及时采取有效措施做到防患于未然。一旦发生事故及严重差错应立即向上级汇报，及时组织讨论，查找原因，吸取教训并提出处理意见及改进措施。

10.及时传达护理部的决议和指示精神，督促护士长认真贯彻落实并及时总结经验。

11.每半年小结一次全科护理工作，年终总结全年工作和制订下一年度的工作计划并向护理部作书面汇报。

12.关心所管辖科室护理人员的思想、工作、学习和生活情况。加强思想教育工作，明确服务理念，提高护理人员的爱岗敬业精神，树立良好的服务态度和认真负责的工作作风。

13.制订本科室护理突发事件的应急预案并组织实施。

第四节　护士长职责

一、门诊部护士长职责

1.在护理部主任或门诊部主任的共同领导下，负责门诊部及其所管辖各科室的护理行政及业务管理，督促检查护理人员及卫生员的岗位责任制完成情况。

2.根据医院和护理部的总体目标，确定本部门的护理工作目标，制订计划并组织实施，定期总结。

3.负责护理人员的分工、排班及调配工作。

4.认真落实各项规章制度和技术操作规程并督促检查，严防差错事故的发生。

5.督促护理人员做好消毒隔离工作，防止医院内交叉感染。

6.经常对护理人员进行职业道德教育，不断提高护理人员的职业素质和服务质量。

7.关心下属的思想、工作和生活，帮助他们解决实际问题，充分调动各级人员的积极性。

8.负责物品、药品的管理，做到有计划地领取，合理使用，妥善保管。

9.协调沟通医护患、后勤及辅助科室的关系，经常听取意见，不断改进工作。

10.制订门诊突发事件的应急预案并组织实施。

11.组织并督促护士完成继续医学教育计划。

12.根据季节做好疾病预防和卫生宣教工作。

二、急诊科护士长职责

1.在护理部主任及急诊科主任的领导下，负责本科室的护理行政及业务管理。

2.根据医院和护理部的工作目标，确定本部门的护理工作目标，制订计划并组织实施，定期总结。

3.组织安排、合理配备各岗护理人员，以保证抢救工作的顺利进行。

4.经常巡视、督促、检查各岗工作，亲自参与大型抢救及复杂技术指导，把好质量关。

5.认真落实各项规章制度和技术操作规程，严防差错事故的发生。

6.负责备类物品、药品的管理，做到计划领取，在保证抢救工作的前提下做到合理使用，避免浪费。

7.各种仪器抢救设备做到定期测试和维修，保证性能良好，便于应急使用o

8.组织护理人员进行业务学习和抢救技术的训练，以提高急诊护士的抢救技术水平。

9.组织安排护生和进修护士的临床实习，督促教学老师按照教学大纲制订教学计划并定期检查落实情况。

10.经常对护理人员进行职业道德教育，不断提高护理人员的职业素质和服务质量。

11.督促护理人员及卫生员保持环境卫生，做好消毒隔离工作，防止医院感染。

12.督促护理人员做好观察室工作，做到密切观察病情，及时治疗及护理。

13.关心下属的思想、工作和生活，帮助他们解决实际问题，充分调动各级人员的积极性。

14.协调沟通医护患、后勤及辅助科室的关系，经常听取意见，不断改进工作。

15.制订急诊突发事件的应急预案并组织实施。

16.组织并督促护士完成继续医学教育计划。

三、病房护士长职责

1.在护理部主任及科主任的领导下，负责病房的护理行政及业务管理。

2.根据医院和护理部的工作目标，确定本部门的护理工作目标，制订计划并组织实施，定期总结。

3.科学分工，合理安排人力，督促检查各岗位工作完成情况。

4.随同科主任查房，参加科内会诊、大手术和新开展手术的术前讨论及疑难病例的讨论。

5.认真落实各项规章制度和技术操作规程，加强医护合作，严防差错事故的发生。

6.参加并指导危重、大手术患者的抢救工作，组织护理查房、护理会诊及疑难护理问题讨论。

7.组织护理人员的业务学习及技术训练，引进新业务、新技术，开展护理科研。

8.经常对护理人员进行职业道德教育，不断提高护理人员的职业素质和服务质量。

9.组织安排护生和进修护士的临床实习，督促教学老师按照教学大纲制订教学计划并定期检查落实情况。

10.督促护理人员及卫生员保持环境卫生，做好消毒隔离工作，防止医院感染。

11.负责各类物品、药品的管理，做到计划领取。在保证抢救工作的前提下，做到合理使用，避免浪费。

12.各种仪器、抢救设备做到定期测试和维修，保证性能良好，便于应急使用。

13.协调沟通医护患、后勤及辅助科室的关系，经常听取意见，不断改进工作。

14.关心下属的思想、工作和生活，帮助他们解决实际问题，充分调动各级人员的积极性。

15.制订病房突发事件的应急预案并组织实施。

16.组织并督促护士完成继续医学教育计划。

四、手术部护士长职责

1.在护理部主任及科主任领导下，负责手术部的护理行政及业务管理。

2.根据医院和护理部的工作目标，确定本部门的护理工作目标，制订计划并组织实施，定期总结。

3.根据手术部的任务和护理人员的具体情况，科学安排，合理分工，密切配合医师完成手术任务。

4.认真执行规章制度和技术操作规程，严防差错事故的发生。

5.要求各级人员严格遵守无菌技术操作原则，做好切口愈合情况的统计分析工作。

6.组织护理人员业务学习及技术训练，引进新业务、新技术，开展护理科研。

7.经常对护理人员进行职业道德教育，不断提高护理人员的职业素质和服务质量。

8.组织安排护生和进修护士的临床实习，督促教学老师按照教学大纲制订教学计划并定期检查落实情况。

9.负责各类物品、药品的管理，做到计划领取。在保证抢救工作的前提下做到合理使用，避免浪费。

10.各种仪器、抢救设备做到定期测试和维修，保证性能良好，便于应急使用。

11.督促护理人员及卫生员保持环境卫生，做好消毒隔离工作，防止医院感染。

12.督促护理人员认真留置标本，及时送检。

13.组织并督促护理人员完成继续医学教育计划。

14.协调沟通医护患、后勤及辅助科室的关系，经常听取意见，不断改进工作。

15.关心下属的思想、工作和生活，帮助他们解决实际问题，充分调动各级人员的积极性。

16.制订手术部突发事件的应急预案并组织实施。

17.按规定接待参观人员，确保医疗安全。

五、消毒供应中心护士长职责

1.在护理部主任的领导下，负责消毒供应中心的行政及业务管理。

2.根据医院和护理部的工作目标，确定本部门的护理工作目标，制订计划并组织实施，定期总结。

3.科学分工，合理安排人力，督促检查各岗工作完成情况。

4.认真执行各项规章制度和技术操作规程，加强与临床科室的沟通与合作，严防差错事故的发生。

5.负责医疗器械、护理用物及敷料的领取、制备、灭菌、保管及供应。

6.组织护理人员的业务学习及技术训练，引进新业务、新技术。

7.开展技术革新，改进操作程序，提高工作效率。

8.经常对护理人员进行职业道德教育，不断提高护理人员的职业素质和服务质量。

9.实行下送、下收并做好回收物品的处理，做好消毒隔离工作，防止医院感染。

10.经常深入临床科室听取意见，不断改进工作。

11.组织并督促护理人员完成继续医学教育计划。

12.关心下属的思想、工作和生活，帮助他们解决实际问题，充分调动各级人员的积极性。

13.制订消毒供应中心突发事件的应急预案并组织实施。

六、夜班总护士长职责

1.在护理部领导下，负责夜间全院护理工作的组织领导。

2.掌握全院危重、新入院、手术患者的病情、治疗及护理情况，解决夜间护理工作中的疑难问题。

3.检查夜间各病房护理工作，如环境的安静、安全，抢救物品及药品的准备，陪伴及作息制度的执行情况，值班护士的仪表、服务态度。

4.协助领导组织并参加夜间院内抢救工作。

5.负责解决临时缺勤的护理人员调配工作，有权协调科室间的关系。

6.督促检查护理人员岗位责任制落实情况。

7.督促护理人员认真执行操作规程。

8.书写交班报告，并上交护理部，重点问题还应做口头交班。

（孙琴　娄毛毛　褚玉清　孙淑华）

第五章　护理人员技术职称及职责

第一节　主任护师（副主任护师）职责

一、主任护师的职责

1.在护理部主任或护士长的领导下，负责本专科护理、教学、科研等工作。

2.指导制订本科疑难患者的护理计划，参加疑难病例讨论、护理会诊及危重患者抢救。

3.经常了解国内、外护理发展新动态，及时传授新知识、新理论，引进新技术，以提高专科护理水平。

4.组织护理查房，运用循证护理解决临床护理中的疑难问题。

5.承担高等院校的护理授课及临床教学任务。

6.参与编写教材，组织主管护师拟定教学计划。

7.协助护理部主任培养教学、科研高级护理人才，组织开展新业务，参与护理查房。

8.协助护理部主任对各级护理人员进行业务培训及考核。

9.参与护理严重差错及事故鉴定会，并提出鉴定意见。

10.制订科研计划并组织实施，带领本科护理人员不断总结临床护理工作经验，撰写科研论文和译文。

11.参与护理人员的业务、技术考试，审核、评审科研论文、科研课题，参与科研成果鉴定。

12.参与护理技术职称的评定工作。

二、副主任护师

副主任护师可参照主任护师职责。

第二节　主管护师职责

1.在本科护士长的领导及主任（副主任）护师的指导下，参与临床护理、教学、科研工作。

2.完成护士长安排的各岗及各项工作。

3.参与复杂、较新的技术操作及危重患者抢救。

4.指导护师（护士）实施整体护理，制订危重、疑难患者的护理计划及正确书写护理记录。

5.参加科主任查房，及时沟通治疗、护理情况。

6.协助组织护理查房、护理会诊及疑难病例讨论，解决临床护理中的疑难问题。

7.承担护生、进修护士的临床教学任务，制订教学计划，组织教学查房。

8.承担护生的授课任务，指导护士及护生运用护理程序制订护理计划，实施整体护理，做好健康教育。

9.参与临床护理科研，不断总结临床护理经验，撰写护理论文。

10.协助护士长对护师及护士进行业务培训和考核。

11.学习新知识及先进护理技术，不断提高护理技术水平。

第三节　护师职责

1.在病房护士长的领导及主任护师、主管护师的指导下，进行临床护理及护理带教工作。

2.参加病房临床护理实践，完成本岗任务，指导护士按照操作规程进行护理技术操作。

3.运用护理程序实施整体护理，制订护理计划，做好健康教育。

4.参与危重患者的抢救与护理，参加护理查房，协助解决临床护理问题。

5.指导护生及进修护士的临床实践，参与临床讲课及教学查房。

6.学习新知识及先进护理技术，不断提高护理业务技术水平。

7.参加护理科研，总结临床护理经验，撰写护理论文。

第四节　护士职责

1.在护士长的领导和上级护师的指导下进行工作。

2.认真履行各岗职责，准确、及时地完成各项护理工作。

3.严格遵守各项规章制度，认真执行各项护理常规及技术操作规程。

4.在护师指导下运用护理程序实施整体护理及健康教育并写好护理记录。

5.参与部分临床带教工作。

6.学习新知识及先进护理技术，不断提高护理技术水平。

（娄毛毛　褚玉清）

第六章　护理质量管理

护理质量是护理工作的核心，是护理管理的重点。护理质量高低不仅取决于护理人员的素质和技术质量，更直接依赖于护理管理水平，尤其是护理质量管理的方法。强化质量管理意识、持续进行科学有效的质量改进是为患者提供安全、优质、高效的医疗护理服务的重要保证。

第一节　概述

一、基本概念

1.护理质量　护理质量是指护理工作为患者提供护理技术和生活服务的效果及满足患者对护理服务的一切合理需要的特性总和，即患者对护理效果满意程度的高低。护理质量直接反映了护理工作的职业特色和工作内涵，集中反映在护理服务的作用和效果方面。它是通过护理服务的设计和在工作实施过程中的作用和效果所取得，经信息反馈形成的，是衡量护理人员素质、护理管理水平、护理业务技术和工作效率的重要标志。

2.护理质量管理　护理质量管理是要求医院护理系统中各级护理人员层层负责，用现代科学管理方法建立完整的护理质量评价体系，通过质量策划、质量控制和质量改进实施有效的护理质量控制管理的过程。

3.护理质量结构　质量是由三级结构组成，即要素质量、环节质量和终末质量，三者不可分割，将其结合起来构成综合质量。质量管理不仅要重视终末质量，更要重视要素质量和环节质量，即实施全过程的质量管理。

（1）要素质量　是指构成护理工作质量的基本要素，也是影响护理工作的基本要素，这些要素通过管理结合成基础质量结构——要素质量。它包括人员质量标准、技术质量标准、环境质量标准、仪器设备质量标准、药品及物资质量标准、时限质量标准和基础管理的合格程度。

（2）环节质量　环节质量是指各种要素通过组织管理所形成的各项工作能力、服务项目及其工作程序或工序质量。这些工序质量是一环套一环的，故称为环节质量。护理工作环节质量是整体护理质量中各项具体的局部质量，也是整体质量的重要组成部分。其项目繁多，既包括护理管理工作、技术工作和思想工作对质量的保证，也包括各项护理工作的质量标准及分级护理质量标准等。

（3）终末质量　护理工作终末质量标准是指患者所得到的护理质量标准。它是通过某种质量评价方法形成的质量指标体系，如技术操作合格率、差错发生率等，这些指标数据作为终末质量管理和评价质量高低的重要依据。终末质量是质量管理最基本的要求，在质量管理中起着一定的促进作用。

二、护理质量管理的原则

1.以患者为中心的原则　护理质量管理的目的就是为患者提供优质的服务。"以患者为中心"的整体护理使护士从思维方式到工作方法都有了科学的、主动的和创造性的变化。护理质量管理要做到指导和不断促进这种变化，就必须时刻关注患者现存的和潜在的需求以及对现有服务的满意程度，以此进行持续改进护理质量，最终达到满足并超越患者的期望。

2.预防为主的原则　护理管理者必须树立预防为主的思想，坚持预防为主的原则，将质量监控的重点从终末质量管理转移到环节质量管理，对护理质量的产生、形成和实现的全过程中的每一个环节都应充分重视。定期分析影响质量的各种因素，找出主要因素加以重点控制，建立一整套完善的、与环节质量相关的监控系统，做到把影响质量的问题消灭在形成的过程之中。

3.系统管理的原则　管理人员在进行质量管理时要以系统工程思想和分析理论方法作为在实践中行动的指南，按照系统的相关性、整体性、动态性、目的性等基本特性理解、分析、解决质量管理中的问题。

4.标准化的原则　标准化管理是奠定质量管理的基础，明确质量评价尺度是提高质量的依据。护理标准化管理就是在护理管理中以标准的制订和贯彻实施形式来进行，包括各类护理工作质量标准、各项规章制度、各种操作规程及质量检查标准等。同时要求管理过程应始于标准又终于标准，从制订标准开始，经过贯彻标准发现问题，进一步修改标准，使护理质量在管理循环中不断上升。

5.数据量管理的原则　"一切以数据说话"是现代质量管理的要求。按照统计学的原理，进行抽样检查，用样本量了解、分析整体质量，对数据进行比较、分析质量，用定性、计量、计数的方法评定质量已逐渐被护理管理者接受并采纳。

6.全员参与的原则　护理质量管理是涉及多学科、多部门、多层次的系统工程，每个护理人员的工作质量、服务质量都与全院护理质量密切相关。护理质量管理组织网络是由不同层次的护理人员组成的，各层次职责应明确并有所侧重。应做到层层管理，人人负责，不断增强护理人员的质量意识及参与质量管理的意识。

7.持续改进的原则　持续改进是指在现有水平上不断提高服务质量、过程的管理体系。为能有效开展持续改进，首先在出现问题时，不是仅仅简单处理这个问题，而是采用PDCA的循环模式，调查分析原因，采取科学措施并检验措施效果，总结经验并形成规范，杜绝类似问题再次出现，以实现质量的持续改进。其次要强化各层护理人员特别是管理层人员追求卓越的质量意识，以追求更高过程效率和有效性目标，主动寻求改进机会，确定改进项目，而不是等出现问题再考虑改进。

第二节　护理质置管理方法

一、护理质量管理组织结构

在护理质量评价体系中，护理质量管理组织结构建设是质量保证的基础和条件。护理持续质量改进委员会由护理院长、护理部主任、科护士长、病房护士长及护理骨干等组成，形成持续质量改进网络结构，以充分发挥三级质控管理的整体功能，对全院护理质量进行监控，达到全部门、全员化、全过程的质量控制，使之体现全方位的护理质量管理。

二、护理质量管理方法

1.加强质量教育　首先要加强质量教育，使全体人员树立"质量第一、预防为主"的思想，不断增强质量意识。护士通过参与质控工作，树立持续质量改进的工作理念，不断提高护理服务质量。质量管理教育包括技术培训和质量管理意识的普及教育两个方面。通过教育使护理人员克服对质量管理的片面性，进一步了解质量管理的基本概念、方法及步骤，掌握有关的质量标准、管理方法和质量管理工具的应用。除进行质量管理教育外，还要建立健全的质量管理责任制，即将质量管理的责任明确落实到岗，使每个护理人员都明确自己在质量管理中所负的责任、权力、具体任务和工作关系，做到"在其位、尽其职、负其责"，形成完整的质量管理体系。

2.制订质量标准　科学、完善的护理质量标准是护理质量管理的基础，也是质量控制的依据。按照卫生部、省市卫生厅对医院护理管理的要求制订质量标准，护理质量标准包括护理管理质量标准、护理技术操作质量标准、护理文件书写质量标准、临床护理质量标准四大类。

（1）护理管理质量标准包括护理部、护士长、各班护士岗位质量管理标准等。

（2）护理技术操作质量标准包括基础护理、专科护理等技术操作质量标准，每项护理技术操作标准应包括准备质量标准、流程质量标准、终末质量标准。

（3）护理文件书写质量标准　包括体温单、医嘱单、护理记录等临床护理文件质量标准。

（4）临床护理质量标准包括分级护理质量标准、危重患者护理质量标准等。

3.实施质量监控　护理质量监控是护理管理的重要环节，即根据护理职能部门所制订的效率指标、质量指标和时间指标等对个人和部门所进行的护理工作进行质和量的分析、评价。通过评价，随时发现质量缺陷。通过自查、抽查、全面检查等方法，找出工作中的薄弱环节加以改进，以形成严密的"自我控制"、"同级控制"、"逐级控制"的质控网络，取得优化的效果。

4.进行质量评价　通过护理质量考核与评价可以了解和掌握护理质量、工作效率和人员情况，为今后的护理管理提供信息及依据。

评价按照时间可分为定期评价和不定期评价。定期评价是综合性的全面、定期检查，可按月、季度、年度进行，注意把握重点科室、重点问题和薄弱环节。不定期评价是各级护理管理人员、质量管理人员随机按质量标准进行的检查，目前多采用定期评价和不定期评价相结合的评价方式。常用的评价形式有医院外部评价、上下级评价、同级间评价、自我评价和患者评价。

第三节　护理持续质量改进

持续质量改进是在全面质量管理基础上发展起来的，是一种更注意过程管理、环节质量控制的新的质量管理理念，包括过程改进、持续性改进及预防性改进。主要通过检查护理服务是否按照规章制度、职能职责和操作规范进行，护理服务的效果是否达到质量目标的要求，是否能满足患者的需求，从中找出差距和存在的问题，分析原因、制订改进措施和方法。在实际质量管理中，应用PDCA循环是持续质量改进的基本方法。其循环过程分为计划（plan）、实施（do）、检查（check）、处理（action）4个阶段。

1.计划阶段　根据医院的总体规划，结合护理工作的特点分析现状，找出存在的质量问题，分析产生问题的各种影响因素，就其主要因素制订工作计划和改进措施。

2.实施阶段　按照预定的质量管理计划、目标、措施及分工要求组织有关护理人员实施计划。

3.检查阶段　根据计划的要求检查实际执行的效果，判断是否达到预期的结果。检查方法主要分为内部监控和外部监控。

（1）内部监控　有三种方法。

①定向检查　护理部每月组织对科室进行重点项目护理质量检查，根据各项检查细则和评分标准，评价各科室质量达标情况。

②随机检查　护理部对各项护理工作的质量不定期地进行现场抽查，并按各项检查细则和评分标准严格评分。护理部通过定期检查与不定期检查相结合的方法使护理质量始终处于受控状态。

③护士长夜查　夜间总值班护士长每晚对危重患者、高危科室、重点时间段进行质量检查，做到白天护理质量控制与夜间护理质量控制相结合。

（2）外部监控　采用问卷调查、工休座谈会、社会监督员座谈会等形式实现外部监控，通过患者对护理工作的满意度，及时反馈病房工作质量。

4.处理阶段　检查结果应及时向科室反馈并进行分析、评价、总结。把成功经验纳入标准规范进行惯性运行，对遗留或新发现的质量问题转入下一个PDCA循环。

总之，PDCA是一个不断循环、螺旋式上升、周而复始的运转过程，每转动一周就实现一个具体目标，使质量水平上一个新台阶，以利于实现护理持续质量的不断改进。

（褚玉清　孙淑华　王振颖　商显敏）

第七章　护理业务技术管理

护理业务技术管理是医院护理管理的重要内容，是提高护理质量的重要保证，也是衡量医院护理管理水平的重要标志，其核心是质量控制。护理业务技术管理包括三大方面，即基础护理技术、专科护理技术和新业务、新技术的管理。良好的护理业务技术管理不但有助于疾病的康复，也有助于护理学科和临床医学的发展。

基础护理在临床护理工作中占据很大比重，因此，管理者必须通过教育提高护理人员的认识，训练他们熟练掌握基础护理技术操作。与此同时还必须加强专科护理技术培训，提高专科护理技术水平，使他们认识到熟练的基础护理技术和精湛的专科护理技术不但能帮助患者解决因疾病带来的痛苦和生活上的困难，使患者满意，而且有助于为患者提供正确、有效的诊断和治疗及防止并发症的发生。

第一节　护理业务技术管理原则

一、制订护理技术操作规程的原则

护理技术操作规程包括基础护理技术、专科护理技术和新开展的护理技术。

1.根据各项技术操作性质、目的、要求和特点制订操作方法、步骤及注意事项。

2.技术操作的具体步骤必须符合人体生理、解剖和病理特点，避免增加患者痛苦。

3.各项技术操作规程应严格遵循清洁、消毒、无菌和预防医院感染的原则。

4.各项技术操作的目的必须符合疾病诊断和治疗要求，并且保证患者的安全。

5.各项技术操作规程必须按照节省人力、物力和时间的原则制订。

6.操作规程既要具有科学性又要反映当代护理技术的先进性。

7.开展新业务、新技术时，应根据其特点及时制订相应的技术操作规程。

二、执行护理技术操作规程的原则

1.执行各项技术操作规程时，必须明了操作的目的、要求和病情，不可盲目执行。

2.执行各项技术操作前，应做好患者的心理、身体、所需物品及环境的准备。

3.认真执行查对制度，严格遵守操作规程，防止差错的发生，确保患者的安全。

4.执行技术操作前，要了解生理、解剖特点，具备高度负责的精神和熟练的技术，以取得良好的效果，并注意密切观察病情变化。

5.根据不同的技术操作项目要求，严格遵守消毒隔离制度及无菌技术操作原则。

6.执行技术操作时必须注意节约体力的原则，以提高工作效率，避免疲劳和软组织损伤。

三、制订疾病护理常规的原则

1.每种疾病护理常规都是在基础理论指导下结合长期临床实践的经验而制定的。

2.护理常规条目要简明扼要，抓住主要问题，便于记忆和执行。

3.根据各科疾病对环境的要求提出具体护理措施。

4.根据疾病的病理生理变化、疾病的主要症状和不同的治疗原则而制订。

5.制订每项护理常规都要有利于疾病的治疗和康复，根据病情制订安全保护措施，防止并发症的发生，使患者早日康复。

6.根据医学的发展和诊断、治疗手段的更新及时修订护理常规，充实新内容。

7.根据各科疾病的发病规律和患者具体情况制订心理护理常规内容。

8.为了协助诊断和判断疗效，制订采集标本的有关规定。

四、执行疾病护理常规的原则

1.在执行疾病护理常规前必须组织护理人员认真学习，掌握各专科疾病护理常规的内容及其理论依据，必须结合病情贯彻实施，防止盲目机械地执行。

2.要求护理人员在执行护理常规时必须严肃认真，不能任意改变，以免发生意外。

3.在执行疾病护理常规前必须了解病情，掌握病情变化，做到有的放矢。

4.护理人员应掌握患者的心理状态，根据病情和心理活动进行心理护理。

五、制订技术操作质量评价标准

制订每项技术操作质量评价标准，应依据每项操作的目的、内容，从物品准备到操作流程的全过程，制订出正确的操作程序和方法以及终末质量标准，即作为该项技术操作的质量评价标准。再依据每项操作的内容权重赋以不同的分值及扣分细则作为考核质量标准。

第二节　护理业务技术管理方法

护理业务技术管理方法的要求如下。

1.建立业务技术管理组织体系　护理部应建立由医院到科室的护理业务技术管理体系，实行分级管理，分层负责，使各级管理者明确护理业务技术管理的目标、内容和各自的职责。

2.完善并制订护理业务技术管理的规章制度和操作规程　根据业务技术管理要求建立和健全相应的管理制度，制订疾病护理常规，统一技术操作规程和质量考评标准，实行护理业务技术管理标准化、规范化、程序化。

3.运用统筹法 运用统筹法制订危重患者抢救流程图,科学地安排人力、物力,合理分工,去掉抢救中一切无效动作以缩短抢救时间,并组织护理人员学习,使之熟练掌握各类危重病的抢救程序,加强医护配合,提高抢救效率。

4.加强培训 主要有以下两点。

(1)制订培训计划,确定培训目标。制订各年资、不同职称护理人员的培训计划,采取多种形式、通过多种渠道培训以保证计划的落实。

(2)定期进行理论考试和技术考核,通过考试、考核检验培训效果。

5.建立信息传递、处理、反馈系统 及时了解国内、外护理技术发展新动态,引进最新护理知识和技术,以提高医院护理业务技术水平。

6.做好技术资料的管理 护理技术资料包括各科疾病护理常规、基础护理及专科护理技术操作规程、引进或新开展的护理技术操作项目、护理人员培训的有关资料、护理科研及论文等。护理技术资料是护理业务技术管理的档案资料,它能反映护理业务技术的管理现状和持续改进的过程,应认真收藏保管。

第三节 护理新业务、新技术的管理

护理新业务、新技术的管理要求如下。

1.成立护理科研委员会 护理部应由主管护师以上人员组成护理科研委员会,经常了解和收集国内外医疗、护理新进展的有关情报资料,结合国情和本院情况及时引进并推广,或结合医疗新技术开展研究相应的护理课题,促进护理学科的发展。

2.加强新业务和新技术的论证 对拟引进和开展的新业务、新技术,开展前应进行查新和论证,详细了解该项目的原理、使用范围、效果、副作用及注意事项等,保证引进项目的先进性和安全性。

3.建立项目审批制度 新业务、新技术引进或开展,在立项后应先呈报护理部审批,再呈报医院学术委员会批准。对自行研制或改革的护理用具必须经科研委员会和院内外有关专家的鉴定方可推广应用。

4.制订新业务、新技术的实施方案 有以下几点。

(1)开展新技术的科室应制订实施方案,由护理部组织专题小组成员共同讨论,周密安排人员培训、物资配备、人力配备等各项准备工作,确保新技术的顺利开展。在实施中应严密观察、详细记录,以便总结。

(2)在开展新业务、新技术的过程中要不断总结经验,逐步掌握规律,熟悉操作方法,及时制订护理常规和技术操作规程。

(3)新仪器、新设备应由熟练掌握仪器性能和操作方法的人员负责使用及保管,并建立仪器档案和保管制度,定期检查维修,以充分发挥仪器的效能。

5.建立资料档案 开展新技术必须保留完整的资料包括立项申请、报批材料、查新资料、应用观察记录和总结等资料,应及时进行整理并分类保存。

(孙淑华 王振颖 商显敏 孙琴)

第八章　护理查房

　　护理查房是医院护理质量管理中的重要内容,是各级护理管理者的职责之一,抓好护理查房是促进护理管理和提高护理业务水平的重要措施。

　　查房有多种类型,按组织形式可分为护理部主任查房、科护士长查房和护士长查房;按查房目的可分为质量查房、个案查房、教学查房、观摩查房;按查房时间又可分为常规查房(定期)和随机查房(不定期查房)。

　　提高护理查房质量必须注意以下问题:

　　①护理部必须制订护理管理质量标准、评分方法和有关规章制度,为质量查房评价做依据,以保证质量标准的实施和合理评分;

　　②护理领导必须充分认识查房的重要性,有计划、有目的、有准备地组织查房,以提高查房质量;

　　③护理部主任质量查房为保证查房重点及时间,必须由质控组先进行预查房;

　　④为了保证查房质量,各级护理领导必须充实、更新自身的理论知识,了解国内外护理新进展,有针对性地进行理论或技术指导并运用护理程序指导下属实施整体护理。

第一节　质量查房

一、质量查房的目的

　　1.实施护理管理,强化质量意识,了解所查科室实施目标管理的进程和完成目标的情况并对存在的问题和所制订的计划进行协调控制,保证护理目标的完成。逐步建立护理质量 PDCA 循环管理体系,促进护理管理。

　　2.促进病房标准化管理,通过质量查房使病房达到管理科学化、制度化、工作程序化、陈设规范化、技术操作常规化,从而达到提高护理质量管理的目的。

　　3.有利于护理模式的转变和实施,强化护理程序的应用。

　　4.培养和提高护理管理人员的管理素质、管理能力和管理水平。

　　5.有利于改善护理人员的服务态度,从而提高服务质量和临床护理质量。

　　6.协助解决临床护理管理中的疑难问题。

　　7.交流经验、相互学习、取长补短,从而提高护理管理和业务技术水平。

二、质量查房内容

（一）护理管理质量

1.护理人员基本素质，如护士仪表、服务态度及文明用语。

2.目标管理的实施情况。

3.各项规章制度的落实及病房标准化管理的实施情况（岗位责任、物品及药品保管、消毒隔离、抢救、出入院等制度）。

4.护理人员的质量意识及病房质量控制（下称质控）小组活动情况。

（二）临床护理质量

1.基础护理及危重症护理质量。

2.护理基础理论及技术操作熟练程度，技术操作规程和疾病护理常规执行情况及护理文件书写质量等。

3.整体护理及护理程序的实施情况，评价责任护士工作及护理记录书写质量。

4.业务学习及新业务、新技术开展情况和带教情况。

三、质量查房方法

护理部主任及科护士长质量查房，采用查、问、考、评议、评价等方法。

1.查 如检查病房环境是否符合"十字"（清洁、整齐、安静、舒适、安全）要求、各项制度的落实等情况。

2.问 如询问责任护士对所负责患者的病情、治疗、护理、心理及社会支持系统等情况及掌握药物的作用及副作用等程度。

3.考 如抽考护士掌握护理技术操作的熟练程度。

4.评议 可采取汇报、讨论、总结的方法，以护理部主任质量查房为例。

（1）由护士长汇报以下内容：本周期工作计划及完成任务的情况；护理指标达标率；质控情况；开展护理研究及教学情况；本科存在的问题及下一周期工作计划。

（2）由质控组成员分别汇报预查房结果，预查房由护理部质控组负责，每月对各病房进行一次全面质量检查及考评。

护理部主任结合上述汇报组织讨论并总结，根据查房中发现的问题，提出改进意见。5.评价采取现场考评的方法综合评价本次查房质量，总分以百分计算，其中预查房占50%，护理部主任质量查房占50%。将得分分为四个等级：90分以上为优；80~89分为良；70~79分为中；69分以下为差。最后由主查人员（护理部主任或科护士长）填写质量查房记录并签名留档。

四、建立护理质量管理体系

针对质量查房中存在的问题提出下一个循环周期的改进计划，作为循环管理体系中的计划（P）阶段。包括质量改进课题、质量管理的下一周期目标、有关对策及措施。由被查科室或病房护士长负责落实质量改进计划，作为循环管理体系中的实施（D）阶段。

1.护士长制订本病房或科室周期性改进计划实施方案。

2.护士长向病房全体护理人员传达并贯彻护理部主任或科护士长质量查房结论和指示精神，加强质量教育，使质量改进方案做到思想、组织、措施三落实。

3.护士长向科护士长或护理部主任汇报第二周期计划的实施情况、及时解决计划实施中的有关问题。由护士长及质控组负责对质量改进计划的实施监督，作为循环管理体系中的检查（C）阶段。以质控组预查房和护理部主任质量查房作为循环管理体系中的处理（A）阶段。

预查房内容有病房管理质量（包括防止医院感染）、临床护理质量、护理文件书写质量、整体护理质量、三基考核、质量改进方案的实施与成效。

通过上述质量管理，使护理管理形成计划、实施、检查、处理，即 PDCA 的良性循环和螺旋式上升，以达到持续质量改进的要求。

护士长质量查房：按照护理质量评价标准的内容及目标管理计划每月进行自查，并向病房全体护士汇报质量检查情况及改进意见，应做好文字记录。

第二节　个案查房

一、个案查房目的

1.提高临床护理质量，针对个案病例在护理过程中尚未解决以及可能发生的问题，从理论上和实际护理过程中分析其原因并提出正确的处理和预防措施，从而提高护理质量。

2.提高护理人员的业务能力，指导下属解决临床护理工作中的疑难问题。通过护理查房提高护理人员的业务水平和解决临床实际问题的能力。

3.促使护理人员看书学习，不断更新知识，提高专科知识水平。

二、个案查房内容

个案查房以疑难病和危重患者为主要对象。其内容包括：

1.检查责任护士掌握病情的程度（如患者姓名、职业、病情、治疗、护理、饮食、心理、经济、社会及家庭支持系统等）。

2.了解护理程序实施情况、评估是否全面、护理问题有无遗漏、护理计划是否符合患者实际情况、护理措施是否恰当、依据是否科学、效果评价是否满意。

3.检查基础护理及专科护理质量。

4.指导并解决护理中存在的问题。

5.提出预防性的护理措施，防止并发症的发生。

6.介绍有关新知识、新技术，提高护理人员业务技术水平。

三、个案查房程序和方法

（一）查房前

1.由护士长根据病情选择病例。

2.查房前 3 天通知应参加查房人员，必要时可发放病历摘要。

3.参加人员应提前了解患者情况，查看患者，查阅有关资料。

（二）查房时

1.先由护士长讲明本次查房的目的，希望解决的问题。

2.责任护士报告病史及诊断、治疗、心理社会问题和护理过程。

3.主查人应查看患者，特别要注意患者的精神状态、表情、身体情况、有关体征并与患者作简单交谈。询问饮食、大小便情况。通过交谈初步了解患者的心理状态并有针对性地了解责任护士在汇报中遗漏的问题，如家庭社会问题或疾病本身问题。

4.进行讨论，讨论中要发扬百花齐放，百家争鸣的学风，主查人员结合病情可采取启发式的提问方式，促使大家深入讨论，在讨论中培养护理人员综合分析和独立思考的能力。

5.由主查人（护士长、科护士长、护理部主任，亦可为主管护师以上人员）做总结发言，重点指出护理中（身、心两方面）的问题，提出护理计划的修改意见和具体要求。

6.责任护士要详细记录查房中所提出的问题和应改进的护理措施。

第三节　教学查房

一、教学查房目的

1.结合典型病例，在直观下使学生理论联系实际，进一步强化课堂知识。

2.指导学生正确运用护理程序，通过教学查房提高学生的分析问题和处理问题的能力。

3.督促学生读书学习，巩固课堂知识，增添临床新知识。

二、教学查房内容

以个案查房的形式，通过典型病例、典型症状、体征，以直观的方法进行示范教学。

三、教学查房方法

1.查房前准备与个案查房相同（应选择典型病例）。

2.查房时，可采取以下形式。

（1）由带教老师或护士长主持。

（2）由一名学生（责任护士）报告病情。

（3）老师结合患者疾病诊断讲解发病原因、诊断、治疗及护理原则。对某些阳性体征，通过查体进行示教，给学生以直观视觉，加深印象，如蜘蛛痣及杵状指的特点及常见于哪些患者。老师在查房中还应特别注意对护理程序的应用，从评估、护理诊断或问题、护理措施、依据到护理效果的评价，结合病情进行具体讲解、分析，并运用启发式的教学方法启发学生思考问题，鼓励学生积极回答问题，引导学生提出有关的潜在护理问题及预防性护理措施和依据。

（4）由教学老师或护士长总结，提出该患者在疾病转归过程中可能出现的问题及下一步的护理重点，予以必要的指导，并对本次查房的优缺点进行总结。

第四节　护理会诊

1.护理会诊的目的　解决临床护理中的疑难问题。

2。护理会诊的对象　危重患者和在本学科内或本院内无法解决的疑难问题。

3.护理会诊的程序

（1）由会诊科室填写护理会诊单，阐明会诊的目的，送交护理部由护理部安排邀请有关护理专家参加会诊。

（2）护理部主任参加会诊，科室护士长主持，责任护士报告病情及说明会诊的目的。

（3）专家查阅病历及检查患者，提出会诊意见，将会诊意见记录在会诊单上，并签名。

第五节　护理病例讨论

护理病例讨论可以不断总结经验和教训并从疾病的病理、生理与治疗护理的相关性进行分析讨论，提高对疾病的认识，还可以促使医护人员看书学习，锻炼思维和分析问题的能力，从而提高护理人员业务技术水平和护理质量。

病例讨论可分为疑难病例讨论、出院病例讨论和死亡病例讨论。前者是属于现状（住院）病例讨论。后两者是属于回顾性病例讨论。医疗病例讨论是医疗过程中的一个重要内容，而护理病例讨论在过去是很少开展的，但在 2005 年卫生部下发的《医院评价指南》中提出了此项要求。

1.疑难病例讨论　是召集有关护师、主管护师以上人员对临床护理中的疑难护理问题从解剖、生理、病理及治疗护理等相关方面进行讨论分析，再根据患者的具体情况，以充分的理论依据提出切实可行的能解决问题的护理措施。

2.出院病例讨论　通过重温出院患者整个住院过程中的治疗和护理，结合病理、生理及疾病的转归过程进行讨论分析，总结经验和教训，从理论上找依据，提高护理人员对疾病及其转归过程的认识，不断总结和积累经验，提高他们的临床实践能力。

3.死亡病例讨论　由科主任或副主任医师以上技术职称的医师主持，对每一个死亡的患者应在死亡后最短时间内组织有关医护人员（护士长或有关人员参加）进行讨论。分析患者在住院期间的医疗护理过程中有无因诊断、治疗、护理措施的延误或不恰当甚至错误而造成患者死亡，从中吸取经验和教训，以防问题的再度出现。同时通过讨论总结和交流经验，提高医师的诊断、分析和处理问题的能力。

（王振颖　商显敏　孙琴　娄毛毛）

第九章 临床护理教学及进修护士管理

护理学是一门实践性很强的应用科学,其教学过程包括课堂授课和临床护理教学。临床护理教学是护生从学生到护士的过渡,是理论和实践相结合,学生从学校走向社会的重要阶段。护理部应按照学校的要求,以新的护理模式运用心理学、生理学、社会学及伦理学知识指导学生对患者实施身心整体护理,使学生通过临床护理教学巩固学到的理论知识,将理论知识转化为技能,锻炼和强化实践能力,加深对理论的理解和掌握,培养良好的职业道德和工作态度,提高分析问题和解决问题的能力。

第一节 临床护理教学管理

一、临床护理教学的目标

学生通过临床护理教学巩固所学的基本知识、基本理论、基本技能,掌握基础护理和专科护理技术。在理论联系实践过程中,不断形成对护理专业知识的认知,提高临床实践中解决问题的能力,不断提升护理水平并培养良好的职业道德。

二、临床护理教学组织管理

(一)对学校的要求

1.实习前学校应向学生进行职业道德教育,讲明实习目的、要求及注意事项。

2.备好学生实习手册,使学生了解实习内容和手册填写要求。

3.向护理部及各科护士长或教学老师介绍学生相关情况,包括学生的个性特征、学习成绩、接受事物能力、在校表现等,以便在带教过程中做到有的放矢、因人施教,提高实习效果。

(二)对学生的要求

1.学生进入病房必须仪表端庄、举止大方,讲文明、有礼貌,态度和蔼,体贴关心患者,热情为患者服务。

2.注意自身素质的提高,尊敬老师,团结同学,充分发挥团队精神,积极参加教学活动。

3.严格遵守医院与病房的各项规章制度,有高度的组织纪律性,工作严肃认真,防止差错事故的发生。

4.实习期间凡违反以上要求者,接受实习的单位有权进行处罚。

（三）对医院的要求

1.建立完善的教学管理体系

（1）护理部要把临床护理教学列入议事日程，由一名副主任全面负责临床教学工作，各科选派一名德才兼备的护师以上职称的人员任临床带教老师，使临床教学工作形成完整的管理体系。管理中要转变教学思想和观念，在"教"、"学"、"管"三方面建立适应现代临床教学的体制，以学生为主体、教师为主导、以管理为基础，充分发挥学生的主观能动性和学习的积极性，注重能力素质的培养。

（2）选拔临床带教老师的要求

①具有良好的职业素质，热爱护理专业和护理教育事业，有较强的事业心和责任感。

②具有大专以上学历，有丰富的临床实践经验，从事临床护理工作五年以上的护师或主管护师。

③有扎实的医学理论基础及专科理论知识，熟练掌握基础护理和专科护理技术，不断学习新业务、新知识，能了解国内、外护理发展的新动态和相关知识，具有较强的思维、分析、判断及教学能力。

2.创造良好的实习环境

（1）医院要为实习生创造良好的实习环境，安排好食宿，以保证学生的实习顺利进行。

（2）各部门应有科学的管理制度和较高的管理水平，各病房必须管理有序、工作有规范、操作有规程、质量有标准。

（3）严格要求学生的同时也要尊重学生，给学生提供学习的机会，充分发挥学生的主观能动性。

（4）做好实习所需各类物品及仪器的准备和供应，以保证教学质量。

3.根据教学大纲制订实习计划　实习计划是实习过程的指导性文件，包括实习目标、要求、组织领导、实习大纲、实习手册、考核方法、考评标准。护理部要根据学校的实习大纲，制订医院的实习计划和实习轮转表，包括起始时间、各科实习周数、带教基本要求，设实习大组长和小组长。

4.做好临床带教的思想准备工作　护理部应事先做好各级护理人员的思想工作，提高她们对教学工作的重要性和必要性的认识，使人人都关心教学、爱护学生、耐心指导、热情帮助、严格要求。

三、临床护理教学的实施

（一）临床带教的类型

1.临床见习　临床见习是学生课间实验性教学，学生在教师指导下到相关医院的病房进行临床观察学习，观察了解医院环境。通过观看临床老师的技术操作获得初步的感性认识，在巩固课堂知识的基础上进一步加深对所学知识的理解。

见习可分为零星课间见习和集中短期见习。零星课间见习是护生每周有一定时间到医院见习，护生可较快地结合授课内容进行见习，是巩固课堂知识的有效形式。短期集中学习多安排在《基础护理学》理论课完成之后，其优点是具有连贯性，是常被采用的一种见习方式。

2.临床实习 临床实习是根据学校培养计划和教学大纲到医院各科轮转实习。对不同教学层次的学生其培养侧重点各不相同。专科护生以临床实践能力培养为主，同时注重症和急救护理、专科护理及管理能力的培养；而大学本科生应在专科护生培养的基础上适当地安排护理教学、护理科研和护理管理能力的培养。

(二) 临床带教的方式

1.专职带教 由一名教学老师全面负责本病房的带教工作，制订实习计划、派班，按照护理程序指导学生书写并修改护理记录，指导临床实习、技术操作、组织临床讲课及考评鉴定工作。

(1) 优点有助于增强带教老师的责任感，促进周密的安排，有计划地实施实习计划；便于全面了解护生的实习情况、思想动态、技术操作掌握的程度，有利于因人施教，重点指导，以保证教学质量；对实习生尤为适宜，有助于基础护理技术的规范化操作。

(2) 缺点需一名专职护士任教。

2.由各班护士带教带教工作由病房的护士长或兼职教师负责护生的教学管理，制订实习计划、派班、组织临床讲课及考评、鉴定。由各班护士负责带教，护生随各班护士的岗位进行实习。

(1) 优点节省人力。

(2) 缺点护士长或兼职教学管理的护士，必须通过各班带教老师才能了解护生的实习情况、思想状态及工作表现。护士长及兼职老师因事务多、工作繁忙、不能集中精力地投身于临床带教工作，可能影响实习计划的落实。

(三) 临床带教的方法

1.护士长要加强病房管理，严格执行各项规章制度，保证核心制度的落实。为护生提供最佳的实习环境和实习条件，保证实习大纲的完成并经常督促检查实习计划完成情况。

2.消除或减少护生的紧张和恐惧心理，帮助护生尽快熟悉实习环境。

(1) 当护生第一天进病房时，护士长及教学老师要热情接待。向护生介绍本病房收治病种的特点、相关规章制度、简介相关疾病的护理常规、注意事项，对护生提出希望和要求。

(2) 介绍科室老师、病房环境及物品存放地点。

3.在培养护生职业技能的同时，应注重职业道德的培养，使护生成为德才兼备的护理人才，以高度的责任心和同情心全心全意为患者服务。

4.采取灵活多样的形式进行带教

(1) 鼓励护生努力做到"四多"，即"多看、多做、多练、多问"，使护生在巩固课堂知识的同时熟练掌握基础护理技术和临床应知应会知识。

(2) 采用启发式教学方法在实习中鼓励护生多提问。可在操作过程中或利用晨会等机会帮助护生思考和看书学习，在强化课堂知识的同时结合临床实际，使之灵活应用。

（3）组织个案护理查房，引导护生自觉看书学习，全面掌握患者情况。指导护生正确提出护理问题，制订护理计划，对患者进行身心整体护理。通过查房对疾病的发生、发展、转归、处理有一系列完整的概念，通过讨论可以培养护生独立思考和分析问题的能力。

（4）利用临床讲课或新技术示范演示，充实和扩大护生的知识面。

（5）指导并修改护生书写的护理记录，正确应用护理程序。

（6）开展护生间的技术操作比赛活动，以激发护生的学习热情和兴趣，强化巩固技术操作规程，提高其技术操作熟练程度。

（7）要注意培养他们独立工作的能力，带教老师对岗位职责、工作程序要给予全面的介绍，促使护生按程序、有计划地工作。

5.护士长和带教老师要全面关心护生的整体情况，包括学习、生活、就业等。经常征求各班带教护士的意见，随时掌握护生的思想和实习情况，对实习成绩差、纪律松散的护生，要经常与班主任沟通，帮助护生解决实习中的问题。

6.定期召开护生座谈会和讲评会，对护生实习中的优点、缺点，应及时予以表扬和批评。征求护生对实习的意见和要求，认真分析、研究并加以改进，以提高教学质量。

7.经常检查护生的实习手册，以了解实习计划完成的情况，对一些缺项或少见的技术操作项目，老师应寻找机会或通过示范表演予以补充，以保证完成实习大纲的任务。

8.要分别进行出科前和实习结束时的考试和鉴定，以评价护生的实习效果和教学质量。鉴定要求简明具体并提出努力方向。

四、临床护理教学效果的评价内容

1.实习基地的环境、条件是否符合实习要求，如医院性质、规模、所收治的病种、管理水平、设施、设备等。

2.教师的学历、资历、专业理论知识、技术水平、教学内容和方法以及教学能力、研究能力。在教学过程中评价完成教学大纲和实习计划的情况。对临床教师的评价可通过教师自评、学生评价和教学管理人员评价的方法综合进行。

3.在实习结束时，通过对护生的职业素质，如专业知识、理论水平、掌握技术操作的熟练程度、理论联系实际、独立思考、综合分析、实际工作和处理问题的能力等方面综合评价临床护理教学效果。

五、评价方法

1，护生评价有以下三种。

（1）考核结果评价护生的成绩是反映教学质量的重要标志。护生的考核可分为平时考核、出科考核、实习结束前考核。平时考核以提问为主，同时重视患者的反映和意见，护士长及带教老师应积累平时对护生评价的信息。出科和结束前的考核以理论和实际考试为主。

（2）座谈会评价　由护理部和护士长定期召开座谈会，从座谈会上收集护生的反映来评价教师的责任心和技术水平。

（3）"周记"信息评估　护生实习中要求每周写周记，记录实习的感受体验，总结经验，吸取教训。负责带教的管理人员定时抽查，周记中可反映各科的带教水平、教师责任心和对科室的总体印象，一些特殊的好人好事和意见可在周记中反映。

2.同行和领导评价分管教学的人员定期下科了解情况，查看各科教学活动安排是否落实，是否为护生提供最佳的学习条件等。

3.自我评价　带教老师根据自己的讲课效果、护生掌握的技术状况等进行自我评价总结经验。

4.建立双向的评教评学制度护理部根据实习大纲对教与学双方的需求建立评教评学制度，由护生评价临床带教情况，包括每位教师的带教水平，由带教老师评价护生的临床实习效果。每批护生实习结束后，可根据综合的双向评教评学情况对教学工作做得好的科室和个人进行及时表彰，对不称职的教师取消带教资格。

第二节　进修护士管理

1.为培养护理骨干，提高在职护士的理论和业务水平，医院可接纳外院进修护士。

2.进修护士必须具有中专或大专以上护理专业文凭，临床工作3年以上，具有护师以上职称并经所在单位推荐者。

3.申请进修的护士由指派单位填写进修申报表、盖章，报送接纳单位，经护理部签署意见后，方可接受。

4.护理部根据进修护士申报的专科要求，制订进修计划，由专人负责，定期了解进修护士的思想、工作和学习情况。

5.进修护士由护士长指定专人带教。根据其掌握业务的程度，定期对进修护士进行工作检查及考核。

6.进修护士按进修计划进行学习，中途不得更改进修内容。

7.进修护士应严格遵守医院的各项规章制度及操作规程。

8.凡未经批准擅自离院者，医院有权终止其进修资格。

9.进修结束后由护理部对进修护士进行考核，做出书面鉴定并将考核成绩返回其所在单位。

（商显敏　孙琴　娄毛毛　褚玉清）

第十章 临床护理文件书写要求及管理

第一节 护理文件书写规则

1.记录必须及时、准确、真实、客观、完整。

2.应用医学术语，语言要通畅，内容要简明、扼要。

3.各种表格须用水笔填写。页面整洁、字迹工整、清晰，标点符号正确。

4.表格眉栏及其他项目、页数必须填写完整。记录人签名，以明确职责。

5.度量衡单位一律使用国家统一规定的名称和标准。

6.书写过程中若出现错误，应在错字上用蓝色双线标识并签名，不得任意涂改，或用刀刮、剪贴等方法抹去原来字迹。

第二节 体温单书写方法

体温单的书写方法有以下几项。可参见本章第九节"1.体温单"。

1.一般项目，如姓名、年龄、入院日期、病房、病床号、住院号均应使用蓝色水笔填写。

2.填写住院日期时第一页的第一日应填写年、月、日，例如2007-1-2，其余6天不填写年、月，只填写日期。如在6天中遇到新的年度或月份开始时，则应填写年、月、日或月、日，换页时填写月份、日期（一月份不应写元月）。

3.在40~42℃的区域于当日相应时间格内，用红色水笔顶格竖写以下各项。

（1）入院时间 入院于×点×分。

（2）手术时间 手术于×点×分。

（3）转科时间 由转入科室填写转入于×点×分（转出科室不必填写）。

（4）分娩时间 分娩于×点×分。

（5）出院时间 出院于×点×分。

（6）死亡时间 死亡于×点×分。

（7）中医科应加上节气标记。

4.体温用蓝铅笔表示，脉搏、心率、呼吸用红铅笔表示。

（1）体温临床常简写成"T"。有以下几种。

①腋下温度以蓝色"×"表示。

②口腔温度以蓝色"·"表示。

③直肠温度以蓝色"O"表示。

④物理降温 30min 后所测的体温以红圈表示如"O"，并用红色虚线与降温前的体温纵行相连。下次体温应与降温前的体温相连。

⑤两次体温之间以蓝线相连，在同一读数时也要用蓝线连接。

（2）脉搏 临床常简写成"P"。以红点表示如"·"，两次之间以红线连接，两次脉搏同一读数也要用红线连接。如与体温相遇时应先画体温，然后以红圈画于体温外面，两次之间读数相同时上用蓝线，下用红线相连，如"○×=○×"。

（3）心率 以红圈表示，如"O"，两次心率以红线相连。当心率与脉搏两条曲线的交点重合在同一读数时，应将脉搏红点画在内，心率以红圈画在外面，如"O"。如出现绌脉，将相邻两次心率之间用红线相连，脉搏和心率之间用斜线填充。

（4）呼吸 临床常简写成"R"。在呼吸栏内用红笔上下交错填写。

（5）体温不升 可将"不升"二字写在35℃线以下。

5.在34℃以下表格内用红色水笔填写以下各项。

（1）大便次数 用红色水笔填写在相应日期后面的小格中，如自行排便一次即写"1"。如灌肠后排便一次以叫1/E"表示。如灌肠前排便一次，灌肠后又排便一次则以"1/E"表示，大便失禁以"*"号表示，无排便即写"0"。

（2）每日液体出入量 以毫升（ml）表示，如总入量（ml）、尿量（m1）。夜班总结24h总量，用红色水笔填写在相应日期后面的小格中。只写数值，不写单位，小便失禁也用"*"字记号。有假肛者排便应记录在大便次数栏内，用红色水笔以"☆"表示。体温单最后三格可根据需要酌情记录，如引流量、痰量、腹围等。

（3）血压"mmHg" 临床常简写成"BP"。用红色水笔填写在前一小格中，只写数值，不写单位，入院时的血压按时间分别填在相应格内。

（4）身高、体重 身高以"cm"、体重以"kg"表示。

①身高用红色水笔填写在相应日期前一小格中，体重写在后一小格内，均只写数值不写单位。

②病情危重不宜测体重者应用红色水笔在相应日期的体重栏内注明"平车"二字。

（5）手术、分娩日期 有手术或分娩者，应予填写。

①手术日期手术次日为术后第一天，用红色水笔填写术后天数，连续记录1 4d。如果在1 4d内做第二次手术，分子为第二次手术后的天数，分母为第一次手术后天数，如"1/8"。

②分娩时间 分娩次日为第一天，一直写到出院为止。

（6）体温单页数 用红色水笔填写。

（7）烧伤休克患者可采用烧伤病房体温单。

第三节　医嘱单的书写要求

医嘱是指医师在医疗活动中，为诊治患者在医嘱单上下达的医学指令，是护士对患者实施治疗措施的客观依据，具有法律效应。医嘱单分为长期医嘱单和临时医嘱单。

一、医嘱单的书写规则

1.医嘱内容及起始、停止时间，应由医师直接书写到医嘱单上或在计算机上直接录入。

2.医嘱内容应当准确、清楚，每项医嘱应当只包含一个内容并注明下达时间，应具体到分钟。

3.医嘱不得涂改，需要取消时，医师应在其医嘱上用红色水笔标明"取消"字样并签名，注明取消时间。

4.一般情况下，医师不得下达口头医嘱。因抢救危重患者需要下达口头医嘱时，护士必须复述一遍，无误后方可执行。抢救结束后，医师应当即刻据实补写医嘱。

5.医嘱单眉栏及内容必须填写齐全。眉栏包括患者姓名、科室、住院病历号（或病案号）、页码。长期医嘱单内容包括起始日期和时间、医嘱内容、停止日期和时间、医师签名、护士签名。临时医嘱单内容包括医嘱日期、时间、医嘱内容、医师签名、执行时间、执行护士签名。

二、医嘱单书写要求

1.长期医嘱单书写要求　长期医嘱是医师根据患者病情需要而下达的医嘱，需按时执行，其有效时间在24h以上，直至医嘱停止时为止。

（1）医嘱应紧靠日期线书写或录入，不得空格。

（2）同一患者若有数条医嘱且时间相同时，只需在第一行及末一行写明时间并签名。

（3）长期备用医嘱（p.r.n 医嘱），指有效时间在24h以上，需要根据限定时间执行的医嘱，每次执行后应记录在临时医嘱单上。此项医嘱必须由医师注明停止时间后失效。

（4）长期医嘱单超过3页应及时整理，即在医嘱单最末一项医嘱下面用蓝色水笔画一横线，线下正中用蓝色水笔写"重整医嘱"，在日期、时间栏内写明当天日期、时间。重整医嘱时，将前面正在执行的各项有效的长期医嘱按原医嘱的起始日期和时间顺序重新抄录在"重整医嘱"格以下。重整医嘱后，由经治医师核实，医师和护士共同签名。

（5）手术、分娩、转科医嘱，应在医嘱单的最后一项医嘱下面用红色水笔画一横线，以示以前医嘱一律停止。线下正中用蓝色水笔写"术后医嘱"、"分娩后医嘱"、"转科后医嘱"。

转科医嘱由转出科室在临时医嘱单上注明转至某科室（如"转至胸外科"），并由转入科室在临时医嘱单上注明由某科室转入（如"由心内科转入"），均在执行时间栏内写明当日时间，并由执行护士签名。

2.临时医嘱单书写要求　临时医嘱是指有效时间在24h之内，一般仅执行1次的医嘱。其中有的医嘱需即刻执行，部分医嘱在限定时间内执行，如手术医嘱、检查医嘱等。

（1）临时医嘱由医师直接书写或计算机录入到临时医嘱单上。

（2）必须由执行医嘱护士在执行者签名栏签名并注明执行时间。

（3）特殊治疗项目（如输血等治疗时）或需要将治疗性医嘱转抄在执行卡时，需两人核对后方可执行，转抄护士与执行护士都在医嘱执行卡上签名。

（4）临时备用的医嘱（S.O.S医嘱），仅在12h内有效。若在12h内未使用，则由值班护士用红色水笔在执行时间栏内标明"未执行"，并在签名栏内用蓝色水笔签名。

（5）各种药物过敏试验的医嘱，护士执行后应将结果记录在该医嘱末端，阳性结果用红色水笔记录为"（+）"，阴性结果用蓝色水笔记录为"（一）"并在此医嘱后注明皮试药物生产批号。执行护士在执行时间栏内注明皮试执行时间，并在签名栏内签名。

（6）如因故未执行的医嘱，护士应在"执行时间栏"内用红色水笔标明"未执行"，并用蓝色水笔在签名栏内签名，其原因可在护理记录单中予以说明。

第四节　医嘱单的处理方法

随着计算机和网络技术的发展，我国相当数量的医院已建立了网络信息管理中心，因此医嘱处理已进入了计算机网络管理系统中。由此改进了传统的医嘱处理方法，减少了护士手工转抄的过程，以保证医嘱处理的准确性。为了便于不同条件医院医嘱处理方法的实施，本节介绍计算机医嘱处理及传统医嘱处理两种方法。

一、计算机医嘱的处理方法

1.计算机医嘱的处理程序如下。

（1）医师通过医师工作站直接录入医嘱，下达护士工作站。

（2）处理医嘱护士录入工作代码和个人密码，进入护士工作站系统后提取录入医嘱。

（3）处理医嘱前首先查对医嘱，如医嘱类别、内容及执行时间等。药物治疗性医嘱需查对药名、剂量、浓度、方法、时间及医嘱类别等是否准确、完整，确定无误后方可存盘执行。对有疑问的医嘱应及时向医师查询，严防盲目执行医嘱。

（4）处理医嘱时应根据医嘱类别，遵循先急后缓，先临时后长期的原则，合理处理医嘱。

（5）录入医嘱存盘后，处理医嘱护士直接打印当天各种药物治疗单，包括注射、口服、输液等长期医嘱治疗单。长期或临时药物治疗性医嘱还应打印各类执行单，如静脉输液医嘱执行单（包括输液药物瓶签）、注射、口服药等执行单，并和执行治疗的护士（责任护士）共同核对医嘱无误后，在长期医嘱单上签名，注明处理医嘱时间。

（6）执行护士按医嘱要求准确执行，然后在医嘱执行单上的"执行栏"内注明执行时间并签名。

（7）各类通知性医嘱（如B超、心电图、饮食等医嘱），将其申请单送发到相应科室预约时间后，由通知患者的护士签名，通知患者的时间即为执行时间。

（8）对过敏性药物的医嘱，在未做皮试前不予执行。皮试如为阴性，则由医师录入此项医嘱。执行护士在医嘱执行单上填写皮试执行时间、皮试结果及签名。

（9）从中心药站领药后，将医嘱执行单与所领取的药物认真核对，如有误差，应及时与计算机医嘱核查。

（10）各班护士下班前必须查看医嘱是否全部处理完毕。

（11）停止医嘱时，由医师在长期医嘱单上直接填写停止日期与时间，护士应及时撤销与其相关的各类治疗单，执行后在相应签名栏中签名。

（12）当患者出院、转院或死亡时，由医师在临时医嘱单上录入医嘱，护士应及时撤销各治疗单（卡），执行后在相应栏内记录执行时间、签名，并以该医嘱为界，以示全部医嘱自动停止。

2.长期医嘱执行单的书写要求　2002年卫生部颁发了《病历书写与基本规范>文件，其中强调护士在执行医嘱后，应注明执行时间并签全名。为落实此项规定，在医嘱处理过程中建立了长期医嘱执行单，以便临床护士在执行医嘱时进行核对、执行、签名等。医嘱执行单可通过医院信息系统读取并打印，以保证数据的真实、可靠。医嘱执行单转录后必须由执行护士查对无误后与转录者共同签字。

（1）长期医嘱执行单设计内容要完整，眉栏包括姓名、科室、床号、住院病历号(或病案号)，内容包括医嘱内容、用药剂量、给药方法、执行时间及执行人签名。

（2）长期医嘱执行单（卡）用于静脉输液、静脉注射、肌内注射及皮下注射等药物治疗性医嘱的执行记录。护士执行医嘱后，及时在执行单上注明执行时间并签名。

（3）长期医嘱执行完毕，将执行单（卡）按照日期顺序粘贴在执行单的粘贴纸上存档，保存1个月，如有特殊情况可保存3个月。

（4）目前临床已采用的医嘱执行单有多种，下列几种仅供参考。

①长期药物医嘱执行单　对长期药物医嘱采用归类与分组的方法设计执行单，并将每位患者同一天的长期医嘱执行项目合并到一张执行单上。此单据可采用护士转抄记录方法，或医嘱输入后，计算机一次打印生成一日医嘱执行单。医嘱执行单可挂在患者床尾，以保证护士执行医嘱后及时记录，见本章第九节"5.长期药物医嘱执行单"。

长期医嘱的归类即按用药途径分为静脉滴注、口服、肌内注射、皮下注射、药物灌肠、药物雾化吸入等几类。归类后进行分组，如静脉滴注药物即将加入同一输液瓶（袋）的液体及药物归为一组，同时根据每组药物输入的顺序进行编号；口服药根据用药频率进行分组，如将每日3次、每日2次或餐前、餐后的药物各归为一组；有些特殊药物，如甘露醇或部分抗生素必须严格按照间隔时间执行的，可直接选择时间输入。

②各类药物医嘱执行单（卡） 药物治疗医嘱录入后，分别打印各类药物治疗执行卡，如静脉输液执行卡（本章第九节"6.静脉输液卡"）、口服药物执行卡等。如无打印条件时，可由护士转抄至各类药物执行卡。医嘱执行后，在执行卡上注明时间并签名。

3.计算机医嘱的查对方法 如下述。

（1）医嘱应做到每班查对，每日总查对，护士长每日查对，每周组织大查对。查对内容包括医嘱单、执行卡、各种标识（饮食、护理级别、隔离）等，并设医嘱查对记录本。

（2）医嘱查对方法，有以下几种。

①分类查对。根据长期、临时医嘱分类，检查有无分类错误，如将病危医嘱误放在临时医嘱单上。

②单项查对。查对医嘱格式，查对每一条医嘱种类、内容、执行时间等。

③项目查对。查对医嘱内容、执行时间及与医嘱内容相关资料等是否一致。如查医嘱用药剂量与药房供药剂量相对照，核实用药剂量；将医嘱内容与相关收费项目对照，查对收费是否准确等。

④查对护理级别、饮食等是否执行正确无误。

⑤查对全部患者医嘱后再查对各种医嘱执行单。单击医嘱菜单，如输液、服药、膳食单等，查对各类执行单有无归类混乱、有无执行缺陷等。

⑥医嘱查对后应在医嘱查对记录本上记录医嘱核实情况，注明查对时间及查对者的签名。

4.护士移动工作站是护士在实施护理操作时，手持个人掌上电脑（pe rsorlal digital assistant，PDA），进行查询、核对，确定医嘱信息并予以实施，以此减少了护士转抄医嘱的环节。实时的信息传递，使护理工作时间的记录精确到秒。

如需采集病史，测量生命体征，可通过PDA录入，其信息随时传入医院信息系统，医师可以通过医师工作站随时查询。这种工作模式的改变使护理工作的记录更准确，责任更明确。随着PDA的开发，体温单、医嘱单、治疗单、医嘱执行单等均可实行打印，取消了手动转抄的环节。

二、护士转抄处理医嘱的方法

在我国尚有部分地区或医院没有建立网络信息管理中心或未备打印系统，因此医嘱处理仍需护士转抄，其方法如下。

1.医师在医嘱单上下达医嘱后，尚需开出医嘱提示录，处理医嘱护士按其提示查找病历中医嘱单中的医嘱，并进行处理。

2.医嘱处理前确认医嘱是否正确、完整，无误后方可执行。对有疑问的医嘱必须向医师查询后执行。

3.遵循医嘱处理原则，即先急后缓，先临时后长期，合理执行。

4.医嘱处理方法，有以下几点。

（1）长期治疗性医嘱，如服药、注射等，用铅笔将医嘱转抄在大治疗单及小药卡上，并用蓝色水笔将其转抄在医嘱执行单（卡）上，如输液执行单、注射执行单、口服执行单等。转抄护士与执行护士共同核对无误后，都在医嘱执行单（卡）上签名。

（2）通知性医嘱，如饮食、禁饮水、病危等医嘱，应将通知单传送至有关科室并由负责通知患者的护士签名，通知患者的时间即为执行时间。

（3）医师停止长期医嘱或出院、转科时，应先注销大治疗单、小药卡及医嘱执行单（卡），由医嘱处理护士签名，并将医嘱执行单存档1~3个月。

（4）当医师下达"即刻"医嘱时，护士需在15min内执行，并准确注明执行时间及执行护士的签名。

（5）"重整医嘱"、"手术医嘱"、"转科医嘱"、"过敏性药物医嘱"、"p.r.n医嘱"、"s.o.s医嘱"。

5.查对方法。根据医嘱单的内容、顺序检查分级护理、饮食等医嘱执行情况。治疗性医嘱检查医嘱时应查对治疗单、医嘱执行单、小药卡等内容与医嘱单是否一致；医嘱核对后在医嘱核对本上记录医嘱核对的时间，并有核对者签名。

第五节　一般患者护理记录书写要求

一般患者护理记录是指护士根据医嘱和病情，对一般患者住院期间护理过程的客观记录。

一、一般患者护理记录书写原则

1.符合病历书写基本规范

（1）护理记录书写应遵循客观、真实、准确、及时、完整的原则。

（2）记录应使用蓝色水笔书写，不能遗失、涂改或伪造。

（3）文字工整，字迹清楚，描述准确，语句通顺，标点正确，护理记录单眉栏项目填写齐全。在书写过程中出现错字时，应在错字上用蓝色水笔画双线，不得采用刮、粘、涂等方法掩盖或去除原来字迹。

（4）护理记录书写要求使用中文和医学术语，通用的外文缩写或无正式中文译名的症状、体征、疾病名称等可以使用原文。

（5）护理记录应当按照规定的内容书写并由注册护士签名。

（6）护生、进修护士书写后，必须由带教老师或值班注册护士审阅、修改后签名。上级护士有审查修改下级护士书写护理记录的责任，若修改内容，应在原文下方采用红色水笔记录，并在需修改的文字上画双线，保持原记录清晰可辨。修改后应注明修改日期及签名。

（7）因抢救危重患者未能及时记录时，值班人员应在抢救后6h内据实补记，并注明抢救完成时间及病历补记时间。

2.护理记录应当采用护理程序的方法，顺时间进程准确、客观地记录。

（1）护理记录应通过对患者的观察、交谈、测量及查阅病历资料等评估方法，准确地描述所获取的病史、症状、体征、检查结果等反映病情变化的客观资料并做好记录。避免使用含糊不清或难以衡量的主观判断用词，如"患者血压偏高"、"生命体征平稳" "一夜睡眠尚可" 等均为不规范用语，如需描述应当记录具体数值。

（2）护理记录应在收集资料的基础上客观反映患者现存、潜在高危及合作性的护理问题、与疾病相关的阴性或阳性体征、检查结果等有针对性地制订并实施护理措施，及时评价效果，准确记录。切忌将计划性、尚未实施的护理措施及未执行的医嘱写在护理记录中，非执行人员不能代为记录。

（3）护理记录应反映护理人员对患者的连续性整体的病情观察及效果评价。当发现病情变化时，应及时记录。

3.对护理记录护士应根据专科特点，准确地评估、动态观察其症状、体征等病情变化，予以客观描述并做好记录。

4.护理记录中，关键性内容必须与医疗记录相一致。

（1）诊疗过程时间（如住院、手术、分娩、抢救、死亡等时间）及药物治疗性内容（如药名、剂量、用法、给药时间、用药后反应等），应与医疗记录、医嘱内容相一致。

（2）根据医嘱、病情及护理常规的内容准确记录，要求护理记录应当与体温单、医嘱单等相关内容保持一致。

（3）护理记录描述内容应与医疗记录相关联，如医疗病历诊断为左心衰竭，护理记录应描述与左心衰竭相关的症状、体征，遵医嘱给予治疗及护理措施等内容。

5.如患者在住院过程中发生突发事件，应给予及时、准确、真实、客观的记录。

二、一般患者护理记录的要求

1.应用一般患者护理记录单，眉栏项目填写齐全，内容包括患者姓名、科室、住院号、床号、页码、记录日期和时间。客观记录病情观察情况、护理措施和护理效果，有护士签名，并记录时间（具体到分钟）。

2.护理记录可采取阶段性的小结形式。

（1）一级护理中对病情不稳定患者，每班应有病情小结，对病情较稳定的患者，每周至少记录 3 次，并视病情变化随时进行病情记录。

（2）二级护理中病情稳定的患者，每周至少有病情小结记录 1~2 次；若有病情变化，应及时记录。

（3）三级护理的患者每周至少有病情小结记录 1 次；若有病情变化，应及时记录。

（4）一般手术后、病情尚未稳定的患者，每班至少需要有病情小结记录 1 次并根据病情随时记录。

3.对于病重、病危大抢救及大手术等需要建立危重患者护理记录单的患者，则不再使用一般患者护理记录单，但两种记录单应紧密衔接，避免遗漏或脱节。

4.新入院患者护理记录应在患者入院后 24h 内完成。记录内容包括：患者主诉；简要病史；入院时间；诊断；入院方式；入院时体温、脉搏、呼吸、血压、病情，护理级别；饮食；入院时生理、心理、社会文化等方面的情况；采取的护理措施及执行医嘱等情况。

5.手术患者护理记录，有以下几种。

（1）术前记录　一般在术前 1 日记录。

记录内容：患者拟定手术名称、麻醉方法、术前准备、患者心理状态、症状控制情况、采取护理措施及术中和术后需注意的问题，需特殊交代的问题。

（2）术后记录　患者返回病房处置后应即刻记录。

记录内容：患者手术时间、麻醉方法、手术名称、返回病房时间、护理级别、意识状态、体位、生命体征、各种引流管情况、伤口出血情况、治疗、护理措施、效果等。

6.转入或转出记录患者转入或转出科室时，应根据患者病情及转科原因做好病情小结。

7.出院小结一般于出院前 1~2d 对即将出院患者进行出院指导并记录，记录内容包括患者一般情况、住院天数、康复情况、出院时间、出院指导（如饮食、用药、管道护理、活动、休息）等。

第六节　危重患者护理记录书写要求

危重患者护理记录是指护士根据医嘱和病情，对危重患者住院期间护理过程的客观记录。

一、危重患者护理记录书写原则

同一般护理记录书写原则。

二、危重患者护理记录的要求

1.应用危重患者护理记录单，内容包括患者姓名、科室、住院病历号（或病案号）、床号、页码、记录日期、时间、出入量、体温、脉搏、呼吸、血压、需监测的各项生理指标、护理措施、效果及护士签名等，记录时间应当具体到分钟。重症监护病房可根据其监护的特殊需要设重症监护记录单。

2.对危重患者应当根据病情变化随时记录，如病情稳定，每班可以记录 1~2 次。

3.患者一旦发生病情变化，护士应准确记录病情变化、抢救、用药、各项医疗护理技术操作及特殊检查等时间，并根据相关专科的护理特点，详细描述其生命体征、意识状态、瞳孔变化、与疾病相关的阳性、阴性体征等，还应记录各种仪器监测指标以及检查结果、皮肤及管道情况、护理措施及效果等。因故不能及时记录时，应在抢救后 6h 内据实补记。

4.死亡患者应重点记录抢救时间、抢救经过及死亡时间。

5.准确记录出入量，入量包括每餐所进食物、饮水量、输液量等，出量包括尿量、呕吐量、大便、各种引流量等。

6.危重患者护理记录应有小结。小结内容包括患者生命体征、意识、特殊用药并根据专科特点记录病情变化、护理措施、效果、总结记录出入量等。小结记录时间：7am~7pm 用蓝色水笔画横线总结 12h 出入量，在横线下病情记录栏内用蓝色水笔简明扼要地记录 12h 病情变化；7pm~7am 用红色水笔在其下画横线总结 24h 出入量，在横线下病情记录栏内用红色水笔总结当班病情变化。

第七节　手术护理记录书写要求

手术护理记录是指手术室巡回护士对手术患者术中护理情况及所用器械、敷料及术毕离开手术室护理交接要点等的记录，应在手术结束后立即完成。手术护理记录书写要求包括以下几点。

1.手术护理记录内容包括患者姓名、性别、科室、年龄、住院病历号（或病案号）、手术日期、术前诊断、手术名称、手术类型、手术中护理情况、所准备的各种器械和敷料的数量、手术器械护士和巡回护士清点核对后签名等。

2.记录应逐项填写，不漏项。对于需要说明的内容应简单明了。

3.敷料、器械的清点应由巡回护士和器械护士在开始手术前、关闭手术切口之前（如关闭胸腔、腹腔等）、关闭手术切口之后三次认真清点。如在术野中有腔隙者，还需在关闭腔隙（如关闭后腹膜等）之前清点一次。写明具体数量，如实记录。术中补充敷料、器械及时记录。巡回护士和器械护士分别签名。

4.对手术前患者准备情况，如术前皮肤准备、有无压疮、管道是否通畅、牢固、术前用药情况应做好客观、真实记录。

5.手术中患者的情况，如体位及固定方法、止血带使用时间、引流管种类、液体入量、出量等应做好记录，术中如有特殊情况，应在备注栏中注明。

6.手术所用无菌包灭菌效果监测指示卡及术中体内置入物（如人工瓣膜、人工关节、股骨头、支架等）的标识，经检查后粘贴于手术护理记录单的粘贴栏内。

7.术毕应认真观察静脉穿刺部位局部有无肿胀，输液是否通畅及特殊用药等，如有特殊情况，应在备注栏中注明。

8.手术后记录单随病历带回病房，与病房护士交接完毕后，双人签名，将手术记录单保存于病历中，作为永久性存档。

9.各医院可根据本院专科特点附设手术器械物品清点记录单，随病历保存。

第八节　住院患者病情报告书写要求及范例

病情报告是临床护理工作的文字资料，是当日各班护士交流患者信息的一种方式。报告能使各班护士了解上班患者的情况，以及本班的工作重点和需要连续地观察的重点患者。通过报告的书写，有助于护士运用逻辑思维，提高分析综合的能力，它能反映护士临床业务水平和工作质量，并能为护理部提供有关信息。因此，它也可作为护理质量考评的依据之一。要写出高水平的病情报告，除要深入了解患者的整体情况外，还必须具有扎实的医学及护理专业知识，使病情报告成为有价值的科学资料。病情报告每月上交护理部审阅，一般应保存 1 年以备查阅。

一、目的

住院患者病情报告是值班护士以文字形式报告其在值班时间内重点患者的病情及有关事项，使接班者了解患者人数的变化，重点患者病情的变化（生理及心理方面）、治疗、护理过程或效果以及特殊的检查、试验等，以提高其预见性和计划性，为本班工作做好必要的思想和物品准备（如抢救物品和药品），以便应急时使用。同时也可通过报告有重点地进行连续性的病情观察，加强护理的目的性和针对性，确保护理质量。

二、内容和顺序

1.按报告的眉栏填写所列各项，即病房、年、月、日、患者总数、各类人数（入院、出院、转入、转出、手术、分娩、出生、病危、死亡）。

2.先填写当日离去病房的患者（出院、转出、死亡）。按顺序横式填写病床号、姓名、诊断、疾病转归（治愈、好转、恶化）、离开病房时间、出院（自动出院）或转出（转至某科）或死亡。例如 5 床王丽急性阑尾炎手术后治愈于上午 10 点出院。后空一行再写新入院患者。

3.填写住入病房的患者，如新入院或转入（注明由哪个医院、哪个科室转来）。

4.填写本班重点患者（手术前、手术后、分娩、危重及有异常特殊情况等患者）。

5.填写与护理有关的特殊检查或功能试验。

三、病情报告书写要求

1.报告书写者必须掌握本科疾病的有关知识，如发病原因、病理生理变化、临床表现、治疗原则及护理措施。

2.必须深入病房了解病情，掌握在疾病过程中患者对治疗、护理的心身反应及效果评价。

3.书写报告要重点突出，简明扼要，要具有真实性、准确性、逻辑性和全面性，要运用医学术语。

4.填写报告首页，栏目要齐全，以后每页要写明日期、页数、科室。要求字迹工整，语句通顺，不得随意涂改，签名要工整、清楚、便于识别。

5.白班报告用蓝色水笔书写，夜班报告用红色水笔书写。

6.危重患者用红色水笔在诊断下一行做"※"符号，新入院（转入）、手术、分娩者在诊断下一行用红色水笔分别写明"新"、"手术"、"分娩"字样。

7.写住院患者病情报告及护理记录时除描述上述不同的病情外，还应阐明其处理措施及效果评价。

四、不同类型病情报告书写的内容及形式

（一）新入院患者（转入）的病情报告

1.应写明患者姓名、诊断（中医应写明中医诊断及辨证分型）、性别、年龄、进入病房时间、方式（步行、平车、轮椅、他人搀扶）。

2.入院时生命体征（体温、脉搏、呼吸、血压）。

3.简要写明发病经过，即入院时主要症状、体征及处理。中医要写明舌苔、脉象，并用医学术语描述，指出辨证要点及护理。

4.入院至书写报告时，患者的主诉、病情变化、处理对策及效果。

5.个人生活习惯、饮食、需要做特殊交代的事项（回民或素食者）应注明。

6.既往重要病史，如过敏史、出血史、精神病、癔症、癫痫病史等。

7.护理需密切观察的事项。

（二）手术患者的病情报告

1.术前　应写明准备手术的日期、时间、将在何种麻醉方式下施行何种手术、术前准备（手术野的皮肤准备、胃肠道准备）、用药情况（各种试验、晚间或术前用药）、患者的心理反应等。

2.术后　对当日手术回病房的患者应写明回病房的时间、采用何种麻醉、施行何种手术、术中的情况（出血、输血、输液情况）、清醒时间、回病房后的情况，如血压的变化，伤口有无渗血、渗液，敷料有无松动、移位，各种引流管是否通畅，引流物的性质、颜色及量，手术部位，脏器功能，排尿、排气情况，伤口疼痛及镇静药的使用情况（时间、剂量），采取何种卧位，静脉输液及特殊治疗。

（三）妇产科患者的病情报告

1.妇科患者应写明月经周期情况（规则或不规则、持续天数、出血量、颜色、有无血块、有无腹痛），对大出血或慢性出血者应写明出血时间、患者一般情况、面色、精神状态、血压、脉搏、血红蛋白。

2.产科患者　产前应写明胎次、妊娠月份、胎心、胎位、血压、有无肝病及心脏病史、下肢有无水肿、宫缩开始时间、是否规律、持续间隔时间、指肠指诊检查、宫颈及宫口扩张情况、有无破水及阴道出血、分泌物。产后应写明分娩时间、方式（顺产、产钳和刮宫）、出血情况、会阴有无切口及恶露、宫底、分泌乳等情况。

（四）危重患者病情报告

危重患者、抢救、病情突变、施行特殊检查及治疗者，应写明主诉及生命体

征，意识障碍者应写明其程度及开始时间和连续观察的情况，有无与疾病相关的症状，特殊抢救治疗的简要经过，效果的评价及注意事项，出入量的情况。

附1　患者入院姓名卡及床头牌

一、患者住院姓名卡

1.应用蓝色水笔填写病床号、姓名、性别、年龄、入院日期、诊断，用红色水笔填写住院号、手术日期。

2.如更改诊断，需另换一小卡，不可在原姓名卡上涂改。

3.患者姓名卡应插入一览表内。

4.小卡中央应悬挂市卫生局统一的分级护理标志。

分级护理标志：病危是红色，一级护理是绿色，二级护理为黄色。直径为0.8cm的圆形标志，以便于医护人员了解患者的护理等级及流动情况等。

二、床头牌

1.床头牌是护士进行各种操作及护理时查对的标记，是防止发生差错的措施之一。

2.用蓝色水笔填写病床号、住院号、姓名、年龄、入院日期、诊断。

3.饮食、护理等级应根据医嘱及时更换。

4.挂在病床尾端便于核对。

附2　患者出入院病历排序

住院与出院病历排列顺序，按病案管理要求。

一、患者入院病历排序

1.体温单（按日期先后倒排）。

2.长期医嘱单（按日期先后倒排）。

3.临时医嘱单（按日期先后倒排）。

4.入院（再入院）记录。

5.首次病程记录。

6.病程记录（包括转出及转入记录，按先后顺序接排于首次病程记录之后）。

7.手术病历

（1）术前小结。

（2）术前讨论。

（3）手术志愿协议书。

（4）麻醉计划。

（5）麻醉同意书。

（6）麻醉记录。

（7）手术记录。

（8）手术护理记录。

（9）麻醉后恢复室记录。

（10）术后病程记录。

8.疑难病例讨论、死亡病例讨论。

9.会诊记录。

10.授权委托书。

11.住院后 72h 病情告知书。

12.输血协议。

13.特殊检查（治疗）知情同意书。

14.病危通知单。

15.辅助报告记录（影像、心电图、超声心动图等大报告单）。

16.病理报告单（包括冰冻、病理及骨髓报告）。

17.检验粘贴记录（包括血单、非血单）。

18.重症护理记录。

19.一般护理记录。

20.住院证。

21.其他（住院协议、拒收红包责任书等）。

22.首页。

23.出院/死亡记录。

24.门诊病历。

二、患者出院病历排列顺序

1.首页。

2.出院或死亡记录。

3.入院（再入院）记录。

4.首次病程记录。

5.病程记录（包括转出及转入记录，按先后顺序接排于首次病程记录之后）。

6.手术病历

（1）术前小结。

（2）术前讨论。

（3）手术志愿协议书。

（4）麻醉计划。

（5）麻醉同意书。

（6）麻醉记录。

（7）手术记录。

（8）手术护理记录。

（9）麻醉后恢复室记录。

（10）术后病程记录。

7.疑难病例讨论、死亡病例讨论。

8.会诊记录。

9.授权委托书。

10.住院后 72h 病情告知书。

11.输血协议。

12.特殊检查（治疗）知情同意书。

13.病危通知单。

14.辅助报告记录（影像、心电图、超声心动图等大报告单）。

15.病理报告单（包括冰冻、病理及骨髓报告）。

16.检验粘贴记录（包括血单、非血单）。

17.长期医嘱单（按日期先后顺序排列）。

18.临时医嘱单（按日期先后顺序排列）。

19.体温单（按日期先后顺序排列）。

20.重症护理记录。

21.一般护理记录。

22.住院证。

23.其他（住院协议、拒收红包责任书等）。

附3 常见症状及体征的评估与描述

一、发热

应写明发热开始的缓急、持续时间、规律、诱因、是否伴有寒战、出汗及传染病接触史等。有无其他伴随症状，如伴有关节疼痛、腹痛、腹泻、黄疸、皮下瘀斑、皮疹或伴有头痛、呕吐等。

1.发热程度的分类分为四类。

（1）低热 37.3~38℃。

（2）中等度热 38.1~39℃。

（3）高热 39.1~41℃。

（4）超高热 41℃以上。

2.发热的分型 主要分为六型。

（1）稽留热体温恒定地维持在 39~40℃以上的水平，达数天或数周，24h 内波动范围不超过 1℃。常见于大叶性肺炎、伤寒高热期。

（2）弛张热 体温常在 39℃以上，波动幅度大，24h 内波动范围 2℃，但都不在正常水平。常见于败血症、化脓性炎症。

（3）间歇热 体温骤升达高峰后持续数小时，又迅速降至正常水平，无热期（间歇期）可持续 1 天到数天，如此高热期与无热期反复交替出现。常见于疟疾、急性肾盂肾炎。

（4）波浪热体温逐渐上升至39℃或以上，数天后又逐渐下降至正常水平，持续数天后又逐渐上升，如此反复多次。常见于布氏菌病。

（5）回归热体温急剧上升至此 39℃或以上，持续数天后骤然下降至正常水平。高热期与无热期各持续若干天后规律性地交替一次。常见于回归热。

（6）不规则热体温曲线无一定规律，可见于结核病、风湿热等。

二、疼痛

应写明起病的缓急及疼痛的发生时间、诱因、部位、性质、程度、持续时间、缓解方式、有无规律，过去有无类似发作、有无以下伴随症状。

1.头痛　应评估记录头痛的部位为单侧（偏头痛）、双侧或蔓延到整个头部；头痛的性质为搏动性、压迫性或灼热；头痛发作方式及持续时间为偶发性、反复性、急剧或慢性持续性或短暂性头痛。前额头痛，如为前额窦炎所引起的头痛则以晨间加重，下午减轻；如为屈光不正、眼肌疲劳引起的头痛则以晚间加重，晨间减轻。有无伴随症状，头痛伴有呕吐提示颅内压增高；头痛在呕吐后减轻者可见于偏头痛；头痛伴眩晕常见于小脑肿瘤，椎基底动脉供血不足；头痛伴随发热见于感染性疾病（颅内或全身感染）；慢性进行性头痛伴有精神症状者应注意是否有颅内肿瘤；头痛伴有脑膜刺激症状者提示有脑膜炎或蛛网膜下腔出血。

2.胸痛胸痛应评估记录胸痛的性质，如隐痛、压榨痛或窒息样痛。胸痛的部位，如局限性、左侧、右侧、心前区或胸骨后。胸痛发作方式是突然急性发作、缓慢发作、反复发作或持续性。胸痛有无牵涉痛，如向左肩背部、颈部、后背放射。胸痛伴随的症状：伴吞咽困难或咽下痛提示食管疾病，如食管癌、反流性食管炎；伴有呼吸困难者提示自发性气胸、肺栓塞；胸前区或胸骨后有绞榨性疼痛并向左肩或左臂放射，应考虑心绞痛；伴有面色苍白、大汗、血压下降或休克时应考虑心肌梗死。

3.腹痛应评估记录腹痛的部位是中腹、下腹、左侧或右侧。腹痛的方式为突然急性发作、慢性反复性或持续性。腹痛的性质是绞痛、隐痛、胀痛；一般空腔脏器病变引起绞痛，如胆绞痛；实质性脏器常引起隐痛或胀痛，如肝病。腹痛的时间，如十二指肠溃疡性的时间为空腹或饭后 3~4h。有无放射性痛，局部有无触痛、反跳痛及有无肌紧张（如阑尾炎、腹膜炎）。有无肠型和蠕动波，有无肠鸣音亢进（1 min 超过 10 次）、减弱或消失（5~10min 听不到肠鸣音）。是否伴恶心、呕吐、出汗（如肾绞痛或卵巢囊肿蒂扭转），有无诱因（如胃穿孔常在饱餐后发作），促使腹痛减轻的因素（如药物、体位、进食等）。

4.腹痛及伴随症状　如突发中上腹剧烈刀割样痛、烧灼样痛，多为胃、十二指肠穿孔；上腹部阵发性剧烈绞痛，放射到右肩并有黄疸、发热等症状，应考虑胆石症、胆囊炎症。

三、咳嗽、咳痰

对呼吸系统疾病应写明有无咳嗽，咳嗽的性质、节律、时间；有无痰液，痰液的颜色、黏稠度及量。

（1）咳嗽的性质 咳嗽无痰或痰液很少称为干性咳嗽，干性或刺激性咳嗽常见于急性或慢性咽炎、喉癌。咳嗽伴有痰液称为湿性咳嗽，如慢性支气管炎。

（2）咳嗽的时间与节律如支气管扩张多在晨起后咳嗽；左心衰竭引起的咳嗽以夜间为重，可能由于夜间肺淤血加重及迷走神经兴奋性增高所致；突发性咳嗽由于吸入刺激性气体或异物；发作性咳嗽可见于百日咳。

（3）咳嗽的音色 金属调咳嗽见于纵隔肿瘤及主动脉瘤直接压迫气管；嘶哑可能为声带炎症压迫喉返神经所致；咳嗽声音低微或无力见于极度衰弱者、声带水肿等；轻微短促咳嗽见于结核初期、喉炎、干性胸膜炎。

（4）咳痰的性质及量 痰液的性质可分为黏液性、浆液性、脓性和血性等。要写明痰液的颜色、性质（如白色黏液痰、白色泡沫痰、黄色脓性痰）、量、有无臭味。黏液性痰见于急慢性支气管炎、支气管哮喘；浆液性痰见于肺水肿；脓性痰液见于化脓性细菌性下呼吸道感染。

（5）伴发症状 咳嗽伴发热（如感染）应写明发热程度；咳嗽伴胸痛要写明胸痛的部位、性质、是否与呼吸有关；呼吸困难者应写明发绀程度、呼吸频率、深浅度、节律。咳嗽伴呕吐者见于百日咳、咽炎；进食时咳嗽者常见于食管支气管瘘。

四、呼吸困难

呼吸困难应写明与活动、体位的关系，突然发生或缓慢发生，有无诱因，呼吸困难的表现及程度（如张口呼吸、鼻翼扇动、端坐呼吸、有无发绀等），昼夜有无区别，是无伴发热、胸痛、咳嗽、咳痰，有无咯血。

1.呼吸困难发生的诱因 引起呼吸困难的诱因主要有呼吸系统和循环系统疾病、肾病代谢性疾病等。

2.呼吸困难的类型分为三型。

（1）吸气性呼吸困难 表现特点为吸气费力，吸气时间明显延长，吸气时胸骨上窝、锁骨上窝和肋间隙明显凹陷（称"三凹征"），常伴干咳及高调吸气性喘鸣。常见于各种原因引起的喉、气管、支气管狭窄与阻塞。如喉炎、喉水肿、喉癌、气管肿瘤或异物等。

（2）呼气性呼吸困难表现特点为呼气费力，呼气时间明显延长或缓慢，常伴哮鸣音。常见于慢性喘息型支气管炎、支气管哮喘、肺气肿等。

（3）混合性呼吸困难表现特点为吸气与呼气均感费力，呼吸浅快，常伴呼吸音的改变。常见于肺实质病变，如大面积肺炎、肺不张、肺水肿、弥漫性肺纤维化等。

3.呼吸困难的常见病因 病因如下。

（1）肺源性呼吸困难常由支气管、胸膜及纵隔内疾病，如慢性支气管炎、支气管扩张、肺癌等引起。

（2）心源性呼吸困难由于左心、右心功能不全引起，其中以左心衰竭更为显著。

左心功能不全主要表现特点为劳力性呼吸困难和夜间阵发性呼吸困难。劳力性呼吸困难常在活动后出现或加重，休息时减轻或缓解。夜间阵发性呼吸困难多在患者熟睡中出现，患者突发胸闷、憋气、被迫坐起，伴有咳嗽，轻者数分钟后症状逐渐缓解，重者极度气喘，有濒死感，面色青紫、大量出汗、哮鸣音、大量白色或粉红色泡沫痰等。

右心功能不全由于体循环淤血导致肝大、胸水、腹水，使呼吸运动受限，半坐位可减轻呼吸困难，常见于肺心病等。

（3）中毒性呼吸困难（如代谢性酸中毒）可导致血中代谢产物增多，刺激颈动脉窦、主动脉化学感受器或直接兴奋刺激呼吸中枢引起呼吸困难，表现为深长而规则的呼吸。药物或化学物质中毒引起的呼吸困难表现为呼吸缓慢、变浅伴随有呼吸节律异常（如潮式呼吸、比奥呼吸）。

（4）神经精神性呼吸困难是呼吸中枢受增高的颅内压和供血减少的刺激，使呼吸变慢，并伴有呼吸节律的改变，如抽泣样呼吸可见于脑血管意外、癔症。

（5）血源性呼吸困难多由于红细胞携氧减少，血氧含量降低所致，表现为呼吸浅、心率快，见于重度贫血、正铁血红蛋白血症。

五、咯血、呕血及便血

评估及记录出血时间、量、颜色及全身状况（如精神、意识、面色、末梢循环、体温、脉搏、呼吸、血压），大出血休克者应注明尿量、尿比重、pH 值。

（1）咯血是指喉部以下呼吸道或肺血管破裂，血液随咳嗽经口腔咯出，咯血为鲜红色或痰中带血。

（2）呕血是上消化道疾病或全身性疾病所致的急性上消化道出血，血液经口腔呕出，为暗红色或咖啡样液体，伴有不消化食物。

（3）便血　便血可随出血部位不同、出血量多少以及在肠内停留时间的长短而异。下消化道出血如量多则呈鲜红色，若停留时间较长则呈暗红色（果酱样便）或柏油便。如为鲜红色且不与粪便混合，不黏附于粪便则为痔出血、肛裂或直肠肿瘤。

六、恶心、呕吐

恶心为上腹部不适、紧迫欲吐的感觉，是呕吐的前奏，恶心之后随之呕吐。呕吐根据病因可分为中枢性呕吐和反射性呕吐。

1.中枢性呕吐　见于以下疾病。

（1）神经系统疾病，如颅内感染（各种脑炎、脑膜炎）、脑血管疾病（脑出血、脑栓塞）、颅脑外伤等。颅内压增高引起的呕吐呈喷射性，呕吐前无恶心。

（2）全身性疾病，如尿毒症、糖尿病酮症酸中毒、低血糖、低钠血症等。

2.反射性呕吐如为胃源性呕吐，吐后即感轻松。而来自胃以外的肝、胆、胰、肠等疾病引起的反射性呕吐，胃内虽已虚空，但呕吐不止，直到原发病好转为止。

呕吐应观察记录呕吐发作的诱因，如体位变化，时间，频率，病程，呕吐物的性状、气味和量，及有无头痛、发热、头晕、晕厥、抽搐、呼吸困难、消瘦、多汗、腹痛、腹泻、便秘、失眠、焦虑等相关症状。

七、黄疸

应观察记录发生时间，发展快慢，有无进行性加重，尿、粪颜色的改变，有无出血倾向，有无伴随症状（如发热、寒战、上腹痛、食欲减退、乏力消瘦等症状）。

八、水肿

应观察记录水肿开始的部位、时间、全身性或局部性、是否对称、压之有无凹陷、水肿程度、与体位变化及活动有无关系。心源性水肿常出现于身体较低部位（如踝部），可随病情加重而向上发展；肾性水肿可遍及全身，以眼睑和面部明显；局部性水肿常见于肢体血栓形成所致的血栓性静脉炎、丝虫病引起的橡皮腿、局部炎症。局部性水肿要注意皮肤的颜色，局部有无红、热、痛。

水肿分为轻、中、重三度。

（1）轻度　仅见于眼睑、眼眶下软组织、胫骨前、踝部皮下组织，指压后可见轻度下陷，平复较快。

（2）中度　全身组织均见明显水肿，指压后可出现明显或较深的组织下陷，平复缓慢。

（3）重度　全身组织严重水肿，身体低位皮肤紧张发亮，甚至有液体渗出。此外，胸腔、腹腔等浆膜腔内可见积液，外阴部亦可见严重水肿。

九、皮疹

常见于多种传染病、皮肤病及药物过敏。应观察记录皮疹出现和消失的时间、发展顺序、分布部位、形状、大小、颜色、平坦或隆起、有无瘙痒或脱屑、压之是否退色。

十、皮肤黏膜出血

多见于造血系统疾病及重症感染（如败血症、流行性脑脊髓膜炎）。根据直径大小及伴随情况分为以下几种：直径小于 2mm 者称为出血点，直径为 3~5mm 者称为紫癜，大于 5mm 者称为瘀斑。

十一、腹泻

应写明排便次数、量、性质（水样便、糊状便、脓血便、脂肪便），有无伴随症状（如腹痛、里急后重），排便前后腹痛的变化。小肠性腹泻为脐周围痛，排便后腹痛不缓解；结肠性腹泻排便后腹痛可缓解。

十二、意识障碍

应观察记录意识变化的时间、意识障碍的程度、瞳孔大小（正常瞳孔直径为 3~4mm）、双侧是否等大和等圆、对光反射与角膜反射是否存在、各种深浅反射的情况。意识障碍分为嗜睡、意识模糊、昏睡、昏迷四个程度。

1.嗜睡患者陷入持续的睡眠状态，可被唤醒并能正确回答和做出各种反应，但当刺激解除后很快入睡。

2.意识模糊　是深于嗜睡的一种意识障碍，患者能保持简单的精神活动，但对时间、地点、人物的定向力发生障碍。

3.昏睡　为中度意识障碍，患者处于熟睡状态，不易唤醒。虽在强烈刺激下（如压迫眶上神经，摇动患者身体时）可被唤醒，但很快又再入睡，醒时答话含糊或答非所问。

4.昏迷为最严重的意识障碍，表现为意识持续的中断或完全丧失，按其程度可分为以下几种。

（1）轻昏迷　意识大部分丧失，无自主运动。对声、光刺激无反应，对疼痛尚可出现痛苦表情或肢体退缩的防御反应。角膜反射、瞳孔对光反射、眼球运动和吞咽反射可存在。

（2）中度昏迷对周围事物及各种刺激均无反应，对剧烈刺激可出现防御反射，角膜反射减弱，瞳孔对光反射迟钝，眼球无转动。

（3）深昏迷意识完全丧失，全身肌肉松弛，对各种刺激均无反应，深、浅反射消失。

（4）谵妄是一种以兴奋性增高为主的高级神经中枢急性功能失调状态。表现为意识模糊、定向力丧失、幻觉、错觉、躁动不安、言语杂乱等。

（孙琴　娄毛毛　褚玉清 孙淑华）

第十一章 门诊部的布局、设施及管理

门诊部是医院的一个重要组成部分，也是医疗工作的第一线。其特点是接诊患者多、每日人流量大、患者就诊时间短、就诊环节多。为了给患者提供一个舒适、便捷的就诊环境，要求门诊部必须具有科学的设施、合理的布局及有效的组织管理，以达到门诊布局、设施的规范要求。

第一节 门诊部的布局、设施

一、门诊部的布局及设施

根据医院的规模及门诊就诊人数确定门诊部的建筑形式和面积，特别要注意人流路线和合理布局，以符合医院感染管理的流程需要。门诊大厅及通道要宽敞明亮，应设有平面示意图和路标并设有残疾人无障碍的服务设施及预防意外伤害的警示标志。大厅内配有闭路电视、电子信息显示屏、电脑触摸屏、电话及网络查询系统等设施。还需设置专家简介栏介绍各专科特长，以方便患者择医就诊。如为高层建筑，应设有电梯或自动扶梯以利患者就诊。随着计算机和网络系统的发展，有条件的医院应建立医院信息系统，以此实现门诊挂号、收费、就诊、发药、检验、检查、治疗等网络运行程序，达到门诊医师工作站的数字化和相关系统的一体化。

二、辅助部门的布局及设施

1.挂号室 一般设在门诊入口处或大厅一侧，可根据医院分科情况及其就诊人数合理设置窗口，实行分科挂号，并可利用电话、网络等系统实施预约挂号，方便就医。

2.病案室 应设在挂号处附近，以便查找病历，病历从病案室提取后可经病历传送系统或由专人送至各诊室。

3.收费处 应与药房划价窗口相毗邻，规模较大的医院可在各楼层分别设置，实施划价、收费一体化。即交费者持处方、检查申请单、挂号凭证等交费，同时打印出费用清单和收据，以提高工作效率，简化收费程序。

4.医疗保险窗口 设专人服务，便于患者咨询医保政策，办理医保手续。

三、医疗技术科室的布局及设施

1.药房 设在挂号处附近，中、西药房应相毗邻，服务窗口采用大型玻璃窗，体现开放式服务并实施划价、收方、发药的一体化,以优化流程简化环节。

2.门诊检验室 应将临床各项检查标本,如常规、生化检查等集中于一处收集。门诊应设有采血室以方便患者采血。检验室附近应设有患者卫生间,便于留取标本。

3.放射科、超声波室、内镜室、心电图室、脑电图室等科室 应设在门诊大厅内,便于患者进行系统检查。

4.咨询及导诊服务台 应设立在门诊大厅的明显位置,由专人服务,主要负责向患者提供各种医疗信息及咨询服务,同时备有平车、轮椅、健康教育材料、雨伞等便民设施,为患者提供各种便捷服务。

四、医疗科室布局及设施

1.分诊与候诊处 按照内科、外科、妇科、儿科、耳鼻喉科、口腔科等将门诊部分为若干个诊疗区域并设有分诊护士站及候诊厅。候诊厅环境要宽敞明亮、通风好、整洁、温度适宜。各诊区应有明显的标志,内设有闭路电视、电子叫号装置、卫生宣教及图片展栏,并备有足够数量的候诊椅。

2.诊室 依据医院规模与性质,按各系统疾病在诊区内分设独立的就医诊室,以保护患者隐私。每间诊室应设置1~2张诊桌、椅、看片灯、计算机、打印机,备有诊查床1张,并配有隔帘、感应式洗手装置、自动烘手机或一次性纸巾、紫外线空气消毒设施,另设诊查用物(如血压计、体温计等)。

3.门诊手术室 应设在外科诊区邻近处,设施和设备与住院部手术室要求相同,布局合理,符合功能流程,分区明确并有明显的标识。门诊手术室设双层门,在第一层内应设患者及工作人员更衣室和手术预约登记室。手术室包括清洁手术间、污染手术间、准备间,每一手术间限设置一张手术床并设无影灯等,附属用房包括术后休息间和清洗间等。

4.治疗室 应邻近注射室,内设药品柜、治疗车、治疗柜、各种护理治疗用具、器械及紫外线空气消毒设施、冰箱、感应式洗手装置等,并设有储物柜放置待消毒器械。

5.注射室 注射室通常设在门诊部的中心位置,肌内注射与静脉注射要分室进行。注射室设有注射台、椅、诊查床、屏风或隔帘、冰箱、药柜、紫外线空气消毒设施、感应式洗手装置等。注射室应备有抢救药品及设备,如氧气、简易呼吸器等。

6.换药室 应位于外科诊室附近,室内设诊查床、换药车、器械台、外用药柜、各种敷料、换药用具及污敷料桶,并设紫外线空气消毒设施和感应式洗手装置。

7.输液室 应独立设置在方便患者的位置,呼吸道感染患者与普通输液患者应分两室,中间为护士备液室,室内配置治疗台、药品、消毒用品、感应式洗手装置、冰箱、紫外线空气消毒设施等。根据医院规模备齐输液专用椅,并备有中心供氧装置及各种输液用具、抢救药品物品等。

五、专科诊室布局及设施

1.妇产科门诊分为产科门诊、妇科门诊和计划生育门诊等单元。

（1）产科门诊 除设有普通诊室外，还应根据产前、产后检查及母乳喂养的需要，设置以下几室。

①产前检查室 设诊查床 1 张、诊桌、椅，并备有血压计、听诊器、体重秤、胎心听筒、骨盆测量仪、皮尺、一次性手套等。

②产前监护室 为高危孕妇准备，除产前检查室所必须的物品外，另设胎儿监护仪及心电监护仪。

③产后检查室为产后 42d 产妇检查所准备，室内除设诊桌、椅、血压计、听诊器外，还应设母、婴诊查床各 1 张，婴儿磅秤及身长测量仪等。

④母乳喂养宣传室 为孕、产妇进行母乳喂养宣教所用。室内设电视、录音、录像相关设备及活动桌、椅等。墙壁上悬挂母乳喂养的各项制度和常规，指导母乳喂养的宣教图片或照片，另备有母乳喂养指导手册、宣传教育材料及婴儿、乳房模型等。

（2）妇科门诊除设有普通诊室外，还应根据妇科疾病特点设置以下几室。

①检查室 根据门诊量的大小设不同数量的妇科检查床、妇科检查所用的器材、物品及可移动的照明灯等。

②治疗室 为门诊妇科疾病治疗所用。应备妇科治疗所需的器材、物品以及光疗治疗仪、激光治疗仪等。

③手术室 为妇科诊断性刮宫术、输卵管通畅术及其他妇科小手术所用。室内环境及照明设施同门诊手术室，设妇科手术床及各类妇科手术器械、药品、敷料等。

（3）计划生育门诊 设有诊室及手术室，设施及物品同妇科手术室。

2.儿科门诊 应与成人门诊分开设置，有独立的出入口。

（1）鉴别分诊处 在挂号前鉴别传染病的患儿，要有两个出口，一个通向儿科门诊，一个通向隔离诊室。凡患传染病或疑患传染病者应直接通过隔离室的门进入隔离诊室接受诊疗。

（2）隔离诊室 有条件者可设数间，以便传染病患儿和可疑传染病患儿分别处置。每一诊室应视为一隔离单元，并设有感应式洗手装置及手消毒设施，其他用品与普通诊室相同。

（3）污物室 设倾倒排泄物便池、便器消毒器、便器架、清洗拖把池、悬挂拖把架（下有排水池）。

（4）有条件的医院应在儿科设有挂号室、收费处、治疗室、注射室、观察室、药房、检验室、放射投照室及设置儿童小乐园等。

3.耳鼻喉科门诊 除设有普通诊室外，还应根据耳鼻喉科特点设检查室，有条件的医院另设测听室、噪声检查室、手术室。检查室内应设有检查台、诊桌、椅、耳鼻喉专用检查椅一套，并备有各种检查器械、药品及敷料，另备额镜、聚光透镜的检查灯及痰盂。

4.口腔科门诊

（1）诊疗室 可采用半封闭或封闭式，光线充足，以自然光为主、灯光为辅。

内设数台牙科治疗台、治疗椅，各台之间应有隔帘，室内应设有感应式洗手装置。治疗台上配以高、低速牙钻手机、水汽三用枪和负压吸引装置。牙科治疗台上备有牙科用药并有独立的供水系统。

（2）消毒室　室内应有水池、操作台、物品储存柜、快速灭菌器、清洗机等。

（3）其他　如 X 光室及技工室。

5.眼科门诊　除设普通诊室外，还应设视力检查室、暗室、治疗室、验光室等。

六、传染病及肠道门诊布局及设施

传染病及肠道门诊应设置在医疗机构内的独立区域，与普通门诊相隔离，有醒目的标识，分设患者专用出入口和医务人员专用通道。应按照传染病管理标准设置，分为污染、半污染和清洁区，三区划分明确，流程合理无交叉并有醒目的标识。同时附设传染病及肠道门诊专用的预检分诊挂号处、收费处、化验室、诊疗室、治疗室、观察室、药房、卫生间、污物室等，肠道门诊的卫生间应设于诊室附近，便于患者如厕。

七、处置室的布局设施

处置室应设于住院部入口处，便于转送患者。室内应分设男女浴室、更衣室、男女卫生间、污物室、患者衣物储存室。接待室内应设办公桌、椅、体重秤、血压计等，另备平车、轮椅等转送患者的工具。

第二节　门诊部的管理要求

在护理部及门诊主任的共同领导下完成门诊护理管理工作。结合门诊工作特点建立健全各项规章制度，维持就诊秩序，做好预诊和分诊工作。严格执行消毒隔离制度，避免交叉感染，积极开展健康教育和预防宣教工作。

1.在人员编制上，每 100 人次门诊量配备 1 名护士，门诊护理人员与门诊医师之比为 1:2。门诊部设护士长并可根据门诊的工作任务及范围设科护士长。门诊部护理人员数量可根据科室功能合理配备。

2.建立健全以岗位责任制为中心的一系列规章制度，确保良好的门诊秩序和服务质量。

3.门诊护士应着装整洁、仪表端庄、语言文明，积极热情地为患者服务，耐心解答患者提出的问题。

4.门诊护士应熟悉相关专科疾病的诊断、检查、治疗，掌握各种检验、检查的正常值和门诊专科、专家门诊等信息。

5.门诊环境要做到清洁、整齐、安静、安全，布局合理，设置规范。

6.认真做好患者的预诊和分诊工作，发现传染病患者及时隔离，做好疫情报告及登记监测和统计，防止交叉感染。

7.认真做好诊疗前准备工作，如检查仪器设备、器械敷料等所需物品以保证使用。

8.根据患者流量，合理安排导诊护士巡视及时解决患者的问题，引导患者正确挂号、就诊、检查及治疗。对危、急、重、年老体弱患者应由导诊护士陪诊、陪检、协助交费取药等。

9.积极开展卫生宣教，根据不同季节，有针对性地进行防病知识和科普宣教工作。

10.建立信息反馈机制，设意见箱。定期对门诊患者进行满意度调查，认真分析患者意见，及时整改，不断提高服务质量。

11.严格执行消毒隔离制度及无菌技术操作规程。

12.肠道门诊应做好粪便标本的采取、检验、培养，并对排泄物及呕吐物进行无害化处理。

13.处置室应认真做好入院患者的登记、测量生命体征及体重并做好记录。处置后由护理人员护送患者至病房，注意保暖及患者安全并与病房护士做好病情交代及衣物交接。

第三节　门诊部的管理制度

一、门诊护理工作制度

1.门诊护理人员必须准时上岗，坚守岗位，着装整洁。

2.门诊护理人员以高度的责任心和同情心对待患者，使用文明用语，做到关心体贴、态度和蔼、耐心解答问题。

3.门诊护理人员要认真完成本岗职责，刻苦钻研业务、熟练掌握本科的各种护理技术操作，减少患者痛苦，提高护理质量。

4.门诊环境要做到清洁、整齐，保持良好的候诊及就诊环境，利用各种形式进行健康宣教。

5.各科门诊均应设分诊台，尽量简化手续，建立便民措施，方便患者就医。

6.做好开诊前的准备工作，按时开诊，维持好门诊秩序，科学地组织安排患者就诊。对老弱病残及行动不便的患者，优先照顾就诊。对危重及病情突变的患者配合医师采取积极有效的抢救措施。

7.认真做好患者的预检分诊工作，对可疑传染病患者应转至感染科，并及时采取必要的隔离措施。

8.门诊护理人员要负责各种医疗器械、用品的保管、维修和补充，以利于医疗护理工作的顺利进行。

9.严格执行消毒隔离制度，诊室每天通风，桌椅、诊查台每天清洁消毒，医疗器械按规定消毒灭菌，防止交叉感染。

10.每天做好备室清洁卫生和消毒工作，每月按要求进行环境卫生学监测（物体表面、手、空气细菌监测），并有检验报告单及完整记录。

二、输液室、注射室管理制度

1.注射室的工作人员应准时上岗，坚守岗位，态度热情。

2.各种注射治疗应按处方和医嘱执行。对可能引起过敏的药物，必须按规定做好注射前的药物过敏试验。

3.严格执行查对制度，注射前必须认真核对药物和处方。

4.密切观察注射后的情况，若发生注射反应或意外应及时进行处理并通知医师。

5.严格执行无菌操作规程。器械要定期消毒和更换，保持消毒液的有效浓度，注射器应做到一人一针一管。

6.备好抢救物品和药品，要定点放置，做好交接。定期检查，及时补充、更换。

7.注射时注意遮挡患者，以保护患者的隐私。

8.随时做好与治疗相关的健康教育和指导。

9.严格执行消毒隔离制度，防止交叉感染。

10.每天做好室内清洁卫生和消毒工作，每月按要求进行环境卫生学监测（物体表面、手、空气细菌监测），并有检验报告单及完整记录。

三、肠道门诊管理制度

1.医院设立专用肠道门诊诊室、观察室、专用诊桌以及肠道门诊专职医师，负责对门诊腹泻患者的诊断和治疗工作。对腹泻患者做到"逢泻必检、逢疑必报、就地处理、隔离治疗"。

2.肠道区域划分有明确标识，医务人员穿戴隔离衣、帽子、口罩、鞋套符合要求，严禁穿隔离衣外出，并做好交接工作。

3.有传染病管理制度并贯彻落实。

4.医务人员坚守岗位，做好准确分诊，密切观察病情变化。

5.进行护理技术操作时严格执行无菌技术原则。

6.保持诊区环境清洁整齐，加强心理护理及健康教育。

7.按要求正确采取大便标本，并做好粪便处理。

8.做好腹泻患者的就诊专册登记及统计，建立"工作日报"制度，做好向区、市防疫部门的疫情报告工作。法定肠道传染病及疑似病例在传染病法规规定时间内报告。

9.严格遵守消毒隔离制度，掌握消毒剂的正确使用方法和配制浓度，做好用物消毒处理，防止交叉感染。

10.每天做好室内清洁卫生和消毒工作，每月抽检手、空气、器械、使用中的消毒液，进行消毒效果监测并记录。

（孙琴 娄毛毛 褚玉清 孙淑华）

第十二章 急诊科的布局、设施及管理

急诊科是医院抢救患者生命的重要场所,其特点是危重患者多、病情急、周转快、时间紧、任务繁重而复杂。因此,急诊科不仅要求布局合理、设备齐全,还必须有严格的管理制度,配备一支素质高、业务技术熟练的护理队伍。特别是在重大抢救工作中必须有高效的指挥系统及相关科室的紧密协作,才能进行卓有成效的抢救,保证急诊抢救工作的质量。

第一节 急诊科的布局、设施

由于医院规模不同,急诊科所承担的医疗任务也不尽相同,但对急诊科的总体要求是必须具备各科急诊的抢救功能。因此,急诊科应设置在医院的显著位置,有醒目标志、宽敞的入口与出口。急诊科内应设有预检室(分诊处)、各专科设独立的诊室、抢救室、手术室、观察室、治疗室、换药室、卫生间、配膳室、储藏室等。有条件的医院还可设急诊科病房。在整个急诊科内应设有挂号处、收费处、检验科、药房、住院处、放射科、石膏室等部门,使急诊科成为一个完整的急救医疗体系,提高抢救成功率。

1.预检室 应设在急诊科入口处较明显的位置。有明显标志,光线充足便于检查,使危重患者通过预检或分诊后达到及时抢救或诊治。预检室与各专科诊室间应有遥控对话装置,以便及时通知各科医师进行抢救,并备有平车及各种简单医疗检查器械,如血压计、心电图机、手电、压舌板、体温计等。

2.诊室 各专科诊室应是独立的房间,宽敞明亮,设备齐全,诊室面积在 $18\sim20m^2$,门的宽度不应小于 1.5m,室内应备有各种常规检查用物,还应根据各专科特点设置专科检查器械、仪器等设施。

3.抢救室 抢救室应设在预检室附近,便于患者就近抢救。抢救室房间宜宽敞,门要宽,应能双向开关,不设门槛,门上应有电铃或电动开关装置,以方便患者搬运和抢救。室内应备有中心吸引和中心供氧装置、抢救床、抢救车、立灯、器械台、器械柜、洗胃机、呼吸机、心电监护仪、除颤器、各种抢救包、抢救药等。室内布局合理,抢救室墙上应挂有各种危重患者急救统筹图,指导各种大型抢救。

4.急诊手术室 主要用于外伤患者的清创、缝合。手术室的设施要求与住院部手术室相同。

5.观察室 主要留观诊断不明、住院暂时有困难的患者,分设有男、女观察室。观察室位置应在急诊单元的远端,以减少噪声干扰,观察室的设施及管理质量、规章制度可参照病房管理。

6.治疗室、处置室　可采用分隔式治疗室,设无菌操作间和处置间,或两室分别设置。治疗室可用于各种无菌操作及治疗准备,处置间用于治疗物品的处置。无条件的医院一间治疗室内可用标志牌标出清洁区、污染区,以防止交叉污染。

第二节　急诊科的管理要求

急诊科是由业务院长负责,护理部、医务处或门诊部主任协调,科主任负责的独立科室。

1.在人员编制上,急诊科护理人员与医院床位配备比例不低于(1~1.5):1 00。急诊科护士应相对固定,以利于抢救技能的稳定性。各级护理人员应有一定比例的梯队结构,即由主管护师、护师、护士组成。有教学任务的医院可设教学护士。

2.建立健全各项规章制度,以保证急诊抢救工作质量。

3.急诊科护士素质要求

(1)具有救死扶伤,实行人道主义的精神。

(2)具有良好的职业道德,语言文明,态度和蔼,急患者之所急,体现"以患者为中心"的服务理念。

(3)具有敏锐的观察力、应变力和丰富的急诊工作经验。

(4)熟练掌握各种急救药物的使用、剂量和配伍禁忌。

(5)熟练掌握各种抢救仪器的使用、保养方法。

(6)刻苦钻研业务技术,善于总结经验。

4.应加强护士的业务培训。由于急诊科是综合的抢救科室,因此除进行业务培训外,还需进行心电监护、除颤、心脑肺复苏(CPCR)、呼吸机使用等抢救技术的训练,以满足急诊抢救的需要。

5.各诊室环境要保持清洁整齐,用物齐全并设隔离室,防止交叉感染。

6.急诊服务及时、安全、便捷、有效,急诊科须实行24h应诊制,接诊患者后医师需在5min内开始救治。

7.严格执行交接班及查对制度,认真做好急诊导诊、鉴诊工作,接诊患者后应立即通知有关科室值班医师,同时予以必要的处置(如测体温、脉搏、血压、吸氧等)和登记工作,严密观察病情变化做好各项记录。

8.一切设备、物品、药品须实行四定管理,即定人管理、定量储存、定位存放、定时清点,抢救物品不得外借,用后及时补充。

9.遇重大抢救患者需立即报告医务处、护理部,凡涉及法律纠纷的患者,应在积极救治的同时,向有关部门报告。

10.每天做好清洁卫生和消毒工作,每月按要求进行环境卫生学监测,并有检验报告单及完整记录。

第三节 急诊科的管理制度

一、急诊抢救室管理制度

1.急诊抢救室必须有完善的抢救设备和严格的管理制度。

2.抢救室实行 24h 护士值班制,认真执行抢救程序。

3.抢救人员应有高度的责任感,分秒必争地抢救患者。

4.抢救室内一切抢救药品、物品、器械必须实行"四定",即定量储存、定点存放、定人管理、定期检查和维修,保证各类仪器材料性能良好。值班护士要详细交接班并做好记录。

5.抢救室物品使用后,要及时处置、清理、补充,并保持清洁整齐。

6.保持室内的清洁,每周需彻底清洁消毒一次。

二、急诊观察室管理制度

1.急诊观察室实行 24h 医师、护士值班制,凡需留观患者应由接诊医师开出留观医嘱,建立观察病历。

2.急诊观察患者观察时间一般不超过 3d,需住院者应在 24h 内收入院。

3.观察室实行病房化管理,保持清洁、整齐、安静、舒适、安全的环境,做好家属的管理。

4.严格执行各项护理制度及操作规程,做好患者基础护理和重症护理。

5.熟练掌握常见疾病的护理常规及技术操作,做好患者的护理记录,护理表格要求书写正规、项目齐全、字迹清晰、正确使用医学术语。

6.按时巡视病房,密切观察病情,发现病情变化及时报告医师,并配合抢救治疗。

7.留观患者的医嘱均需开具医嘱单,抢救中执行口头医嘱时护士必须复述一遍,无误后方可执行。抢救结束后医师应当即刻据实补写医嘱。

8.凡确诊传染病、精神病患者不得收入急诊观察室。

（娄毛毛 褚玉清 李孟）

第十三章 病房的布局、设施及管理

病房是医院的基本组成单位，是住院患者接受诊疗和护理，也是医、护、技人员为住院患者进行诊疗、护理和临床教学的场所。病房的布局、设备和管理质量，直接关系到医疗、护理、教学科研任务的完成。病房管理的中心目标是为患者创造一个清洁、整齐、安全、安静的医疗环境并提供优质的服务。

第一节 普通病房的布局、设施及管理

一、普通病房的布局、设施

病房一般有两种结构形式，即单向走廊和双向走廊，每个病房设病床40张左右。病房的朝向以朝阳为宜，室内墙壁宜采用环保型油漆涂料，以便于清洁、消毒，颜色要明亮、和谐，给患者以舒适感。病房的门应能双向开关，最好为双轴弹簧门，不设门槛，墙角为了避免碰撞以钝角为宜。地面可采用防滑材质。室内应设有调温装置和防蚊蝇设施，病房走廊应宽阔并注意采光和通风。病房分设病房及附属房间两部分，病房按病情轻重分设抢救室、危重病房和普通病房。附属间为医师办公室、护士站、治疗室、换药室、配膳室、洗漱室、处置室、储藏室、污物室、卫生间、会议室、值班室、实验室等。

1.病房 每个病房可放置1~3张病床，两床间距不少于1m，床与墙壁垂直排列，床头距墙0.5m。病房内如设两排横式床位，则两床末端（即床尾间）距离应不少于1.5m，每床占用面积为6~7m²，两床之间应设有隔帘，每个床单位应配备床旁桌、椅，床头应设床头灯、中心供氧及中心吸引装置、对讲系统，床下设有鞋架。每床房顶应设圆形输液轨道，室内应设壁柜、电源插座、地灯，病房内应设卫生间(内设梳洗台、感应式洗手装置、毛巾架、坐式便器、便盆架、报警器、淋浴装置或浴盆，浴盆不宜过高，应设有防滑设施)。

抢救室内设1张病床，危重病房可设1~2张病床，均设于护士站附近，床单位设备与普通病房相同。病房内应增添护士办公桌、椅、台灯、抢救车和抢救仪器设备，如心电监护仪、除颤器、人工呼吸器。

2.护士站 应设在病房的中心位置，设办公桌、椅、病历车、电话、计算机、打印机、对讲系统、感应式洗手装置，办公桌上放置患者一览表。

3.治疗室 应靠近护士站，内设药品柜、治疗车、治疗柜、各种护理治疗用具、器械及空气消毒设备、冰箱、感应式洗手装置等，并设有储物柜放置待消毒器械。

4.换药室 手术科室的病房均应在治疗室附近设置换药室。室内设诊查床、换药车、器械台、外用药柜、换药用具、各种敷料、污敷料桶，并设空气消毒设备和感应式洗手装置。

5.副治疗室 设在治疗室附近，作为各种穿刺、灌肠、备皮等治疗使用。内设诊查治疗台、诊疗床、储物柜及感应式洗手装置。

6.配膳室 设有电开水锅、微波炉、配餐桌、洗涤池、送水车，应设有排风扇及排水孔。

7.储藏室 室内有壁柜或储藏柜，放置被服类及日用品。

8.处置室 内设处置台、感应式洗手装置、水池、储物柜、医疗废弃物桶、污衣袋及污衣袋架。

9.污物室 设倾倒排泄物便池、便器消毒器、便器架、清洗拖把池、悬挂拖把架（下有排水池）。

10.洗漱室 设男、女洗漱池及洗手装置，室内有淋浴、盆浴设备（浴盆内设坐凳及防滑设施以便老年人使用）。

11.卫生间 卫生间设在病房一端，男、女各一间，内设蹲式及坐式便池，并设扶手、报警器、标本桌、感应式洗手装置等，工作人员另设专用卫生间。

12.医师办公室 应邻近护士站，便于医护联系，内设办公桌、椅、计算机、看片灯、文具柜，感应式洗手装置。

18.科主任办公室 内设办公桌、椅、台灯、文具柜、计算机、看片灯。

14.护士长办公室 内设办公桌、椅、台灯、文具柜、计算机。

16.会议室（示教室） 内设桌、椅、幻灯屏幕、报架等，室内光线要充足，会议室亦可供护生示教或自习使用。

16.值班室 供值班医护人员专用，医护各设一间。内设值班床、桌、椅、柜子等。

17.实验室 教学医院应设置实验室，为护生进行临床检验使用。内设感应式洗手装置、检验台及检验所需仪器器材。

18.工作人员更衣室 无集体更衣处的医院，病区应设更衣室。

二、普通病房的管理要求

病房护士长应认真履行护士长职责，从组织管理、账物管理、业务技术管理及质量控制等方面均需做到有目标、有计划、有具体措施并切实贯彻落实。不断总结经验，提出改进措施，使病房管理达到管理科学化、制度化、工作程序化、技术操作常规化、病房陈设规范化。

1.在人员编制上，普通病房病床与护理人员之比三级医院为1:0.4，二级医院为1:0.3。

2.建立健全以岗位责任制为中心的一系列规章制度并认真贯彻落实。

8.病房环境要做到清洁、整齐、安静、舒适、安全，布局合理，设置规范。

4.加强医德教育，要求每个护理人员爱岗敬业，以和蔼的态度、优质的服务做好整体护理。

5.各岗职责明确，分工合理，尽职尽责，完成各岗工作。

6.加强护理人员业务培训，熟练掌握基础护理和专科护理技术操作，不断更新业务知识。

7.护士长严格检查各项规章制度执行情况，及时发现可能发生差错及事故的隐患，采取防范措施，确保患者安全。

8.定期召开公休座谈会，听取患者意见，不断改进工作，提高护理质量。

9.各类物品要做到计划领取，避免积压、浪费，并有专人负责、定点存放、定期清点，日常用品班班交接、账物相符。

10.药品管理。

11.严格执行消毒隔离制度，防止医院感染。

12.每天做好各室清洁卫生和消毒工作，每月按要求进行环境卫生学监测，并有检验报告单及完整记录。

第二节　重症监护病房的布局、设施及管理

重症监护病房（intensive care unit，ICU）是集中医疗、护理，运用现代化先进的医疗技术和精密的仪器设备，对危重患者进行抢救、监测、治疗、护理而设立的场所。其任务是运用危重病医学理论，聚集有抢救危重患者经验的专业人员和现代化监测与治疗仪器为一体，加强对危重患者的集中治疗及护理，取得最为有效的救治效果。

一、重症监护病房的布局、设施

重症监护病房应设于方便患者迅速转运，距检验、检查科室、手术部、血液净化中心较近的位置，并设有方便快捷通道。专科重症监护病房应与专科病房相邻近。

重症监护病房的工作人员、患者和有关医疗物资的流向必须明确，三者进出通道应该分开。

重症监护病房的周围环境要安静，病区应有良好的通风和消毒设施，最好配备空气净化系统，能独立控制室内温度和湿度。可配备空气净化负压病房1~2间，重症监护病房装饰应遵循不积尘、耐腐蚀、防潮、防霉变、容易清洁的原则和符合防火的要求。

重症监护病房布局可呈圆形、扇形或双走廊形，病区可分为医疗工作区域和办公区域。其中医疗工作区域包括病房、护士工作站（监护台）、治疗室、储藏室、仪器室、配膳室、处置室、污洗间、卫生间。办公区域包括办公室、更衣室、值班室、会议室、工作人员卫生间等。

中心护士站应设在病区中央，设有中央监护报警系统，还可根据重症监护病房面积划分若干分护士站以便观察危重患者。

病床设置可分为单间式和开放式，开放式病床之间可用玻璃或活动隔帘分隔。

重症监护病房的面积和空间应符合要求，每张病床占地面积不少于 1 5m²，床间距 1.5~3m，床头距墙 1 m 以方便抢救，单间病房应在 20~25m²。

各床单位设施齐全，每床应配置吊塔，吊塔上应设有双套气体插口及多插头电源，每一单元应配备电源稳压器以保护仪器设备，并设双电源系统及洗手装置。病床可具有多种功能（如升、降、体位调节、测量体重、调节温度等），配有脚轮和制动装置，以便危重患者转运及治疗，两侧装有可调节护栏，床头、床尾挡板可装卸以方便抢救，配备防压疮床垫。病房要有适宜的照明，晚间要配有较暗的壁灯，每张床配有床头灯。办公区应采用防疲劳的柔和光源。

病房内应有醒目的时钟，便于患者了解时间，防止个体生物钟紊乱。每张床顶端应设有直线、半环或环形输液轨道。

重症监护病房内医疗设备主要包括中心监护系统、心电监护仪、呼吸机、便携式呼吸机、除颤器、血液净化设备、肺功能检测设备、血气分析仪、降温机、床旁 x 线机、纤维支气管镜、B 超机、心电图机等，另备有静脉输液泵、微量注射泵、营养输注泵、雾化吸入器等。重症监护病房的各种监护、治疗设备应易于操作，适用于床旁使用，监测、监护、治疗手段以无创或微创为宜。

二、重症监护病房的管理要求

1.在人员编制上，ICU 护理人员与病床之比为 (2.5~3) :1，护理人员应具有 ICU 护士资格证书及一定临床护理工作经验。

2.重症监护病房床位数占全院总床位数的 3%~5%，应建立和落实患者出入重症监护病房标准。

3.ICU 区域划分规范，布局合理，明确清洁区及污染区。病房环境清洁、整齐、安静、舒适、安全。

4.有健全的规章制度和岗位责任制并贯彻落实。

5.护理人员应具有良好的职业道德，有丰富的临床经验，思维敏捷，善于发现问题并具备扎实的医学理论知识，掌握专科的护理理论，有熟练的操作技术及急救技能。

6.护理人员进行无菌操作时必须严格执行无菌技术操作原则。

7.护理人员执行规范化的工作流程，严格执行各项操作规程，分工明确，熟练掌握风险防范应急预案，严防差错事故。

8.各种仪器抢救设备齐全，性能良好，随时处于备用状态。各类药品及物品专人保管，每日做好交接班，做到账物相符。

9.严格执行探视管理制度，ICU 的患者不得陪伴，探视时间可安排在下午，每次 1~2 人且时间不超过 1 h。探视人员进入病房应穿隔离衣和鞋套、戴帽子和口罩，听从医务人员安排，保持室内安静。

10.严格执行消毒隔离制度，防止医院感染。对于特殊感染或高度耐药菌感染的危重患者，严格执行消毒隔离措施。

三、重症监护病房的管理制度

1.工作人员进入病房必须更衣、换鞋、戴口罩和帽子。

2.护理人员具备良好的职业道德和护士素质，运用护理程序护理危重患者。

3.护理人员要熟练掌握各种仪器的操作及消毒处理程序，并熟练掌握抢救的配合、抢救药品的使用、各项监测指标等。

4.保持室内清洁、整齐、安静、舒适、安全，避免噪声，不得在病房内大声喧哗。

5.严格执行交接班制度和查对制度，对病情变化、抢救经过、用药情况等要做好详细交班并及时、准确记录危重病患者护理记录。

6.紧急抢救时，参加抢救人员必须明确分工、听从指挥、紧密配合。医师未到以前，护理人员必须坚守岗位，根据患者病情及时给予相应的处理，如吸氧、吸痰、测量生命体征、建立静脉通路、行胸外按压等并详细记录。

7.严密观察病情，用药处置要准确、迅速。执行抢救口头医嘱时，护士在用药前必须复述口头医嘱，待医师确认、经两人核对无误后方才执行，并暂保留空安瓿。抢救工作结束，医师应及时据实补开医嘱。

8.抢救物品、药品齐全，定人保管、定量储存、定点存放、定时清点，用后及时补充。

9.抢救仪器设备应由专人保管、定点存放、定期维修，保证性能良好，处于备用状态。

10.严格执行探视制度，与医疗护理无关人员限制出入。

11.接触患者污染物或疑似污染时，应戴手套操作，操作后立即摘除手套，做好个人防护，以防职业暴露。

12.对于严重感染、传染、免疫功能低下等患者应与其他患者隔离，有条件应安置在单间隔离病房，专人护理。

13.每日用紫外线消毒空气二次，每次 40min，每月按要求进行环境卫生学监测并有检验报告单及完整记录。

第三节　儿科病房的布局、设施及管理

由于小儿正在生长发育时期，抵抗力低，易患传染病，表达能力差，缺乏生活自理能力，且有好奇心。故除了一般病房设备外，还应具有安全设施及儿童活动室等。

一、儿科病房的布局、设施

1.儿科病房的建筑要求　儿科病房应单独设置或设在住院楼的一层，病房有单独的出入口，除了一般建筑要求外，还应有以下要求。

（1）病房之间采用透明玻璃隔障，以便观察患儿。

（2）病房可设开启式窗户，其打开后直径应小于 11cm，也可在窗外设防护栏。

（3）病房暖气应设有安全罩。

（4）电源开关应装在高处或装在壁盒内加锁。

（5）病房的洗手装置应以感应式为宜。

（6）要设有哺乳接待室。

（7）要有适合患儿心理的游戏室。

（8）设有一定比例的小间病房，供隔离和需陪伴的患儿使用，学龄期男女患儿应分室居住。

2.儿科病房的布局 不同病房或室而不同。

（1）儿科普通病房 病房宜采用自然光线，墙壁的颜色要温和、淡雅，室内温湿度适宜。一般大病房以 4~6 张病床为宜，小病房以 1~2 张病床为宜，床头一侧放置床旁桌、椅。每张床位占地面积不少于 $2m^2$，床间距及床与窗台相距各 1m，两床之间应设隔帘，供特殊治疗时使用。小儿床应无棱角，且周围有床挡。床头墙上设有中心供氧及中心吸引装置、对讲系统，病房内有夜间照明及感应式洗手装置等。

（2）儿科监护房收治危重患儿的病房，可设在距护士站及治疗室较近处，一般设置 4~6 张床，床间距离应大于 1 m 便于抢救。除按普通病房布局外，监护病房还应配备监护设备及抢救物品，如抢救车、输液泵、多参数心电监护仪等。

（3）新生儿病房 新生儿病房以 6~8 张床为宜，每张床位占地面积至少 $3m^2$，配备中心供氧及中心吸引装置。室内放置新生儿暖箱及婴儿床、治疗操作台，并设有新生儿沐浴设施及沐浴台。病房中设有感应式洗手装置、手烘干机及空气消毒设备。有条件的医院可在新生儿病房入口处设立家属接待室和出入院登记室。

（4）新生儿监护病房（NICU） 设在护士站一侧，距治疗室较近处，一般为较大房间，以容纳 4~6 张床为宜，每张床位或暖箱占地面积不少于 $5m^2$。监护病房除按新生儿病房布局外，还应设系统的监护设备，应有远红外辐射保暖床、多功能参数监护仪、呼吸机、压缩空气泵、气管插管、加压给氧设备、心电监护仪、氧浓度测定仪、蓝光箱、静脉输液泵、微量注射泵、抢救车，室内配有足够的电源插座。

（5）护士站应设在病房的中央以便随时观察患儿，内设有办公桌、椅、电话、计算机、打印机、病历车等。

（6）治疗室 应靠近护士站，可进行各种治疗的准备，如注射、输液等。室内设治疗台、治疗车、无菌物品柜、药柜、器械柜、冰箱、感应式洗手装置等。治疗室内分为清洁区和污染区，设有明显标志，并备有各种注射、输液、穿刺用物及常用药品等。

（7）副治疗室 设在治疗室附近，作为各种穿刺等治疗使用。内设治疗台、诊疗床、储物柜、感应式洗手装置等。

（8）儿童活动室 应设在病房的一端。室内宜宽敞，阳光充足，布局应体现儿童特征。备有圆桌、小椅、简易教具、画册、图书、电视、玩具柜、各种便于清洗及消毒的玩具等，设专人管理。

（9）配膳室与配乳室 配膳室内设电开水锅、餐具消毒柜、配餐桌、洗涤池、送水车等，如有条件的医院可设运送饮食的小电梯。如病房负责配乳时应在配乳室进行，内设配乳台及用具、消毒设备、冰箱等。

（10）哺乳室　应设在病房入口处，室内设感应式洗手装置、婴儿床、床头桌、哺乳衣、座椅及消毒乳头用物等。

（11）处置室　内设处置柜，其内分放各种医疗废弃物桶、污衣袋、浸泡器械桶、洗手池等。

（12）浴室、卫生间　用瓷砖砌墙，各种设备适合儿童使用，设儿童浴池，其高度应以便于护士协助患儿沐浴为宜。室内有棉织品柜、更衣台、体重秤等。卫生间应设儿童坐便器、洗手池、卫生间门勿加锁。

（13）污物室　室内有清洗拖把池、悬挂拖把架、倾倒排泄物池、清洗便器池、消毒便器池、便器架等。

二、儿科病房的管理要求

儿科病房住院患儿收治年龄从出生至14岁。由于小儿机体各系统、器官的功能发育尚未完善，小儿的生长、心理发育及所患的疾病随年龄而异，年龄越小，所需的护理越多。随着护理学科的发展，护士的角色有了更大的扩展，儿科护士不但赋有观察及护理的重任，还赋有教育的责任，因此，儿科护士必须要有儿科护理特殊的素质。

1.在人员编制上，普通病房病床与护理人员之比为1:(0.6~0.7)，新生儿病房病床与护理人员之比为1:0.8。

2.环境管理

（1）装饰与布置病房环境要适合儿童心理、生理特点，可利用墙壁张贴或悬挂卡通画，以动物形象作为病房标记。病房窗帘、患儿被服及工作人员的服装采用颜色鲜艳、图案活泼的布料制作，适合儿童的心理，减少恐惧感。

（2）温度与湿度　对不同年龄的小儿适宜的温湿度。

（3）照明与噪声　为了便于观察与护理患儿、新生儿与早产儿，病房一定要有照明设备，儿童病房夜间降低照明光源以利睡眠。病房内要保持安静，噪声在35dB以下。医护人员注意低声交谈。仪器搬动、开关门动作要轻，尽量减少患儿的哭闹声，以免引起患儿不安。

3.患儿的生活　患儿的饮食衣着应由医院供给，患儿的饮食既要考虑对疾病治疗的作用，还要保证营养的吸收和利用。患儿使用的餐具应易清洗、消毒，被服应用棉布制作，便于清洗消毒并经常更换。

4.患儿安全　小儿病房安全管理的范围广泛，内容繁杂。无论是摆放设施、设备，还是日常护理的操作，都要考虑患儿的安全问题，防止出现意外。

（1）婴幼儿的床栏应超过站立时肩部的高度，防止跌伤。离开患儿或操作完毕时及时拉好床档。防止坠床，并注意勿挤伤患儿手足。

（2）患儿在治疗台上时，护士应在旁守护或正确使用约束带，慎防跌伤。

（3）婴儿暖箱每班应检查温湿度、水槽水量，注意有无漏电，一旦发现漏电，立即停止使用。

（4）患儿户外活动及游戏时，应有专人带领，防止走失、跌伤和其他意外发生。

（5）护理操作要轻柔，特别是婴幼儿，不要硬拉，避免发生病理性骨折或脱臼。

（6）凡接触患儿眼、鼻、口等处的玻璃仪器的顶端应接橡皮管，避免直接接触。非治疗需要，患儿不得进入治疗室，药柜要加锁，防止患儿误服。

（7）护士在执行各项护理操作中严格执行操作规程，测量体温时护士应用手扶持，防止体温计折断或患儿将体温计放入口中咬破。

（8）危重患儿、新生儿盖被时切勿盖住口鼻，以防窒息。

（9）院外带入的玩具、物品以及食品等要进行检查。凡不安全、不卫生的物品，如剪刀、锐器物品、子弹枪、有尖、有毛的玩具及易破损的玻璃物品，要劝说家属带回。对豆类、瓜子、花生米等禁止家属带入病房，防止患儿吞食异物造成意外。

（10）热水、热饭、电源插座等勿让患儿任意接触，必须由护理人员妥善安排照顾。患儿不可进入污物室内及水房，以防意外或烫伤。

（11）病房中用于特殊情况的消防、照明器材应有固定位置，安全出口要保持通畅。病房阳台要加护栏，患儿不能单独到阳台或楼梯玩耍。

5.防止医院感染　小儿在患病期间身体抵抗力很低，易发生各种感染，护理人员要给予高度重视，积极预防。

（1）患儿住院期间发生传染病而病情又不允许转院时，应立即将患儿转移至单间病房，由专人护理，并严格执行消毒隔离制度。对其他患儿采取隔离措施，防止传染病在病房中蔓延。

（2）保持病房环境清洁，紫外线空气消毒每日2次，每次40min。

（3）做好陪伴家属及探视者的管理工作，患呼吸道感染的家属禁止探视。

（4）无陪伴病房，需母乳喂养的患儿住院后，可开具哺乳证，按哺乳时间进病房哺喂。

（5）哺乳母亲进病房后应先洗手，穿哺乳衣，用消毒棉球擦拭乳头后方可哺乳，患呼吸道感染者应戴口罩或停止哺乳。

（6）新生儿哺乳除按上述要求外，在母乳室内进行哺乳的母亲应戴口罩、换拖鞋。

（7）新生儿病房一般不设陪伴，严禁探视，有条件的医院可以采用电视探视的方式定期探视。家属或其他科室的医务人员必须进入新生儿病房时，应穿专用的隔离衣、更鞋、戴帽子、口罩。

6.患儿教养管理　在患儿住院期间除治疗护理疾病外，患儿的心理护理和教养工作不容忽视，在病情允许的情况下应适当组织活动并设专人负责。可根据患儿的病情制订活动计划，如看电视、做游戏、讲故事、绘画、做手工及补习功课等，并定期举办儿童园地，展出患儿的图画、手工及优秀作品等。

三、儿科病房的管理制度

1.新生儿病房管理制度　有以下几点要求。

（1）从出生到生后28d的新生儿方可入新生儿病房。

（2）新生儿病房谢绝家长探视。

（3）医务人员进入病房要衣帽整洁，换拖鞋；非工作人员禁止入内。

（4）参观人员及实习人员必须经医院有关部门同意后方可进入病房，并须更换衣、鞋、戴口罩、帽子。参观者不能超过5人，还要做好登记，以免发生交叉感染。工作人员外出时，必须更鞋，换外出衣。

（5）工作人员患，呼吸道感染时，须戴口罩方可进入。如患消化道传染病，则应痊愈后方可进入病房。

（6）医师每检查完一个新生儿，听诊器要用消毒液擦拭消毒。

（7）工作人员要严格执行消毒隔离和清洁卫生制度及各种操作规程。护士护理每名新生儿之前、之后，都必须洗手。

（8）新生儿病房的各种仪器禁止与普通病房混用，防止交叉感染。

2.新生儿病房消毒隔离制度　有以下几点要求。

（1）所有的工作人员在进入病房前，必须更衣、换鞋、洗手；离开病房外出时，应更换外出衣、鞋。

（2）凡接触新生儿的医护人员必须先进行手消毒。

（3）体重低于1 000g的早产儿所使用的棉织品需经高压灭菌后方可使用，做好保护性隔离。

（4）凡乙型肝炎病毒抗原阳性新生儿的用具，分类进行消毒或一次性处理。

（5）患消化道传染病的新生儿要集中管理，大便培养3次阴性可转入普通新生儿病房。

（6）新生儿病房每日紫外线空气消毒1次，每次40min。新生儿重点监护病房（NICU）每日紫外线空气消毒2次，每次40min。

（7）每月按要求进行环境卫生学监测（物体表面、手、空气细菌监测）及咽的细菌培养，并有检验报告单及完整记录。

（8）病房设有家长接待室，入院患儿的衣物禁止带入病房。

第四节　产科病房的布局、设施及管理

产科病房应与妇科病房分开，根据产科特点，应将产前与产后、正常与隔离产妇分室收治。一般可分生理产科病房、病理产科病房、产房、新生儿寄养室（早产儿室）等单元。按照母乳喂养的要求，病房应设母婴同室、家化病房等，如为专科医院应建立新生儿科。

一、产科病房的布局、设施及管理要求

1.产科病房的布局、设施　产科病房应与产房、新生儿室隔开，以免影响休息。病房分为生理产科病房、病理产科病房和待产室。根据新生儿护理需求，附设有新生儿治疗室、沐浴室、产科宣教室等。

（1）待产室 待产室应靠近产房，室内床位以1~4张为宜，每床使用面积不少于6m²。墙壁一侧装有扶手栏，供产妇走动时使用。室内设卫生间，备有中心供氧装置、血压计、听诊器、胎心听筒、多普勒胎心仪、胎儿监护仪、骨盆测量仪、一次性手套等。室内墙上可根据产妇心理、生理特点张贴或悬挂婴儿画片、健康教育图片等，播放舒缓、轻柔的音乐，努力为产妇营造一个温馨、舒适、宁静的环境。

（2）病理产科病房 病理产科可根据医院性质设若干病房，每室以放置病床1~2张为宜，为妊娠期特发病及产科危重症或隔离患者使用。室内可设中心供氧及中心吸引装置、心电监护仪、胎儿监护仪及抢救物品等。

（3）母婴同室 是指正常分娩后产妇与新生儿24h同住一室。母婴同室以每室1~2张床为宜，配有同一水平位的母、婴床。每一产妇与新生儿为一护理单元，其面积不可少于6m²。室内环境应安静、清洁，通风良好，日照充足，色调温馨，温湿度适宜，并备有中心供氧及中心吸引装置、调温、空气消毒设备及感应式洗手装置，床旁有对讲系统及夜间照明装置。

（4）家化病房 随着人们观念的转变，有条件的医院可设家庭化母婴同室病房2~3间。室内设备除按母婴同室要求外，尚需设家属床1张，并备有沙发、衣柜、冰箱、电视及生活用品等。

（5）新生儿治疗室及沐浴室 应靠近护士站分里外两间，里间为治疗室，外间为沐浴室，要求布局合理、通风良好。

①治疗室作为新生儿接种疫苗等治疗时所用。内设操作台和隔离台，要求专台专用，并备有药品柜、治疗柜、冰箱、感应式洗手装置、空气消毒设施及各种护理治疗用具等。

②沐浴室可作为新生儿沐浴及护理脐带、眼、口腔时所用。应防止空气对流，室温26~28℃。室内设有浴池、冷热水供应装置、操作台、婴儿被服柜、新生儿辐射保暖台、婴儿磅秤等。

（6）产科宣教室 是对产妇进行健康宣教及婴儿抚触护理的场所。室内宜暖色调，室温22~24℃，配备调温设施、电视、投影仪等音像设备、可移动桌椅、抚触床等。墙壁可悬挂与产妇健康宣教、康复训练、母乳喂养护理等相关的图片并备有宣教手册。

2.产科病房的管理要求 有以下几项。

（1）人员编制 除按普通病房的人员编制外，还要根据母乳喂养的需要，每20~30张母婴床设1~2名护士。

（2）除按普通病房的管理要求外，尚需做到以下几点。

①对病理孕、产妇应根据病情制订产前、产时和产后的护理计划并进行相应知识的健康教育及母乳喂养宣教。

②控制陪伴探视人员，严禁患呼吸道、消化道、皮肤感染的工作人员和陪伴探视人员进入母婴同室病房。

③严密观察产后24h内的子宫收缩及阴道出血情况，防止产后大出血。

④保证产妇的休息和营养，产妇每日应进餐4~5次，协助产妇按需哺乳，24h

大于 8~12 次。

⑤防止尿路感染，密切观察产后及术后尿潴留情况，严格执行会阴护理常规。

⑥做好乳房护理，协助产妇哺乳前用清水清洗乳房，哺乳后排空乳汁，并对乳头平坦、凹陷、皲裂及乳腺管阻塞等进行相应护理，防止乳腺炎的发生。

⑦做好产褥期的宣教及护理，防止产褥热。

⑧新生儿物品应严格消毒，各类用品应做到 ·婴 ·用 ·消毒。

⑨传染病孕、产妇应住隔离病房，其用物处理符合特殊感染物品的处置要求及医疗废弃物处理有关规定。

⑩每日清洁擦拭物体表面、地面，每日进行空气消毒 1 次。

⑨每月按要求进行环境卫生学监测（物体表面、手、空气细菌监测）及咽的细菌培养并有检验报告单及完整记录。

⑥病房所用物品的处理符合消毒规范的要求及医疗废弃物处理原则。

二、产房的布局、设施及管理要求

1.产房的布局、设施产房应设置在产科病房的一端。环境应清洁、安静，光线充足，空气流通。所处位置相对独立，便于管理。产房结构可为 U 形或走廊式，应设双通道，保证洁污合理分流。其布局应合理，严格划分三区，即限制区、半限制区和非限制区，区域之间要有明确标志。①限制区包括分娩室、无菌物品存放室、刷手间；②半限制区包括临产室、敷料准备间、洗涤间、办公室、婴儿寄养室（专科医院另设新生儿科）；③非限制区包括更鞋区、工作人员更衣室、平车转换处、污物室、卫生间。

（1）分娩室 地面和墙壁的建筑要求与手术室相同。室内温度保持 24~26℃，相对湿度 50%~60%。室内设产床 1~2 张，产床之间设有隔帘，单间分娩室面积不小于 20m²，每增加 1 张产床占用面积至少增加 12m²。最好设置单间分娩室。隔离分娩室必须单独设置。

室内设无菌器械柜、无菌敷料柜、药品柜、手术器械台、无影灯、婴儿磅秤、婴儿床、远红外自动控制抢救台、中心供氧及中心吸引装置、调温设施、空气消毒装置，并备有产科器械、抢救物品及药品等。

（2）隔离分娩室 应设于分娩室的入口端，设备应简单，除普通必要的设备外，其布局和设施应便于消毒隔离，其用物处理符合特殊感染物品的处置要求及医疗废弃物处理有关规定。

（3）临产室 凡已进入第一产程活跃期的孕妇均应进入临产室。临产室应靠近产房，室内床位以 1~4 张为宜，并设办公桌、椅，备有中心供氧装置、胎心听筒、多普勒胎心仪、胎儿监护仪、血压计、一次性手套等。有条件的医院临产室内可配置多功能自动调节产床、产妇步行车、分娩球椅等，可供产妇在选择不同体位时使用。

（4）刷手间 可设在两个分娩室之间，应能容纳 2~3 人同时刷手，刷手及消毒设施同手术室。

（5）敷料准备间 此室专为器械擦洗、敷料器械打包及准备各种消毒物品所用，室内应设工作台、敷料柜、器械物品柜。

（6）洗涤间 用于器械的清洗，室内设洗涤池及各种用物初步处理的设施。

2.产房的管理要求 如下。

（1）在人员编制上，应根据产床的数量来配备，产床与护理人员之比为1:3。

（2）严格执行消毒隔离制度。

①凡进入产房的医护人员必须更衣，换鞋，戴口罩、帽子。

⑦严格执行空气及各类物品的消毒隔离制度，防止医院感染。

③凡产妇合并传染病者按隔离患者处理，进入隔离产房分娩。

④每月按要求进行环境卫生学监测（物体表面、手、空气细菌监测）及咽的细菌培养，并有检验报告单及完整记录。

（3）各种抢救物品（仪器、氧气、药品等）齐备，完好率达100%，处于备用状态并定位放置、每班交接。

（4）产房护理人员要掌握丰富的专业知识和熟练的技术操作，以确保母婴安全。

（5）护理人员要严密观察孕妇及胎儿情况并详细记录。

（6）严密观察产程，认真绘制产程图，发现异常及时报告医师。

（7）根据规范要求认真落实产后半小时内早吸吮及母婴皮肤接触制度。

（8）产房所用物品的处理符合消毒规范的要求及医疗废弃物处理原则。

三、新生儿室的布局、设施及管理要求

1.新生儿室的布局、设施新生儿室为出生到28d的新生儿设置的护理单元，一般设于分娩室附近，内设新生儿寄养室、早产儿室、哺乳室、隔离室。当产妇患有传染病或新生儿患脓疱疮、鹅口疮、新生儿眼炎等均应进入新生儿隔离室。

（1）新生儿寄养室 主要接纳因产妇患有严重的妊娠合并症或其他原因不能母婴同室的新生儿，应相对独立，布局合理。室内环境保持安静，阳光充足，空气新鲜，设有空气消毒装置及调温设施，室温保持在24~26℃，相对湿度50%~60%。内设治疗室、沐浴室、母乳库。

①沐浴室、治疗室同产科病房。

②母乳库室内安装水池，设工作台、冰箱及巴氏消毒锅。

（2）早产儿室凡妊娠不满28周分娩或体重不足2500g的新生儿均应进入此室，除同新生儿寄养室外，另设一定数量的保温箱，室温应保持在26~28℃。室内备有治疗柜、药品柜、被服柜、抢救器械及设备、中心供氧及中心吸引装置。

（3）哺乳室 设在新生儿室的最外间，为早产儿及疾病恢复期的母亲和不宜母婴同室的婴儿哺乳所用。备有产妇入室专用哺乳衣、口罩、座椅、脚凳等，并配有感应式洗手装置、清洁乳头棉球。

2.新生儿室的管理要求

（1）人员编制应根据新生儿床位的数量定编，新生儿床与护理人员之比为（3~

6) :1。

（2）新生儿室的工作人员调入前应经过体检及咽部细菌培养，凡患呼吸道感染、皮肤化脓性疾病及健康带菌的医务人员不得接触新生儿。

（3）新生儿室的工作人员必须责任心强、细心、耐心，并具有儿科专业知识和熟练的抢救技术。

（4）值班人员必须坚守岗位，密切观察病情；如发现病情突变须及时处理。

（5）加强产妇的卫生宣教及母乳喂养的知识教育，如哺乳前洗手、清洁乳头、人工挤乳的手法等。

（6）新生儿急救物品（气管插管、仪器、氧气、药品等）齐备，定位放置，性能良好，处于备用状态。

（7）新生儿出生后应将填有产妇姓名、新生儿性别的腕带系在其右手腕，便于核对。

（8）出生后无禁忌证的新生儿按要求注射乙肝疫苗及接种卡介苗。

（9）新生儿入室必须进行体检，仔细观察脐带有无出血，四肢、皮肤、五官有无异常，并检查有无先天性畸形。

（10）严格执行查对制度，如在给新生儿治疗、洗澡、哺乳、出院时均应严格核对腕带与包被牌上的产妇姓名、新生儿性别是否相符，严防抱错新生儿。

（11）设立母乳库并制订母乳库管理制度。

（12）除按产房消毒隔离制度执行外，对感染性较强的疾病，如脓疱疮、新生儿眼炎、鹅口疮等应及时隔离，并找出原因以便对健康者采取预防措施。

（13）每月按要求进行环境卫生学监测（物体表面、手、空气细菌监测）及咽的细菌培养，并有检验报告单及完整记录。

第五节　老年病房的布局、设施及管理

老年人随着年龄的增长，身体的各器官功能随之衰退，机体活动能力下降，语言行动缓慢、耳聋、眼花，机体对环境的适应能力也减低，因此应根据老年人的生理特点，要加强护理和管理，特别要注意安全措施，防患于未然。

一、老年病房的布局、设施

老年病房的布局除与普通病房相似外，还应注意以下要求：老年病房应阳光充足，空气流通，出入门应宽敞（大于 1m），能自动开关，便于轮椅进出。走廊两旁应设扶手，地面采用防滑材质以防跌倒，并设绿色地灯。墙壁色调宜和谐，以暖色为宜，各病房墙壁可采用不同的颜色，以便老年患者辨认。卫生间应装有坐便器或升降坐架，并设扶手、对讲系统等，以便与医护人员或家属联系。澡盆不宜过高，盆沿离地面不应超过 50cm，以便出入，盆底应放置胶垫，如为淋浴装置应设扶手及椅子，地面可放木栅板以防老年患者滑倒。病房应设休息室、餐厅、卫生间、文娱室、轮椅、安乐椅、助行器以及适合老年患者娱乐用品，如彩电、报纸、画报、棋类等，病房内可放置花卉（过敏性哮喘患者除外），以增加生气。

二、老年病房的管理要求

除按照普通病房的管理要求外，还必须做到以下几点。

1.凡进入老年病房工作的护士，应学习老年人的衰老学说，掌握各脏器功能的衰退特点、心理及行为变化等应对措施。

2.病房管理必须根据老年人的生理、病理及心理特点，提出相应的管理措施，在保证患者安全的前提下加强管理，进行耐心细致的护理。

3.掌握老年患者共性特点的基础上，要注意观察老年患者的个性特点、心理状态、饮食、排便习惯及嗜好等，进行有的放矢的护理。

4.以积极热情的态度亲近患者，以极大的耐心听取患者主诉，主动帮助患者解决生活上的问题。经常安抚患者，使患者感到温暖、有依赖感及信任感，减少孤独感和自卑感。

5.室温以20~25℃为宜，保持空气相对湿度50%~60%。

6.患者衣服质地要柔软、光滑，吸潮性强，通气性好的纯棉、麻、丝纺品。

7.防止患者坠床，对意识障碍、动作不灵敏者应加设床挡。

8.老年患者感觉迟钝，热敷治疗（如使用热水袋或进行理疗）时要注意温度，切不可过高以免烫伤。

9.老年人由于中枢神经系统的退行性变，感觉中枢、咳嗽中枢、呕吐中枢等都受到不同程度的影响，使其对疼痛定位感觉迟钝，感染时无明显发热反应，故应密切观察病情。

10.饮食应适当限制热量，以低脂、低糖、高维生素和适量含钙及其他微量元素的易消化饮食为宜。

11.老年人免疫功能低下、对疾病的抵抗力弱，应加强空气消毒及消毒隔离工作，防止交叉感染。

12.安全管理

（1）从入院开始应进行安全教育，如环境、医院有关制度等。

（2）偏瘫患者危险最大的是搬移中易发生各种问题，如跌倒而造成软组织损伤、骨折，或足内翻时的踝关节扭伤。

（3）轮椅操作使用中易发生患肢夹伤、患足擦伤、脚踏板绊倒跌伤，应严格检查轮椅制动闸的功能，对平衡有问题者应系安全带，轮椅座位及靠背软硬要适宜，以防压疮。

（4）地面要求整洁、无水迹，以防练习行走的患者跌倒，并注意保护和指导。

（5）偏瘫伴痴呆、失语者应由护士重点照顾，特殊患者衣服上应设标志以免走失。

（6）不能完全自理者进入卫生间及浴室时应由他人帮助，严防独自被反锁室内。

第六节　烧伤病房的布局、设施及管理

　　烧伤是属于创伤外科领域中的一门发展的新型科学，烧伤患者既可单发，也可成批发生。其特点是病情危急，变化多而急骤，病程长，不少患者失去生活自理能力。因而烧伤科的护理工作既繁重又复杂，它在烧伤的抢救与治疗中起着十分重要的作用。而护理质量的保证除了与护理人员的素质和专业技术水平密切相关外，与病房设施、布局和管理也密切相关。

一、烧伤病房布局、设施的原则

　　烧伤患者尤其是大面积烧伤的患者由于皮肤的屏障作用丧失，患者抵抗力下降、创面裸露，手术切痂、植皮及更换敷料等操作都必须有一个良好的、清洁的、易于控制和预防交叉感染的环境。因此，烧伤病区必须遵循下列设施原则。

　　1.便于清洁、消毒及符合隔离的原则　病房应设独立病区，设一般隔离室、隔离监护病房和后期整形病房。病房四壁应砌以瓷砖围墙，上壁及天花板可采用环保涂料，地面为瓷砖并设有排水孔，便于洗刷，门窗要严紧或应采用双层玻璃。

　　2.须备有调节温湿度的设施　烧伤病房必须根据创面情况，保持适当的温度和湿度，对创面渗出、痂皮形成、控制感染及预防并发症均有其重要的意义。如室内温度过低，且过于潮湿，则创面不易干燥，可延缓焦痂形成并易发生真菌感染。室温过高，湿度过低，易致中毒。因此，必须具有调节温、湿度的设施，为患者创造一个良好舒适且利于治疗的环境。

　　3.单独手术室　由于烧伤的创面相当一部分暴露于空气中，难免被细菌污染，应在烧伤病区内或附近设立烧伤手术室，以减少医院内交叉感染。在无条件的情况下也可以在手术中心单设一间烧伤手术间。有条件的医院可建烧伤专科楼或烧伤中心，一般医院可设独立的烧伤病区，病区入口处应设男、女工作人员卫生处置室。

二、烧伤病房的布局、设施

　　病房应包括普通病房、重症监护病房、小儿病房、护士站、治疗室、清创室、换药室、功能康复室、浸浴室、医师办公室、医师休息室、护士休息室、储藏室、污物室、卫生间等。如单走廊病房宜设于朝阳方向，附属间可设于背阳一面，病房内应设卫生间，重症监护病房设病床 1~2 张、小儿病房设病床 2~3 张、隔离病房设病床 1 张。

　　1.普通病房　收治中度以下的烧伤患者，每室可设病床 2~3 张，床间距为 1.5m，便于创面换药。室内应装有调温设施、温湿度计以便随时观察和调整温湿度。室温冬季应保持在 32~34℃，夏季为 28~30℃，另备有红外线灯和热吹风机、去湿机，保持室内相对湿度不高于 40%~50%，以增加对局部创面的温度，利于创面干燥，防止真菌感染。床头墙壁上应设有中心供氧及中心吸引装置，另备有翻身床、气垫床等。烧伤病房用电量大，应备有 380V 及 220V 电源线路，并设数个低压插座。

2.烧伤重症监护病房（BICU） 重症监护病房应设于病房的末端，可设四个房间为一监护单元，中间为更衣室和监护站，两边为监护病房。监护病房与监护站之间以玻璃窗相隔，以便监护。监护单元的数量可根据医院性质和规模而定，每一监护病房可设 1~2 张病床，大面积烧伤的危重患者最好以 1 人为宜。监护病房的设备除了与普通病房相同外，每张床头上设有心电监护仪及脉搏、呼吸、血压检测仪、肺功能检测仪、血气分析仪及摄像电视仪、人工呼吸机、输液泵、超声雾化器及抢救车等。

有条件的医院监护病房可设层流空气净化装置，将细菌隔离于层流室外，减少外源性的创面感染，促进创面愈合。监护站应设有壁柜，可放置布类物品、海绵垫、纱垫及其他用具，并设办公室桌椅、小药柜、治疗柜、洗手池等。

3.后期整形病区 可根据需要设置一定数量的病房，每间病房设床 2~4 张，设备与普通病房相同。

4.附属间 基本与普通病房相同，但换药室设备与普通病房相同外，还应设壁橱（放置各种敷料），另备吊脚架。功能康复室内设备种康复器材，供烧伤患者康复期锻炼所用。浸浴室内置自动浸浴缸，另备浸浴用物，如无菌纱布垫、敷料等。

三、烧伤病房的管理要求

烧伤科是急诊科和野战外科的一部分，在平时和战时都是十分重要的。烧伤患者一般以急诊入院为主，尤其对成批或大面积烧伤，要求在最短时间内，迅速组成一支专业知识扎实、技术熟练、责任心强和有应急能力的烧伤抢救队伍或小组，能全力以赴，有序地进行抢救。

1.在人员编制上，病床与护理人员之比为 1:0.8。

2.护理人员必须具有良好的职业道德，不怕脏、不怕累，以高度的责任感和同情心，积极主动地做各项护理。从心理上给予患者安慰和支持，鼓励患者树立生活的信心。

3.护理人员应有健康的身体和较强的专业知识、业务技术及工作能力。护士长要根据病情及人员素质和业务能力，合理搭配成若干小组，使她们在互补的基础上，发挥小组的最大工作效能，以保证护理质量。

4.建立健全以岗位责任制为中心的一系列规章制度并认真贯彻落实。

5.病房要做到清洁、整齐、安静、舒适、安全、布局合理、设置规范。各类物品要做到计划领取，避免积压浪费，并有专人负责、定点存放、定期清点，日常用品班班交接，账物相符。

6.抢救药品及物品应配备齐全，保证各种仪器性能良好，特别是无菌敷料，要保证一定的储备量，以确保成批烧伤患者的抢救。

7.值班护理人员要经常监测病房温度，做到及时调整。

8.加强患者的饮食管理，保证必需的营养摄入量，根据患者的个性、习惯、胃肠功能做到合理补充，以满足机体修复的需要。

9.护士长要严格检查各项制度执行情况，及时发现可能发生差错及事故的隐患，采取防范措施，确保患者安全。

10.组织护理人员业务学习，熟练掌握烧伤患者各阶段的病理和生理特点、临床表现及护理要点。如休克期、感染期、切痂期的护理及植皮前后的护理，休克期补充体液的计算公式等。

11.加强医德教育，要求每个护理人员爱岗敬业，以和蔼的态度、优质的服务做好心身整体护理。

12.严格执行消毒隔离制度，污物及污物敷料必须妥善处理，严防交叉感染。

13.每月按要求进行环境卫生学监测并有检验报告单及完整记录。

第七节　康复病房的布局、设施及管理

康复病房是残疾患者进行治疗和部分功能训练的场所。通过适当的治疗和护理使身体伤残和心理障碍的患者尽快康复或恢复部分功能，从而使他们获得一定的生活自理能力，帮助患者最终达到身体、精神、社会、职业的全面康复。康复病房的布局要适应康复患者的需要，必须统筹规划合理设施和布局，以方便、实用、美观为原则，创造一个优雅舒适的康复环境，并通过科学的管理，保证康复护理质量，以增进患者的心身健康。

一、康复病房的布局、设施

1.创造与功能障碍性质相适应的病房设施。康复病房最好设在一层，以坡道代替阶梯，坡度不应过大，并设有扶栏。门的宽度应大于 1m，不设门槛，自动开关不宜过急。地板应采用防滑材质，病床间距离应大于 1m，以便轮椅回旋。病床高度应与轮椅相同，通常为 52~55cm，以利于患者移动，如装有滑轮的床脚应有制动装置，以免发生意外。各种开关、按钮、门把手、桌台及洗手池等均应低于一般高度，以适应乘坐轮椅的患者使用，窗户亦应低于一般高度，并采用推杆或把柄，以方便患者开关。浴室、卫生间均应设在病房内，澡盆或淋浴室应设有扶手或座椅，以防患者滑倒。应增设盲人路标、指示牌等，以便失明者辨认方向。

2.病房温度宜为 1 8~20℃，相对湿度为 50%~60%，光线充足，噪声低于 50~60dB，墙壁可采用色调柔和明亮的环保涂料，以便刷洗。

3.病房应备有自动或助动装置，如轮椅、助行器、拐杖、假肢矫正器、支架、足踏板、牵引设备、沙袋、抬举器以及理疗设备等。

4.除病房外其他附属间与普通病房相同。

二、康复病房的管理要求

康复病房的管理除按照普通病房的管理要求外，还必须做到以下几点。

1.积极为患者创造一个适宜康复治疗的良好环境，使康复患者的心理、身体和精神处于最佳状态。

2.语言障碍者应避免安置在同一病房，以免影响相互间的信息交流及语言训练。

3.视力障碍者应避免地面及空间放置障碍物，室内物品摆放要合理、固定。

4.需进行自我导尿者应放置在单间内或病床间设隔帘。

5.特别注意与各类康复专业人员保持良好关系，仔细观察患者的残疾情况以及康复训练过程中功能康复程度、心理状态等变化，及时反馈给医师、营养师、心理治疗医师，共同协调配合，使整个康复过程得以统一。

6.尽快提供康复护理，预防二次致残，如偏瘫患者应尽早采取措施预防肌肉萎缩、关节挛缩变形。

7.护理人员要学习掌握有关功能训练的各项技术和康复知识，配合医师及其他康复技术人员对残疾者进行功能评估和功能训练，如偏瘫、语言障碍者除由语言治疗师集中训练外，护理人员要经常与患者交谈，以提高语言训练效果。

8.保持康复护理的连续性，如肢体功能锻炼要循序渐进、先易后难、被动运动与主动活动相结合直至功能恢复，防止间断和训练动作不当。

9.鼓励患者进行自我护理，发挥其主动性和创造性。宣传和指导残疾患者及其家属学习有关康复的知识与技术，耐心引导、鼓励和给予帮助，使他们掌握自我护理的技巧，从而做到部分或全部的生活自理。

10.要注意尊重残疾患者的人格，护理人员要以满腔热情对待和爱护残疾患者，一视同仁，平等相待。

11.做好心理护理，护理人员要深入了解残疾者的思想和残疾状态，有针对性地进行疏导，耐心解释，使他们能面对现实，树立起生活的信心，以积极的态度努力创造新生活。

12.根据病情和患者心理状态适当放宽探视条件，以便家属在陪伴中学习、掌握康复训练技术。

13.做好残疾者外宿和出院指导。康复训 I 练一段时间后，为了更好地适应家庭生活和评估日常生活活动（ADL）训练的效果，要鼓励患者利用假日回家外宿。在这期间对患者要进行按时返院和安全教育并要求患者详细记录护理情况。在患者出院时，要协助调整家庭训练计划，并提出要求和注意事项，有计划地做好家庭访视。

第八节　精神科病房的布局、设施及管理

一、精神科病房的布局、设施

由于部分精神疾病患者受精神症状支配，出现自杀、自伤、伤人、毁物、外逃的危险，因此精神科病房的布局、设施应简洁、合理，以确保安全为原则，既考虑适应患者治疗需求，方便医疗护理工作的实施，又要注意创造一个美观舒适的休养环境。

(一) 精神科病房的建筑要求

精神科病区应单独设置, 病区有单独的出入口 (防火通道), 除具备一般病房的建筑要求外, 还应具有以下要求。

1.病区设备及门窗要简洁牢固, 门锁要耐用。病房窗户安全、美观, 一般采用密闭防爆玻璃窗, 有通风设施。如使用开启式窗户, 其打开后直径应小于 11 cm。

2.病房安装观察窗, 其角度应以患者活动在护士观察视线范围内为宜。

3.病房设置简洁, 有夜间照明设施, 病区走廊需安装扶手。

4.病区的电源开关应统一设置在办公区, 置于壁盒内, 加锁管理。

5.病区内各种管道不宜露在外面或较低处。

6.设有患者多功能活动厅及适合儿童娱乐的活动场所, 厅应宽畅、明亮、地面防滑。

7.病房内应设有控制兴奋、躁动患者的独立 (隔离) 病房。

8.设有储藏室, 用于储存患者食物, 内有清洗食品的设备。

(二) 精神科病房的布局及设施

1.精神科病房可根据疾病种类、年龄等实行分区管理, 包括心理科、普通精神病科、情感性精神病科、老年精神病科、中西医科、戒断科及青、少儿科, 或依据疾病的不同阶段 (如兴奋期、躁动期、缓解期) 划分区域。室内装饰取中间色调, 病区床位以 40~50 张为宜。

2.病区分设患者区域和工作区域二部分。患者区域按功能分为多功能活动厅、隔离室、普通病房、洗漱室、卫生间、配膳室、防火通道。工作区域主要包括主任办公室、护士长办公室、医师办公室、护士站、护士观察室、治疗室、休息室、会议室、接待室、保管室、储藏室、职工卫生间。

(1) 多功能活动大厅位于病区中间, 大厅设置应在 150m² 左右。内放活动式桌椅供患者娱乐活动及进餐、探视时使用。

(2) 病房

①普通病房 大病房设 6~8 张床, 小病房设 2~4 张床。床与墙壁垂直排列, 每床占用 10m² 面积, 每张床应配备无棱角床旁桌。床的单位设施宜简单、实用、舒适, 应有盆架、鞋架、护栏、保护性约束装置。被服以柔和、温馨为宜。被套、枕套系带不宜过长, 以防患者撕拆作为自缢的工具。有条件的病房内应设有壁柜。

②护士观察室 位于隔离室外侧, 与一级护理病房相邻中间用防爆透明玻璃相隔, 内设办公桌椅, 用于患者病情观察与记录。

③一级护理病房 床单位设备与普通病房相同。

④隔离室 接收有伤害、攻击行为的患者, 设 1~2 张床, 位于护士观察室另一侧, 便于护士监测病情, 应具备防暴力功能。

(3) 心理科病房 为开放式病房, 设 1~2 张床, 病房内设有独立卫生间。墙壁、窗帘、装饰取中间色调, 墙壁可配有不同的装饰物, 以符合多数心理障碍患者心理为宜。病房内设有阳光厅、活动厅, 供患者交谈、学习、活动时使用。

(4) 儿童科病房 设 4~8 张床, 墙壁可挂有鲜艳的装饰画和卡通图案的手工艺品，如病房作息时间表可设计为可旋转的太阳、向日葵图案。另设儿童活动室。

（5）老年科病房　设 3~4 张床，每张床占地面积至少 $10m^2$。地面应采用防滑材质，有条件的医院应在病区走廊设有沙发，供患者休息时使用。

（6）洗漱室　患者洗漱要有固定的场所，与卫生间相连，洗漱室应设有扶手，地面采用防滑材质。

（7）卫生间　位于病房中间，内设坐式、蹲式便池并设有扶手及隔栏，以方便患者使用和护士观察为宜，卫生间门勿加锁。

（8）配膳室　应设有电热水炉、患者餐具清洗消毒设施和集中存放专柜。

（9）其他　有条件的医院应设置闭路电视监控系统，以便及时观察患者的异常情况并采取相应的护理措施。

二、精神科病房的管理要求

由于精神科服务对象的特殊性和复杂性，精神科护士不仅应具备一般医务人员的素质，还需具有精神科所需的特殊素质要求。

（一）人员编制

普通病房床位与护理人员之比 1:0.6，老年病房为 1:0.8。

（二）精神科护士素质要求

1.必须具备成熟的性格，稳定的情绪，保持乐观、放松。

2.富有同情心，"设身处地，将心比心"，充分理解精神病患者所承受的痛苦。

3.需具备精神医学、心理学、社会学、精神科护理学基本专业技能，能运用沟通技巧。

（三）精神科病房的管理特点

1.患者的组织管理建立患者管理委员会，由专职护士及有组织能力、热心为病友办事的康复患者组成。患者在组织中可担任委员，与专职护士共同完成和参与娱乐、学习、康复技能训练等活动。

2.病房的组织管理　有健全的管理制度（住院制度、交接班制度、安全管理制度、请假制度、会客制度、作息制度等）。患者有义务遵守管理制度及向医院反映意见。

3.病房的管理模式

（1）封闭式管理模式　管理模式适用于兴奋、躁动、自杀、冲动、伤人、外走、生活不能自理的一级护理患者。

（2）半封闭式管理模式是目前多采用的管理模式，患者可在半开放的区域内自由活动，适用于精神症状基本稳定的二级护理患者。

（3）开放式管理模式患者住在完全开放的病区，能够与社会保持密切接触，患者可自由出入病房、活动室。此管理模式适用于三级护理的患者，是精神科护理管理的趋势和方向。

4.安全管理

（1）严格执行安全管理制度，注意危险物品保管（药品、钥匙、刀、剪、绳、烟火、约束带等)。约束带班班核对,丢失后立即查找,按时进行安全检查尤其是门窗,发现问题立即维修,堵塞漏洞。

(2) 避免使用玻璃、搪瓷的食具或水具,防止破损后刺伤患者。饮用水温度应在 50~70℃。

(3) 测体温时有专人负责,预防体温计打碎或被患者吞服发生意外。

(4) 口服药需两人发放,送药到口,防止患者弃药、藏药,以保证患者安全。

(5) 注意患者的睡眠,创造良好的睡眠环境,做好床边巡视,禁忌蒙头睡觉,防止意外。

5.消毒隔离管理

(1) 各室每日做好清洁及消毒工作,保持室内环境清洁,防止医院感染。

(2) 严格执行消毒隔离制度及无菌技术操作规程。

(3) 医疗废弃物的处理符合医疗废弃物分类及处理规范。

(4) 每月按要求进行环境卫生学监测并有检验报告单及完整记录。

6.生活护理 除一般的生活护理外,关心患者的衣着,协助患者增、减衣服、整理服饰、修饰仪容。每周至少剪发、刮胡须、剪指(趾)甲一次,根据需求沐浴。

7.饮食管理 患者饮食应由医院供给,集体用餐,餐具统一消毒。对拒绝进食者,针对原因采取不同的方法,使症状各异的患者进食,保证营养的摄入。

三、精神科病房的管理制度

(一) 住院精神病患者分级管理制度

1.一级护理

(1) 护理对象

①严重自杀、自伤、冲动、毁物、伤人、外走的患者。

②兴奋、躁动、行为紊乱者。

③严重的紧张、木僵和生活不能自理者。

④癫痫持续状态。

⑤精神病合并严重躯体疾病者。

(2) 管理制度

①根据患者情况安置在重点病房或隔离间(兴奋、躁动患者),24h 专人监测。及时发现危急征象并进行应急处理。

②患者应在护理人员视线范围内活动,如外出活动需有专人陪同。

③作好生活护理,保证患者的饮食营养的摄入。

④严格执行安全检查制度。

⑤约束患者,严格执行约束护理常规。

⑥建立一级护理病情记录并交班。

2.二级护理

(1) 护理对象

①有精神症状但不影响他人或自身安全者。

②患有一般躯体疾病，生活能自理或被动自理者。

（2）管理制度

①安置在普通病房。

②观察病情变化，协助患者生活护理。

③组织患者参加适宜的文娱体疗活动。

④开展针对性心理护理和健康教育指导。

3.三级护理

（1）护理对象

①患者症状缓解，病情稳定者。

②康复期患者。

（2）管理制度

①安置在普通病房或开放式病房。

②观察患者的情绪变化及心理活动，展开心理护理。

③鼓励患者参加文娱活动，制订康复训练计划，帮助患者康复重建。

④做好健康教育及针对性的出院指导。

（二）安全管理制度

1.严格执行交接班制度，做到人数清、物品清，对可能发生自杀、自伤、伤人、逃跑及危重患者应重点交接，加强安全管理措施。

2.患者出入病房要有专人陪伴（开放病房除外），门卫人员应认真清点人数并进行安全检查，严防将危险品带入病房。

3.加强岗位巡视，重点病房患者活动应在护理人员视线内，患者如厕应及时查看，午睡及夜间严禁患者蒙头睡觉。

4.患者洗澡时应由护理人员照顾，尤其是年老、体弱、伤残者，防止烫伤或摔伤。

5.患者吸烟由专人管理。定时、定量、定点发放，严禁患者在病房内吸烟或自留烟、火。

6.病房的各种安全设施应定期检查有记录；如有损坏，应及时修理；易燃、危险物品要由专人负责保管。

7.病房内的危险物品，如钥匙、剪刀、烟火、消毒液、体温计、约束带等应固定存放，班班清点、交接；如有遗失，应立即查找。

8.办公室、配膳室、治疗室及工作人员休息室要随手锁门并将钥匙妥善保管。

9.治疗时带入病房的器械、针、安瓿用后核对，不得遗留于病房。患者使用的洗漱用品应轻便、安全、以塑料制品为宜。

10.后勤等部门维修人员到病房维修时要有总务护士陪同，离开病房前对维修工具认真清点，以免遗留病房造成意外发生。

（三）探视制厦

1.探视由医师根据病情确定，新入院患者一般在1周以后方可探视。

2.探视时间依据医院规定。一般设在每天下午3：00~4：00（非探视时间应经护士长同意）。

3.由于精神疾病的特殊性，学龄前儿童谢绝探视；如患者病情暂不能会客，应向家属解释清楚，谢绝探视。

4.探视者携带一切物品、食品，需经护理人员检查许可后方能收留，由总务护士统一保管。

5.严禁家属将危险物品带进病房，如刀、剪、绳子、火柴等。

6.家属探视时护理人员应加强巡视，严密观察患者病情及动态变化，防止意外情况发生。

7.探视应在指定地点，如需将患者带出病房时须经护士同意，但不得带出医院。

8.探视家属必须爱护公共财产，如有损坏视情节予以赔偿。

（四）住院患者康复治疗管理制度

1.在康复科主任的领导下，视病情决定患者进行康复治疗。

2.工作人员对参加康复治疗的患者，进行入院到出院的全过程评估，应了解患者的基本情况、不同阶段的心理需求、身体状况，制订康复计划，同时应向患者介绍康复治疗活动方案，进行针对性的讲座和指导。

3.开展治疗活动前，工作人员应做好物品器械的准备工作，治疗结束时应及时清点各类工具和物品等危险品的数目，清除不安全因素。

4.康复治疗时，工作人员应依据患者的康复需求，制订康复计划并进行必要的技术指导，密切观察病情变化和评价康复训1练效果，书写康复训练记录。

5.定期召开座谈会，总结经验，找出差距，改进工作。

第九节　器官移植病房的布局、设施及管理

继 20 世纪 50 年代肾移植成功后，心脏移植、肝移植、肺移植等相继成功，使移植外科提高到新水平。特别是 20 世纪 80 年代以来，新一代免疫抑制药的应用使器官移植达到新的飞跃阶段。当前，器官移植已成为有效的治疗手段而被临床广泛应用，从而拯救了众多器官功能衰竭的患者。而移植病房的布局、设施、管理、患者围手术期的护理，特别是消毒隔离、排斥反应的早期发现及处理、免疫抑制药的合理应用及并发症的处理对预防感染，减少排斥反应，提高术后生存率有极为重要的作用。

一、器官移植病房、ICU 的布局、设施

器官移植为一独立病区，专门从事肾、肝、心脏、肺等器官移植及教研工作。根据器官移植的特点设有器官移植病房和器官移植 ICU。

（一）器官移植病房

器官移植病房为移植患者术前准备及移植后恢复病房，其布局及设施基本与普通外科病房相似外，最好为单间病房或双人间，病房内应设卫生间并带淋浴设施。

（二）器官移植 ICU

　　器官移植 ICU 为器官移植手术后重症监护病房，重症监护病房平面图。器官移植 ICU 应宽敞，光线充足，空气新鲜，环境幽雅安静，不受外界干扰。监护病房内床间距应大于 1.5m，以便于治疗和抢救。

　　1.监护病房必须是净化空气的层流病房。无层流条件的监护病房内应具有调节温度设施和空气消毒装置。

　　2.设有中心供氧及中心吸引装置，各管道设以醒目标志，以防误接；另备氧气瓶、氧气袋、吸引器等。

　　3.各种治疗监护仪器如心电、心肺功能监护仪置于患者头侧便于观察。呼吸机应放于病床的一侧，备有静脉输液泵、微量注射泵、营养输注泵等，病床旁或吊塔上应设有电源插座数组，确保电源的供给。肝移植、心脏移植还应备有床旁 X 光机、B 超机、血气分析仪、支气管镜等。

　　4.照明以日光灯为主，床头须放置能活动的白炽灯泡光源，以利于对患者真实肤色的观察。监护病房内须备一活动手术灯，为静脉置管、气管切开等使用。

二、器官移植病房的管理要求

　　除按照普通病房的管理要求外，还必须做到以下几点。

　　(1) 在人员编制上，一般移植病房监护床与护士之比为 1:(3~4)。

　　(2) 在进入 ICU 时需更衣、更鞋、戴口罩和帽子。

　　(3) 严格执行探视陪伴制度，监护病房内严禁家属进入（特殊情况例外），严禁鲜花裸露进入监护病房，有上呼吸道感染者慎入。

　　(4) 护理人员须有高度的责任心、扎实的医学基础知识、专业知识丰富的临床工作经验和娴熟的技术操作能力，熟练掌握各种仪器的性能及操作方法。

　　(5) 监护患者管理计算机化。每日将患者的血、尿、便等各项化验资料、生理指标及治疗方案、病情等情况全部输入计算机，以利复查比较，连续观察，分析病情，指导进一步治疗及护理。

　　(6) 确保各种抢救仪器性能良好，专人保管，定期维修，定点放置，严格交接制度。

　　(7) 密切观察病情变化，及时发现各种并发症及排斥反应的早期症状，对患者情况做到心中有数。

　　(8) 做好患者及家属的宣传教育工作。术前做好患者及家属的思想工作，讲清术后消毒隔离的重要性，取得患者及家属的全面合作。术后每日与家属谈话 1 次，通报病情；如有特殊情况，应随时与家属取得联系，共同努力使患者顺利度过危险期。

　　(9) 有健全的消毒隔离制度，患者所用的各种被服类物品均需经高压蒸汽灭菌处理。每月按要求进行环境卫生学监测并有检验报告单及完整记录。

第十节　造血干细胞移植病房的布局、设施及管理

造血干细胞移植（HSCT）包括骨髓移植（BMT）、外周血干细胞移植（PBSCT）和脐带血移植（UCBT），是经大剂量放疗、化疗或其他免疫抑制药预处理，清除受者体内的肿瘤细胞、异常克隆细胞，然后把自体或异体造血干细胞输注给受者，使受者重建正常造血和免疫功能，从而达到治愈目的的一种治疗手段。自20世纪90年代起HSCT技术不断发展，移植种类逐渐增多，目前这种方法广泛应用于恶性血液病、非恶性难治性血液病、遗传性疾病和某些实体瘤治疗并获得较好的疗效。但是，在造血和免疫系统重建之前，患者处于骨髓极度衰竭、严重免疫缺乏状态，极易并发严重感染。各种病原菌感染是HSCT中最常见的并发症，也是HSCT死亡的主要原因。

根据这一特殊性，HSCT病房的布局、设施及管理的关键就是创造一个高度洁净的环境，以利于保护性隔离。

一、造血干细胞移植病房的布局、设施要求

1.HSCT病区建筑的基本要求为全封闭的层流洁净病房，以去除空气介质中的微生物。位置应设在远离传染病区，房屋建筑材料要求符合环保、易清洁、色泽柔和，地面不设地漏，应有独立的管道系统。

2.HSCT病房大致分为四个区域。

（1）第一区域为无层流洁净装置，包括大厅、通道、外走廊、打包间。

①大厅设病区平面示意图、宣传栏、各种公示栏等。

②外走廊设探视窗、对讲系统、家属座椅。

③打包间设操作台、储物柜、清洗池。

（2）第二区域为万级层流洁净装置，包括一更衣室（浴室）、二更衣室、药浴室、储藏室、办公室、值班室（休息室）和卫生间。

①一更衣室、浴室（男、女）　设淋浴设施，更衣柜数个。

⑦二更衣室设风淋设施、更衣柜，供紧急情况下使用。

③药浴室设患者药浴缸、椅子、衣柜（架）。

④办公室　包括主任、主治医师、护士长办公室。

（3）第三区域为千级层流洁净装置，包括内走廊、护士站、治疗室、无菌物品存放室、细胞冷藏（冻）室、抢救物品及仪器存放室。

①内走廊每个病房门口设有手消毒剂。

②护士站　除办公设施外，设中心监护系统。

③治疗室　同普通病房治疗室。

④无菌物品存放室存放患者使用的无菌物品。

（4）第四区域为百级层流洁净装置，是患者移植时居住的病房。病房一侧为透明玻璃并设有活动窗口，便于医护人员观察病情及治疗操作。病房装有可升降的输

液架、中心供氧装置、高效空气过滤器。室温在开机状态下，要求保持在 24~26℃，相对湿度为 70%，噪声小于 60dB，风速可根据需要进行调节。

病房应备有病床、床头桌、椅、血压计、听诊器、体温计、温湿度计、体重秤、电视、电话一电视监视系统、中心供氧及中心吸引装置、对讲系统、照明系统以及充足的电源。

二、HSOT 病房的管理要求

1.在人员编制上，病床与护士之比为 1:(2.5~3)。

2.护理人员的素质要求

（1）应具有良好的身体素质、高度的责任心和慎独精神。

（2）具有较强的业务能力和娴熟的操作技能。

（3）掌握 HSCT 的基本理论和护理技术。

（4）熟悉无菌和消毒的概念及操作流程。

（5）了解层流洁净病房的性能，能根据患者和医疗的要求及时解决各种问题。

3.工作人员进入 HSCT 病房时应根据不同区域的净化要求严格遵守无菌衣、帽、口罩、袜套的穿戴规定。患有皮炎、流感、肝炎等传染病的工作人员不可进入 HSCT 病房工作。

4.严格遵循无菌病区的管理要求

（1）严格控制各区域出入的人数、频率，保持病区的洁净度。

（2）无菌病区的消毒方法。在患者入室前，各室首先用洗衣粉水去污、清水冲洗，然后用含氯消毒液擦拭。房间包括屋顶、墙壁和地面，设施包括病床、垫子、物品柜、床头柜、桌椅、仪器、车具等所有不宜高压灭菌的病房设备。为了达到充分消毒的目的，物品摆放相互之间要有一定的距离，要打开柜门、拉开抽屉。按 $50mg/m^3$ 过氧化氢喷雾进行空气消毒，密封 0.5~1 h。开风机通风 24h 后做空气细菌监测，合格后方可以进住患者。

（3）工作人员进入无菌环境时，应遵循以下原则。

①工作人员入室要求 进入二区（更衣室）更换拖鞋，修剪指甲，清洁洗澡，行五官处理，穿无菌衣裤，戴无菌帽子、口罩；进入三区（内走廊）换拖鞋，消毒手；进入四区（病房）换拖鞋，消毒手，加穿无菌隔离衣，戴无菌帽和口罩，戴无菌手套。

②物品传递耐高压蒸汽消毒物品（包括经高压消毒的食品）经双层包布包装高压蒸汽灭菌后，经传递窗，揭去外层包布，进入三区（内走廊），再揭去第二层包布，进入四区（病房）。不耐高压消毒物品，依次经消毒液浸泡或擦拭后由传递窗传入室内。垃圾和污物放入规定的垃圾袋内，由污物传递窗口递出。

（4）做好病区日常清洁消毒。要求每房采用至少 4 块无菌小毛巾浸泡在 500mg/L 有效氯的消毒液中，分别擦拭屋顶、四壁、物体表面及地面。地面也可用专用拖把擦拭，用后将拖把头取下，清洗高压灭菌后再次使用。三区每日擦拭 1 次，四区每日擦拭 2 次。

（5）每月按要求进行环境卫生学监测并有检验报告单及完整记录。

①空气监测2周一次，包括三区和四区。

②物体表面监测 每月一次，包括三区和四区的所有物体表面。

③手的监测每月一次，包括医师、护士、护理人员。

④消毒剂监测每月一次，包括所有消毒剂。

5.严格遵守无菌技术操作规程及消毒隔离。

6.严格执行造血干细胞移植患者的管理要求

（1）移植的患者应口服肠道消毒剂，并同时用无菌饮食。

（2）患者入室前1天剔除周身毛发、修剪指（趾）甲、清洁沐浴及药浴、穿消毒衣裤、消毒袜入无菌层流室。

（3）患者入室后常规给予口腔、眼、耳、鼻、会阴、肛门的清洁护理。

（4）患者入室后每隔一天进行清洁擦浴或淋浴并更换消毒衣裤、消毒袜及床上用物。

（5）每周定期进行口鼻、外耳道、腋下、肛门、阴道等拭子细菌培养监测，必要时做粪便细菌培养。

7.用物及医疗废弃物的处理符合医疗废弃物分类及处理规范。

（褚玉清 陈艳 孙玉 胡存萍）

第十四章　血液净化中心的布局、设施及管理

血液净化中心是医院重要技术部门，是抢救治疗肾功能衰竭、药物、毒物中毒等危重患者的场所。其结构布局合理，设施齐全是保证血液净化治疗顺利进行的有利条件。

第一节　血液净化中心的布局、设施

血液净化中心应为独立的工作单元，布局合理，严格划分清洁区、半污染区、污染区。清洁区包括血液净化间（包括普通净化间和隔离净化间）、治疗室、水处理室、准备室等。半污染区包括办公区、工作人员和患者更衣区（有分开的通道）、接诊区、复用间等。污染区包括医疗废弃物存放及处理处。

血液净化中心墙面及地面应采用便于清洁冲洗的材质，地面应防潮、防水，安装空气净化装置及除湿、取暖、通风设备，保证室内适宜的温湿度，室温保持在20~26℃。血液净化中心床位数可根据各医院的工作任务而定，中心应按要求安装供电、供水、排水设施。

1.血液净化间　包括普通净化间和隔离净化间，血液净化间中央应设置中心监测台，每张病床及每台透析机之间要有足够的空间，其使用面积不少于 $8m^2$。应设有监护及抢救设备，数量与透析床位相匹配，以方便危重患者监护及抢救时使用。

2.治疗室　应靠近血液净化间，内设药品柜、治疗车、治疗柜、各种护理治疗用具、器械及空气消毒装置、冰箱、感应式洗手装置等。

3.水处理装置室　其面积应为水处理装置占地面积的 1.5~2 倍，水处理装置包括沙滤装置、除铁装置、吸附装置、过滤器、离子交换装置等，通过过滤、软化、药用炭（活性炭）吸附、去离子和反渗透步骤为血液透析提供透析用水。另配备紫外线消毒设施、2 20~380 V 电源多组，地面经防水处理并有地漏。5 台以上透析机应配备双路供水系统。

4.准备室　设置储物柜、操作台、移动式输液架、预冲透析管路所需物品。供透析前物品准备，透析器、血液管路预充等工作。

5.复用间　划分清洁区及污染区，内设多个清洗池，配备全自动复用机，留有反渗水及软水接口，排水口应为独立下水。

6.家属等候室　设沙发、茶几、电视、书报栏、门诊患者物品储存柜，供门诊患者透析前更衣、候诊、休息时使用。

第二节 血液净化中心的管理要求

1.人员配备。血液净化中心工作人员应由专职医师、护士、技术人员组成，并设主任及护士长各一名。医师及护士必须有 2 年以上的临床工作经验，并经过严格的透析专业进修及训练，具有丰富的专业知识技术及娴熟的技术操作能力。

2.工作人员定期体检，操作时必须注意加强个人防护，实施标准预防，防止职业暴露，必要时注射乙肝疫苗。

3.进入血液净化中心应更衣、换鞋、戴帽子、口罩、严格洗手。非净化中心工作人员未经允许不得随意进入。

4.血液净化前，应对患者按常规进行肝功能、HIV、HBV 等病毒检测，并定期复查。对明确有传染性的乙型和丙型肝炎患者应当在隔离净化间进行透析，并固定床位及血液透析机，采取相应的隔离消毒措施。HIV 患者应转专科医院进行透析。

5.掌握血液净化适应证和禁忌证，加强患者透析前、中、后的护理。对透析中出现发热反应的患者，及时进行血培养，查找感染源，采取控制措施。

6.进行治疗性操作时，应当遵循无菌技术操作原则，严格执行洗手制度，避免交叉感染。保持环境整洁，物体表面清洁无尘，一旦被血液、体液等有机物污染时可用消毒剂进行擦拭消毒。

7.每日透析工作前后紫外线消毒空气各 40min，每月有空气及物体表面等细菌监测，并有检验报告单及完整记录。

8，每月须对透析用水、透析液进行卫生学监测。监测结果应符合规定标准值。当疑有透析液污染或有严重感染病例时，应增加采样点，如原水口、软化水口、反渗水出口、透析液配液口等。

9.使用后的医疗废弃物应严格按医疗废弃物的分类进行收集，损伤性医疗废弃物应及时放入锐器盒内，密闭运送。

10.建立健全消毒隔离制度，做好血液透析机的消毒、监测及保养工作，专人负责。

（1）保持透析机清洁，每次透析后擦干机器上的水渍，如有血迹污染，应采用擦拭消毒。

（2）透析结束后对透析机进行热化学消毒（水>中洗一热消毒一强制性水>中洗共 32 min，或按厂家说明要求进行）。

（3）每周进行反渗水管路的热消毒，每月进行反渗水细菌及内毒素检测。

（4）应由技术人员定期检查透析机的工作运转情况，校正监护系统的准确度。

（5）专职维修师负责检修、保养透析机，出现故障应及时与维修师联系。

（6）根据产品要求定期更换透析用水过滤芯，并做好记录。

（7）透析机整机的保养每 6 个月一次（包括超滤、漏血、机器内、外部卫生等），随时进行必要的维护并做详细记录。

（8）随时检查电压情况，必要时应设置稳压器。

11.透析液及水质监测

（1）透析用水的水质情况每年至少测定一次，需符合美国医疗器械促进会（Association for Adva rlcernenf of Medical Insl rumenfation，AAMI）标准。每日透析前应检测透析用水电导率（允许范围<50μS/Cm^2），保存原始记录。

（2）透析液必须由浓缩液加反渗水配制，透析液或透析粉必须符合国家标准，每月至少进行一次溶质浓度和细菌学检测。

第三节　血液净化中心的管理制度

1.进入血液净化中心人员必须衣帽整洁，更换拖鞋，并保持室内环境整洁。非中心工作人员未经允许不得随意进入。

2.保持室内安静，空气清洁，定时通风。

3.参观者应提前联系须经院方及科内批准，参观者按规定日期、时间、人数进行参观，更鞋后方可进入血液净化中心。

4.中心工作人员严格遵守仪器设备使用操作规程，非中心工作人员不得擅自动用机器、设备。

5.中心工作人员须严格遵守消毒隔离制度及无菌技术操作规程。

（1）透析机每次透析后应进行消毒处理。

（2）每周固定一天进行透析机、水处理设备的彻底清洁、消毒，并刷洗墙壁、地面、清洁消毒各种物品。

（3）设立隔离透析间，感染患者应在专用透析间透析，护理人员应避免同时为感染及非感染患者进行操作，避免交叉感染。

（孙淑华 王振颖 商显敏 于利花）

第十五章　介入手术部的布局、设施及管理

介入放射学（inte rventional radiology）又称介入治疗学。我国介入治疗的研究和应用始于 20 世纪 70 年代后期，是融医学影像学和临床治疗学为一体的边缘学科。介入治疗是在医学影像设备监视导向下，利用较小的创伤手段达到诊断或治疗的目的。临床上分为血管介入治疗、非血管介入治疗和综合介入治疗技术。近十年来，随着诊疗设备的不断更新和介入器械的日益完善，介入治疗也得到迅速发展，它对疾病诊断和治疗的范围越来越广泛，几乎涉及人体各部分的组织器官，显示了微创、可重复性、定位准确、并发症少、恢复快的优势，逐渐成为一门独立的临床专业学科。介入治疗的护理工作也随之产生和发展起来，分为手术部护理和临床护理两部分，本章节仅介绍介入手术部护理的相关内容。

第一节　介入手术部的布局、设施

一、整体布局

介入手术部的选址既要方便患者的检查和治疗，又要考虑周围环境的安全。一般可设在建筑物底层的一端或单独设置，并靠近各临床科室，分为一般介入手术部和洁净介入手术部。建筑布局、设施除了要符合外科手术部的设计原则外，介入手术间（DSA 机房）的面积、周围环境、墙壁厚度要符合国家《医用诊断 X 线卫生防护标准》。室内面积的大小与 X 线机的额定管电流有关，一般为 40~50m²。介入手术部应按外科手术部的要求严格划分为限制区、半限制区和非限制区，各区有明显的标志（可采用不同的地面颜色进行区分），为避免交叉感染，三区均用门隔开。在平面布置时，限制区在内侧，半限制区在中间，非限制区在外侧。总之，一般介入手术部和洁净介入手术部均根据需要参照外科手术部建筑要求。

（1）限制区　包括介入手术间（DSA 机房）、控制室、无菌物品存放室、刷手间。

（2）半限制区　包括中心控制室、器械准备间、器械清洗室、消毒灭菌室、术后观察室。

（3）非限制区　包括接送患者处、更鞋室、更衣室、办公室、会议室、休息室、敷料室、储藏室、电教室、家属等候区、污物处理间。

二、主要功能间的配置

1.介入手术间　分为血管性介入手术间与非血管性介入手术间。为了减少放射线

对人员的影响，仅在室内放置必备设备。如影像设备（血管造影诊断床、高压注射器、移动式B超机）、手术设备（无影灯、手术器械台）、监护设备（心电血氧监护仪）、防护设备（吊式铅屏、铅衣、铅手套、目镜等）、抢救设备（除颤器、球囊反搏泵、抢救车）、温湿度计等。其他设备（如中心供应系统等），应根据需要参照外科手术部标准。

2.控制室　以铅玻璃与手术间相隔，便于控制室人员与手术者的配合，控制室内装有系统控制台，室内酉己有温湿度计。

3.无菌物品存放室备有各种导管、导丝及介入治疗用的诸多器材，按有效期顺序放置在柜内，保持清洁、干燥、整齐。

4.刷手间　应设在限制区走廊（手术间对面），应选择感应式刷手装置，配有时钟。

5.洗涤冲洗间　备有各种消毒清洗剂及设施，并配有导管专用>中洗架。

6.计算机机房设有计算机系统的控制台，是整个系统的控制中心，必须保持低温干燥。

7.器械室设器械柜和打包台，集中存放备用器械及器械清洗后打包。

8.药品间　根据介入治疗需要，常备药物类别有造影剂（如离子型造影剂、非离子型造影剂）、栓塞剂（如可吸收性栓塞剂、不可吸性栓塞剂、中药等其他栓塞剂）、围手术期用药（如术前、麻醉、抗过敏用药、镇痛药）、急救用药、抗感染用药及抗肿瘤用药等。

第二节　介入手术部的管理

一、介入手术部的管理要求

1.人员编制　介入手术部工作人员应由专职医师、护士、技术人员组成，是一个相对稳定的群体。规模较大的介入手术部应设立主任、护士长各一名。医师、护士、技术人员的数量可根据介入手术部规模进行人员配制。一般一台血管造影机要配备2~3名护士，两台要配备4~5名护士。

2.护士的技能与职责　介入室护士应有3年以上临床护理工作经验，作风严谨，反应敏捷，除具备内科、外科、妇科、儿科、神经科临床护理技能外，熟悉介入医师、技术员操作程序和防护知识；掌握造影剂、介入治疗用药的剂量和用法；导管及特殊器械的规格与型号。做好术前消毒灭菌、术中配合观察和术后清洗整理工作。总之，要具备高度的责任心，对术中的突发情况及可能发生的并发症能作出应急反应，熟练掌握各种急救技能和预防措施。

二、介入手术部的管理制度

1.介入手术部的工作制度

（1）进入手术部人员须按规定更鞋、更衣、戴帽子和口罩，外出时更换外出衣、鞋。对进入人员要严格控制。

（2）患者入室应在非限制区与半限制区交界处交换平车或清洁车轮，从更鞋处更鞋后进入限制区。

（3）手术部各项规章制度健全，工作人员执行岗位职责。

（4）室内常备各种器材、物品、抢救设备及药物要定量、定位放置，专人保管，班班交接，定时检测、维修或更换。

（5）术前1天根据手术申请单安排检查治疗，急症除外。

（6）术中严密监测患者病情变化并做好记录。

（7）定期清洁手术部内仪器设备，做好安全检查，保持功能良好。

（8）介入治疗中工作人员和患者均应按要求采取防护措施。

（9）手术间温度应保持20~25℃，相对湿度为40%~60%，南方梅雨季节应除湿处理，保持室内干燥。

2.消毒隔离制度

（1）介入手术部布局合理，三区划分明确，环境清洁、整齐、安静。

（2）工作人员严格遵守各项无菌操作、诊疗的流程和要求，防止医院感染。

（3）每月定时做介入手术部空气、工作人员手、物体表面卫生学监测。

（4）经血液传播性疾病患者的手术用物、废弃物，执行卫生部感染规范相关要求，避免医源性感染。

（5）一次性器械、物品禁止重复使用。非一次性使用的物品应按清洗一消毒一灭菌的程序进行处理。传染病患者用过的导管不得重复使用。

（6）其他方面涉及消毒隔离的事项执行外科手术部消毒隔离制度。

3.接送患者制度

（1）接患者时严格执行"十查"，即查病房床号、姓名、性别、年龄、诊断、手术名称、术野皮肤准备情况、术前用药执行情况、碘过敏试验结果及随带药品。

（2）患者进入手术部后必须戴手术帽，送到指定手术间，做好患者、病历、物品交接。

（3）治疗后的患者由手术部人员陪同送至病房，详细交接患者术后相关事宜并签字。

4.安全制度

（1）介入手术部电源应定期检查，每天治疗结束后要拔去所有电源插头。

（2）剧毒药品及麻醉药品应标签明确，专柜存放并登记，仔细核对无误后才能使用。

（3）机房内的无影灯、悬吊铅屏、诊断床、接送患者平车应定期检查其性能，各种零件、螺丝、开关是否松懈脱落，是否运转正常。

（4）消防设备要固定放置，定期检查是否失效，掌握使用原则。

（5）防止导管、导丝或钳头等物遗留于血管或体内，在使用导管、导丝、鞘管前应仔细检查。

（6）术中取出的各种标本做好登记并及时送检。

（7）防止意外和并发症。神经外科血管内介入治疗时，注意手足约束带勿过紧。造影前协助检查高压注射器设定程序，以避免压力过大损伤血管。

（8）对植入性器械应用前应进行双人复核，凡有质量问题或过期产品一律禁止使用。

（9）做好职业防护，定期检测射线剂量。

（王振颖　商显敏　孙琴　娄毛毛　王丽）

第十六章 内镜诊疗中心的 布局、设施及管理

内镜是近代医学史中一种重要的诊断和治疗器械，随着科技的进步，内镜已从原来单一的诊断功能发展到借助高频电刀、氩气、激光等手段来摘除、电凝人体腔内的赘生物以及直接进入腔内止血等为目的的治疗性内镜。内镜诊疗中心合理的布局、设施以及科学的管理是保障医疗安全，提高医疗护理工作的质量的重要途径。

第一节 内镜诊疗中心的布局、设施

内镜诊疗中心的建筑面积应当与医疗机构的规模和功能相匹配，内镜及附件的数量应当与接诊患者数量相适应，以保证所用器械使用前能达到消毒、灭菌合格的要求，保障患者安全。内镜诊疗中心需设立候诊室（区）、诊疗室、清洗消毒室、内镜储藏室等。各室功能应标识明确，界限清楚。内镜的清洗消毒应当与内镜的诊疗工作分开进行，分设单独的清洗消毒室和内镜诊疗室，清洗消毒室应保证通风良好。

1.候诊室 候诊室环境要宽敞明亮，设候诊椅，室内墙上挂有内镜诊疗注意事项等宣传图片。

2.诊疗室 诊疗室应宽敞，每个诊疗单位使用面积不小于 20m²，保证诊疗床有 360 度自由旋转的空间。除内镜诊疗床、诊疗台外，室内还应设置中心供氧及中心吸引装置、空气消毒装置、电源等基本设备，并备有抢救药品及基本抢救物品。有条件的医院可设内镜检查准备室，对患者进行术前麻醉。

3.登记室、资料室 两室应分别放置办公桌、椅、计算机、打印机、资料柜等，以记录及存放患者的检查资料。

4.清洗消毒室 进行内镜清洗、消毒及污物处理，不同部位内镜的清洗消毒设备应当分别配置，室内应配有专用流动水清洗消毒槽（四槽或五槽），分别用于内镜的清洗、酶洗及冲洗，水流量应达到 24L/min 以上，并保持排水通畅。另配备超声清洗器、负压吸引器、高压水枪、漏水检查器、计时器、通风设施、干燥设备，与所采用的消毒灭菌方法相适应的必备的消毒、灭菌器械，50ml 注射器、长中短刷子、纱布、棉棒等消耗品。有条件的医院可配备自动清洗消毒机或其他消毒设施。

5.内镜储藏室 专为放置内镜所用，要求室内恒温，保持干燥，备有专用洁净柜和无菌物品柜。柜内表面应光滑、无缝隙便于清洁。

6.仪器室放置一些特殊的、体积较大的贵重仪器，如激光治疗仪、高频电治疗仪、微波治疗仪等，要求室内恒温保持干燥。

第二节　内镜诊疗中心的管理要求

1. 制订和完善内镜诊疗中心的各项规章制度，并认真落实。

2. 从事内镜诊疗和内镜清洗消毒的工作人员应当具备内镜清洗消毒的知识，接受相关的医院感染知识培训。

3. 进入内镜诊疗室的医务人员必须着装整洁，更鞋，戴帽子、口罩。操作护士佩戴一次性套袖、围裙。

4. 工作人员清洗内镜时应穿防渗透工作外衣，戴橡胶手套，有条件的医院可配备防护镜和面罩，工作人员应接种乙肝疫苗。

5. 进行内镜诊疗前，必须对患者做乙肝表面抗原（HbsAg）等筛查，对于 HbsAg 阳性者、已知感染等患者应使用专用内镜，并安排在每日检查的最后。

6. 不同部位内镜的诊疗工作应当分室进行，上消化道、下消化道内镜的诊疗工作不能分室进行时，应分时间段分别集中进行诊疗。

7. 内镜室应配备急救物品，专人负责，定时检查，保持良好备用状态。

8. 严格执行内镜消毒规范，做好内镜及其附件的使用、消毒、维护及保养。

（1）内镜及附件的使用应严格执行一镜一消毒，一人一附件，所有附件要求达到灭菌水平。一次性附件不得复用并有完整的使用登记。

（2）内镜的清洗消毒必须在单独的清洗消毒室内进行，内镜及附件使用后应当符合水洗—酶洗—清洗—干燥—消毒或灭菌的程序。

（3）内镜及附件的清洗、消毒或灭菌必须遵循以下原则。

①凡进入人体无菌组织、器官或经外科切口进入人体无菌腔室的内镜及附件，如腹腔镜、

关节镜、脑室镜、膀胱镜、宫腔镜等，必须严格灭菌。

②凡穿破黏膜的内镜附件，如活检钳、高频电刀等，必须严格灭菌。

③凡进入人体消化道、呼吸道等与黏膜等接触的内镜，如喉镜、气管镜、支气管镜、胃镜、肠镜、乙状结肠镜、直肠镜等，应当按照《消毒技术规范》要求进行高水平消毒。

④内镜及附件的清洗、消毒或灭菌时间应当使用计时器控制。

⑤禁止使用非流动水进行清洗。

（4）采用 2% 碱性戊二醛浸泡消毒或灭菌时，应当将清洗干燥后的内镜置于消毒槽内并全部浸没于消毒液中，各孔道用注射器灌满消毒液。浸泡时间要求如下。

①胃镜、肠镜、十二指肠镜浸泡不少于 10min。

②支气管镜浸泡不少于 20min。

③结核杆菌、其他分枝杆菌等特殊感染患者使用后的内镜浸泡不少于 45min。

④需要灭菌的内镜必须浸泡 10h，使用前必须用无菌水彻底冲洗，去除残留消毒剂。

非全浸式内镜的操作部分，必须用清水擦拭后再用75%乙醇擦拭消毒。

（5）消毒剂浓度必须每日定时监测并做好记录，保证消毒效果。

（6）消毒后的内镜应当每季度进行生物监测，灭菌后的内镜应当每月进行生物监测，并做好记录。

（7）消毒后的内镜各管道置于专用的清洁柜内储存，镜体应悬挂，弯角固定钮应置于自由位。专用洁净柜应每周清洁消毒一次。灭菌的内镜及附件应按无菌物品的要求进行保存。

（8）内镜室应当做好内镜清洗消毒的登记工作，登记内容包括患者姓名、使用内镜的编号、清洗时间、消毒、灭菌时间以及操作人员姓名等事项。

9.每日诊疗工作结束后，必须对吸引瓶、吸引管、清洗槽、酶洗槽、冲洗槽进行清洗消毒。

（1）吸引瓶、吸引管经清洗后，用含有效氯500mg/L的消毒液等浸泡消毒30min，刷洗干净，干燥备用。

（2）清洗槽、酶洗槽、冲洗槽经充分刷洗后，用含有效氯500mg/L的消毒液等擦拭。消毒槽在更换消毒剂时必须彻底刷洗。

10.内镜室使用后，应当开窗通风并对地面、台面等进行消毒处理，每周应进行一次彻底的清扫消毒。每月按要求进行环境卫生学监测并有检验报告单及完整记录。

第三节　内镜诊疗中心的管理制度

1.工作人员能熟练掌握各种内镜及附件的结构、清洗消毒，维护保养及检查使用方法。

2.进入内镜诊疗室的医务人员必须着装整洁，更鞋，配戴帽子、口罩。操作护士佩戴一次性套袖、围裙。

3.在检查及治疗前后随时注意患者的遮挡，保护患者隐私。

4.需行内镜下治疗及活检时，应严格执行无菌技术操作。活检组织应及时收集并置于病理保存液中固定。

5.诊疗过程中随时观察患者生命体征，必要时做好心电监护及抢救的准备工作。

6.严格执行查对制度，钳取病理标本经核实后应在病理标本瓶上注明患者姓名、钳取活检部位、活检数目等，并与病理申请单认真核对无误后在病理申请单上签字方可送检，做好登记。

7.各种内镜及其附件的使用、消毒、维护及保养应严格执行内镜消毒规范，遵守一镜一消毒，一人一附件，所有附件要求达到灭菌水平。一次性附件不得复用并有完整的使用登记。

8.灭菌后的附件，必须按无菌物品储存要求进行存放，消毒后的内镜各管道置于专用的洁净柜内悬挂储存，专用洁净柜每周清洁一次。

9.建立内镜消毒检测登记，每日做好记录。

10.内镜中心各种内镜、设备，设专人管理。定期清点，安全存放，及时上报维修，并做好使用登记。

11.抢救药品及物品设专人管理，定时检查，定位、定量存放，定时消毒，呈备用状态。

（商显敏　孙琴　娄毛毛　褚玉清　李盂）

第十七章　手术部的布局、设施及管理

手术部是一个多专业、多功能的综合整体，其建筑、设计、功能、性质应符合卫生部《医院洁净手术部建筑标准》要求。

第一节　手术部的布局、设施

手术部应建在周围环境安静、污染较少的区域，通常设在单独一端或专用一层，成为独立的单元系统，但不宜设在首层和高层建筑的顶层。手术部宜与手术科室护理单元呈垂直及水道，并与术后重症监护病房、放射科、病理科、消毒供应中心、血库等科室邻近。手术部设计的重要原则：功能流程短捷、布局合理，洁污流线分明、交叉感染少，应设有效的空气净化系统。手术部根据功能分为3区，即限制区、半限制区和非限制区。各区域应有明显的标志（可采用不同颜色地面进行区分），避免交叉感染。

手术间的数量应根据医院的性质、规模和手术量而定，手术间与外科床位的比例应为1:(25~30)，还应设有感染手术间。手术间应保持适宜的温湿度，一般要求温度22~25℃，相对湿度40%~60%。手术间面积一般超大手术间为50~60m²，大手术间为40~50 m²，中手术间为30~40m²，小手术间为20~25m²。手术部地面、墙面应采用隔音、防火防潮、耐磨、耐腐蚀、不起尘、易清洗、光滑无缝隙、不易着色和防止产生静电的材料，地面还应防滑。墙角宜采用弧形设计以减少死角，防止积灰。手术间净高2.8~3m，手术间门净宽1.4m，宜采用设有延时关闭装置的电动悬挂式自动推拉门，避免使用弹簧门，以防气流使尘土及细菌飞扬。刷手间宜分散设置，2个手术间之间设1间刷手间，也可设在洁净走廊。手术部走廊宽度不应少于2.5m，以平车高度设护墙板。

手术部目前有两种形式，即一般手术部与洁净手术部。

一、洁净手术部的布局、设施

洁净手术部是由洁净手术间和辅助用房组成的自成体系的功能区域。洁净手术间洁净级别依据空气洁净程度和细菌浓度（浮游菌或沉降菌）两项指标决定。

洁净手术部是由洁净环境与净化空调系统两部分组成的完整工程。洁净手术部包括手术区、辅助用房区、供应区及净化空调机房区。洁净手术部应成为完整的封闭系统，但各区之间的正压值不同，净化空气从限制区经半限制区再流向非限制区。洁净手术部应分设医务人员进出通道和手术患者通道，无菌敷料、清洁物品经洁净走廊进入，各手术间外围设污物走廊，为手术后器械、敷料和污物的运送通道。有条件的医院可建手术部—消毒供应中心一体化模式。消毒供应中心设在手术部下一层，手术后的器械通过传送梯运送到消毒供应中心进行清洗、打包、灭菌，然后经无菌电梯直接送到手术部无菌物品存放间或直接由消毒供应中心人员按手术需求配送。

　1.限制区　为无菌手术区，包括手术间、刷手间、无菌物品存放室、一次性无菌物品存放室、仪器室、药品室。

（1）手术间　设万能手术床、无影灯、墙壁式或吊塔式中心供应系统1~2套（系统内包括负压吸引、氧气、压缩空气、麻醉气体、供电系统）、麻醉废气排放装置、麻醉机、高频电刀、闭路电视及对讲系统、背景音乐装置、报警装置、墙壁折叠式书写台、计算机、嵌入式壁柜、嵌入式观片灯、输液轨道、带温湿度的电子钟、冰箱、温箱、器械托盘、防逆吸引瓶、治疗桌、麻醉桌、污物桶、转凳、脚凳等。

感染手术间另设正负压转换装置。

（2）刷手间　宜分散设置，每间内设多组感应式洗手装置。

（3）无菌物品存放室　设无菌物品存放架放置灭菌后敷料、器械。

（4）一次性无菌物品存放室　设物品存放架存放一次性无菌物品。

（5）仪器室存放手术仪器（如显微镜、电刀等）或麻醉所需仪器。

2.半限制区　为辅助手术区，包括中心控制室、麻醉准备室、器械室、器械清洗室、苏醒室、敷料室、洗涤室、标本室、石膏室。

（1）中心控制室　设大屏幕显示器、内部传呼系统、医院管理系统终端、物流站、收费系统等，用于观察各手术间情况、调配人员等各项工作。

（2）麻醉准备室　室内设中心供应系统、输液轨道，接台手术患者可在室内进行麻醉准备，提高手术间使用率。

（3）器械室　设玻璃器械柜和器械打包台，集中存放备用器械，器械清洗后在此进行包装（手术部、消毒供应中心一体化模式可不设此室）。

（4）器械清洗室设全自动器械清洗机及配套装置，用于术后集中清洗器械及内镜，还应设器械刷洗池，用于夜间或单台手术器械手工清洗（手术部—消毒供应中心一体化模式可不设此室）。

（5）苏醒室供术后患者恢复清醒，内设中心供氧及中心吸引装置、心电监护系统等。

（6）敷料室设敷料柜和敷料打包台，用于放置布类敷料、各种手术所用特殊敷料的制作和存放以及布类敷料包的包装。

（7）洗涤室　内设洗手池、洗衣机、烘干机、晾衣架，用于卫生洁具的清洗、晾干。

（8）标本室　内设标本柜，用于存放手术标本。

3.非限制区　包括更鞋室、更衣室、办公室、电视教学室、示教室或会议室、值班室、餐饮室、资料室、污物处理室、储藏室、家属等候室。

（1）更鞋室　设清洁区和一般区，分别放置更鞋柜，进入手术部人员由一般区领取专用拖鞋，更换拖鞋后进入清洁区内。

（2）更衣室 设更衣柜、凳子、穿衣镜、卫生间及淋浴间，供手术人员更衣。

（3）办公室 设办公桌、计算机等，用于日常办公。

（4）储藏室备有物品存放柜（架）存放各类物品。

（5）电视教学室设显示器或投影仪，供实习医师观摩手术。

（6）示教室或会议室设计算机和投影仪，用于病例讨论、会议等。

（7）污物处理室设清洁洗手池、污物处理池、废弃物桶等。

二、一般手术部布局、设施

一般手术部布局设计与洁净手术部相同。但因无空气净化装置，应安装循环风紫外线空气消毒器或静电吸附式空气消毒器，术前 30min 开机进行空气消毒，术中可持续使用，保持空气洁净度达标。

一般手术部如无外走廊，手术间须设双层窗户，勿挂窗帘。手术后污物必须封闭运出，防止污染其他区域。

第二节　手术部的管理要求

1.在人员编制上，护理人员要符合医院工作目标需要，手术床与护理人员之比为（2~3）:1，若为教学医院或根据手术部规模，可适当增加护理人员。手术部可根据手术台数和手术量设护士长 1~3 名。

2.手术部护理人员必须具备良好的职业道德、心理素质和健康的体魄，具有慎独精神、敏锐的观察力、机敏轻巧的动作、扎实的专业知识，对工作认真负责、一丝不苟，对患者热忱、体贴并有较强的沟通能力和工作能力。

3.各项规章制度、岗位职责、操作常规、工作流程及各项应急预案健全。医护人员严格执行手术部清洁、消毒、灭菌制度、无菌技术操作原则和各项操作规程，熟练掌握各种仪器、设备的使用。

4.护士长应根据手术的难易程度和护理人员工作能力及特长，合理调配人员、设备、仪器等，以保证手术质量，遇疑难、重大手术应亲自参加手术配合。

5.加强手术部护理人员的专业培训，如开展新知识、新业务的培训或专题讲座等，不断更新知识，努力提高护理人员的专业理论知识和手术配合质量。

6.抢救物品、药品配备齐全、定点存放、定时清点、及时补充，抢救仪器经常保持备用状态。

7.手术部卫生管理

（1）手术部地面及所用的各种物品应经常保持清洁整齐，每日手术前用清洁巾湿式擦拭手术间窗台、地面、无影灯、器械台、托盘、输液架、手术床等。每台手术结束后擦净地面上污液，清除地面上的线头、纸屑等杂物。手术结束后彻底清扫，特殊感染手术用有效氯消毒液进行地面及房间物品的擦拭。每周须对手术部进行全面卫生清洁一次，包括高墙、天花板门窗等，有净化设施的手术部应每周清洁回风网。

（2）手术部各区域间洁具分别使用，不同洁净级别的手术间各设专用洁具，使用过的清洁用具用清洁液或消毒液浸泡消毒后干燥存放。

第三节 手术部的管理制度

一、手术部工作制度

1.进入手术部的人员必须按规定更衣、帽、鞋。呼吸道感染者若必须进入时，应戴双层口罩。手术人员暂时离开手术部外出时，应更换外出衣、鞋。

2.手术间内保持肃静，不可大声喧哗，避免不必要的走动，禁止携带私人通信工具入内。除特殊紧急情况，一律不传私人电话。

3.进修医师参观手术应提前在手术单注明，每个手术间只允许2人观摩，实习及见习学生必须在带教老师指导下参观，凡抢救和隔离手术不准参观。

4.常规手术一般于术前1天通知手术部，急症手术除外。

5.手术人员应在手术前20~30min到达手术部；外院参观者须经医务处、护士长同意后方可进入指定手术间；参观人员佩戴参观标志牌，在手术开始后方可进入手术间。

6.手术部的药品、器材、敷料应有专人负责保管，放在固定位置，用后立即补充。各种急症手术的全套器材、设备应经常检查，保持功能完好。麻醉药与剧毒药应有明显标志，加锁保管，根据医嘱并仔细核对方可使用。

7.严格按Ⅰ类、Ⅱ类、Ⅲ类手术顺序实施手术。感染手术与非感染手术分室进行，手术部工作人员必须严格执行无菌操作及消毒隔离原则并按卫生部《消毒技术规范》相应条款执行。

8.器械护士将取下的标本妥善保存、做好标记，及时送检o

9.接到特殊感染手术（如破伤风、气性坏疽等）通知后，立即做好各种必要的准备工作，术后严格进行消毒。

10.手术间每天手术开始前，提前开启净化或空气消毒系统。

11.手术部护士对施行手术的患者，做好详细登记，按月统计上报，并进行分析。

二、消毒隔离制度

1.手术部布局应符合功能流程的要求限制区、半限制区、非限制区三区划分合理、明确。严格限制手术间内人员数量，减少人员流动。

2.洁净手术部净化空调系统每日于手术前开机15~40min，一般手术部术前30min打开空气消毒器进行空气消毒。

3.进入手术部人员必须按要求更衣、换鞋，暂时离开手术部外出时应更换外出衣、鞋。参加污染手术人员未经清洗、更衣，不得出入其他手术间。

4.进入限制区的物品、设备，须拆除外包装、擦拭干净后方可推入。

5.手术患者术前1天做好各项术前准备，术日晨更换清洁衣裤后接入手术部。

6.手术用各种敷料、器械、必须一用一灭菌。无菌包裹须为双层包布，包布使用时限为半年或50次，每个灭菌包内应放置灭菌指示卡，包外贴灭菌指示胶带，进行灭菌效果监测。临时用的器械可采用快速灭菌器灭菌，每次灭菌时必须用化学指示剂检测，以确保灭菌效果。体内植入物必须进行生物监测合格后方可使用。

7.手术包体积、重量要求。用下排气式压力蒸汽灭菌器灭菌的包裹体积不超过30cm×30cm×25cm；用预真空和脉动真空压力蒸汽灭菌器灭菌的包裹体积不得超过30cm×30cm×50cm。金属包的重量不超过7kg，敷料包不超过5kg。

8.灭菌物品存放在无菌物品存放室，放于距地面20~25cm，距天花板50cm，距墙远于5cm处的载物架上。一次性灭菌物品与非一次性灭菌物品分别放置。

9.运送无菌物品的工具应每日清洗或擦拭，保持清洁干燥，物品按顺序摆放，加防尘罩。

10.严格术前洗手、刷手制度，手刷应一用一灭菌。接台手术人员在两台手术之间应严格刷手、手消毒，更换无菌手术衣和手套。

11.设兼职感染科护士负责手术部的消毒隔离监督和监测工作，包括每月对不同级别净化手术间进行单间静态空气净化效果的生物监测并有记录。使用循环风紫外线空气消毒器的手术间，半年监测1次紫外线灯管的照射强度，每月定期做空气、物体表面消毒效果监测并记录。每月做内镜消毒效果监测，浸泡内镜消毒液根据使用频率和使用量定期进行有效浓度的监测。每月做快速灭菌器生物监测。每月做刷手效果监测及刷手物品细菌监测。以上监测、采样方法参照《消毒技术规范》相应条款执行。

12.建立手术患者切口愈合情况随访制度，对切口感染病例予以登记，追查、分析原因，并及时上报医院感染管理科。

13.手术器械使用后用自动清洗机清洗，如手工清洗严格按酶洗、清洗、漂洗、初步消毒、上油、灭菌流程执行。

14.感染患者手术通知单上注明感染情况，手术间门外挂感染标志，严格执行消毒隔离措施。手术后器械及物品按感染手术后处理常规执行，标本按消毒隔离要求处理，手术间严格进行终末消毒。

15.接送患者的平车应定期消毒，车上物品保持清洁。接送隔离患者的平车应专车专用，用后严格消毒。

16.手术废弃物须放置指定的垃圾袋内，封闭运送，进行无害化处理。

三、接送患者管理制度

（一）接患者管理制度

1.接患者时按手术通知单的要求，核对手术时间、患者姓名、性别、年龄、所在科室及所施行的手术、根据麻醉的选择分别于手术前1h或30min接患者入手术部（急症手术除外）。

2.检查患者手术部位、皮肤准备情况是否合格，如发现毛囊炎及皮肤破损时，应及时通知手术医师。

3.了解术前准备情况，如禁食、洗肠、更衣、放置胃管、留置尿管及术前给药的执行。

4.若患者有假牙、饰物、手表、现金等贵重物品时，应取下由病房护士或家属保管，一律不得带到手术部。

5.接患者时应使用交换车或清洁车轮，安放床挡及约束带，保证患者安全，注意保暖。

6.带齐患者的病历、×光片、手术中所需的特殊药品及其他必须用品，与病房护士认真做好交接。

7.小儿、精神病患者、神志不清及危重患者应由专人守护，防止坠床。

（二）送患者管理制度

1.根据手术的不同情况，搬运患者时注意适宜的体位，注意保暖。

2.手术医师、麻醉师及巡回护士带齐患者物品，约束好患者，共同将患者安全、稳妥地送回病房。

3.在运送过程中，保持输液管道及各种引流管的通畅，防止脱落。

4.严密观察患者病情变化，患者送至病房后，麻醉医师及巡回护士向病房值班人员详细交接患者术中情况，术后（麻醉后）注意事项及输液等情况。

四、手术查对制度（差错事故防范规则）

1.接患者时与病历、患者或患者家属共同核对患者姓名、性别、年龄、住院号、诊断及手术名称。将患者接至手术间时，巡回护士、器械护士、麻醉医师应核对病历，再次核对患者姓名、性别、年龄、住院号等。

2.摆放手术体位前与手术医师核对患者手术部位、侧别、所需手术体位，核对无误后将手术患者摆放至最佳手术体位。

3.用药前做到"三查七对"，巡回护士与器械护士或者巡回护士与麻醉医师共同核对。

4.取血前，合血单与病历核对，取血时血袋代码与合血单逐项核对，输血前巡回护士与麻醉医师再次按合血单逐项核对。

5.手术用各类敷料、器械使用之前由器械护士和巡回护士共同检查包内、包外灭菌指示标志，合格后方可使用。

6.手术开始前，关闭胸腔、腹腔、脑硬膜及各类腔隙前，缝合伤口后，巡回护士与器械护士应三次清点手术所用的各类敷料（纱布、血垫、棉条等）、器械（包括缝针、刀片、针头）等并做好记录。清点结束后通知手术医师。如清点后发现物品不符，按照应急预案执行。

五、参观制度

1.进修医师参观手术应提前在手术单注明，外院参观者须经医院医务处及护士长同意后方可进入手术部。实习及见习学生必须在带教老师带领下，在指定手术间参观。每个手术间只允许 2 人参观。

2.参观人员须遵守手术部的各项规章制度，佩戴参观标志牌，在手术开始后方可进入手术间。

3.参观人员严格遵守无菌技术原则，不得靠近无菌区，参观距离应保持在 35cm 以外。

4.参观人员应进入指定手术间参观，不得擅自进入其他手术间，手术结束后立即离开手术部。

5.凡抢救和隔离手术一律谢绝参观，手术换台时参观者应离开手术间去休息室等候。

六、手术部卫生学监测制度

1.手术用各种敷料、器械、灭菌包裹内均应放置化学灭菌指示卡，包裹外贴化学灭菌指示胶带进行灭菌效果监测。体内植入物必须进行生物监测。

2.每月定期做空气、工作人员手、物体表面等细菌及消毒效果监测。

3.每周做初消液浓度监测。

4.每月对快速灭菌器进行生物监测。

5.净化手术部的各级别手术间每月至少进行单间静态空气净化效果的监测并记录。

6.使用紫外线灯照射消毒的手术间，每半年监测 1 次紫外线灯管的照射强度并记录。

7.每月做各种内镜消毒效果监测及消毒液有效浓度的监测。

8.具体监测、采样方法参照《消毒技术规范》相应条款执行。

（娄毛毛 褚玉清 孙淑华 王振颖）

第十八章 消毒供应中心的
布局、设施及管理

第一节 消毒供应中心的布局、设施

一、建筑要求

消毒供应中心（供应室）的建筑应符合医院感染的预防和控制原则。

1.消毒供应中心建筑设计应符合医院建设标准的规定，以提高工作效率和保证工作质量为前提。

2.周围环境清洁、无污染源，区域相对独立，应与临床科室相邻，便于下收下送、通风、采光良好。

3.消毒供应中心的建筑面积，执行 1996 年施行的《综合医院建筑标准》，即200 张床位医院消毒供应中心的建筑面积 229m²，300 张床位的为 327m²，400 张床位的为 398m²，500 张床位的为 474m²，600 张床位的为 578m²，700 张床位的为 655m²，800 张床位的为 709m²，1000 张床位不宜少于 800m²。

4.建筑布局分为办公区和工作区域。工作区域分去污区、检查包装、灭菌区及无菌物品存放区。三区划分清楚，区域间应有实际屏障，线路采取强制通过方式，不准逆行。

5.洗手设施应符合《医疗机构医务人员手卫生规范》。无菌物品存放区不宜设洗手池。地漏应采用防返溢式，下水道出口应采取防鼠设施。污水应集中排入医院污水处理系统。

6.天花板、墙壁应光滑无缝隙，便于清洗和消毒，墙角宜采用弧形设计以减少死角。地面应防滑、易清洗、耐腐蚀。电源插座采用嵌墙式防水装置。

7.工作区域空气流向由洁到污，温度为 20~25℃，检查包装、灭菌区及无菌物品存放区的相对湿度不宜大于 60%，照明设施应满足工作需要。

8.无菌物品发放应设传递箱（窗），无菌物品储存间应采用中空玻璃窗或双层外窗，并配有除湿机。

二、设备配置

消毒供应中心的设施、设备应根据医疗机构的规模、任务、消毒供应种类及工作量合理配置。

（一）去污区配置

1.清洗消毒设备 应配有污物回收车及分类台、机械清洗消毒设备和手工清洗槽及相应清洗用品、压力水枪、压力气枪、超声清洗机、控水台、烘干机、车辆清洗装置和特殊污染物处理装置等。应配有软化水、去离子水或蒸馏水装置，定期对水质进行检测。机械清洗消毒设备应符合国家有关规定或ISO1 5883的规范要求。

2.工作人员应根据工作岗位需要配备相应的个人防护用品，包括护目镜、口罩、面罩、帽子、防护手套、防水衣（围裙）及防护鞋等。

（二）检查包装及灭菌区配置

1.检查、包装设备配有辅助照明装置和照明放大镜的器械检查台、敷料及器械包装台、器械柜、敷料柜、包装材料及切割机、封口机以及清洁物品装载车等。

2.灭菌设备及设施配有压力蒸汽灭菌器、无菌物品卸载车、篮筐等。根据需要配备干热灭菌和低温灭菌装置。各类灭菌器应符合国家标准，并设有配套的辅助设备，如蒸汽供给的专门管道或专用的电蒸汽发生器等。

（三）无菌物品存放区配置

无菌物品存放架、台及空气消毒设施等。

第二节 消毒供应中心的管理要求

1.人员编制。消毒供应中心应根据工作量及各岗需求科学、合理配备护士、消毒员和技术工人等人员。人员配备数量不少于每100张床2~2.5人的比例，其中护士应占三分之二以上，人员应以中、青年为主，其他人员均应培训后方可上岗。患有传染性疾病的人员不得从事消毒供应中心工作。

2.环境要求。消毒供应中心应分三区，即去污区、检查包装、灭菌区及无菌物品存放区。

（1）去污区

①去污区应分为回收区、洗涤区、精洗区。

②去污区工作人员应有专用防护用品，做好自我防护。

③物品的去污应经过分类、浸泡、清洗（酶洗）、自来水漂洗、去离子漂洗及干燥六个步骤。非一次性使用的注射器、输液器灭菌前须进行去污、去热源、去洗涤剂、精洗四个步骤。

④下收下送车辆必须洁污分开，分区存放，每日清洁。

（2）检查包装及灭菌区

①检查包装及灭菌区是对清洁物品进行检查、装备、包装、保管、灭菌的工作区域，可分为包装区及灭菌区。

②根据待灭菌物品的性质，选择正确的灭菌方法及包装材料。

⑨正确包装待灭菌物品，灭菌包的体积和重量均不得超过消毒规范要求，灭菌包外必须有化学指示胶带贴封。

④灭菌时应注意物品的合理摆放及装载量，尽量将同类物品一批灭菌，正确进行灭菌操作规程。

（3）灭菌物品存放区

①灭菌物品存放区是灭菌物品存放的区域，分为灭菌物品存放间及一次性使用无菌医疗用品存放间。该区尽可能靠近灭菌区，要求有较高的空气洁净度，必须每日空气消毒和卫生保洁。

②灭菌物品存放区须专人负责，限制人员进入，进入该区的人员须二次更衣、更鞋，进行洗手。

③载物架应由不易吸潮、表面光滑、易清洗的材料制成。

④对灭菌物品的包装、灭菌标志及内在质量有检测措施，及时检查包装的完整性，不合格者重新灭菌。已灭菌物品不得与未灭菌物品混放。

⑤灭菌物品储存应按有效期的顺序放置并发放；超过有效期的，须重新灭菌。

⑥一次性使用的无菌物品须拆除外包装后方可进入该区。

3.严格执行《消毒技术规范》、《医院感染管理规范》、《一次性使用输液、输血、注射器具标准汇编》等。

4.消毒供应中心实行分区、分组工作，建立健全的各项规章制度并贯彻落实。

5.有计划地开展业务学习，对各层次人员进行技术培训，对科室人员按岗分别进行业务考核，组织并督促护士完成继续医学教育计划。

第三节 消毒供应中心的管理制度

1.有医院感染管理制度及清洗、消毒工作流程并贯彻落实，消毒员必须持证上岗。

2.区域划分明确，污染、清洁、无菌物品分区存放。

3.进入消毒供应中心必须戴帽子、口罩，进入无菌室应二次更鞋。

4.保持环境清洁，安静，每日操作前清洁环境并进行紫外线空气消毒40min并记录存档。

5.无菌物品有明显消毒标志、物品名称、有效期和签名，无过期物品。

6.按备科室需要配置各种物品，根据使用情况及时调整基数，保证临床需要，减少不必要的储备。

7.每日定时下收、下送，保证无菌物品的供应。

8。建立各科室物品账目及请领、发放、报残制度，定期清点。

9.定期征求临床科室对供应中心的工作意见，及时改进工作。

10.对现有灭菌器应定期进行检查和保养，并建立停电、停水、停气等应急预案，完善突发事件的处理流程。

11.压力蒸汽灭菌每锅必须进行物理监测、化学监测；预真空灭菌柜每日在灭菌开始运行前进行B-D试验；每月进行生物监测1次并有记录。

12.每月按要求进行环境卫生学监测并有检验报告单及完整记录。

（娄毛毛 褚玉清 孙淑华 王振颖）

第十九章　各种仪器的安全使用与程序

第一节　心电监护仪的安全使用与程序

一、使用目的

使用心电监护系统可以连续监测患者心率、心律、血压、呼吸以及血流动力学等，当发生严重变化时自动发出警报，使医护人员及时发现，采取措施处理，以提高患者治愈率，也可协助诊断。常用于心律失常、危重患者以及手术中、手术后监护。

二、使用方法及程序

1.清醒患者应向其解释使用监护仪的目的及注意事项，以取得合作。

2.检查、确认监护仪所要求的电压范围，接好地线、电源线、监护导连线，打开电源开关，检查心电监护仪性能。

3.清洁粘贴电极片的部位，安放电极片，右上：右锁骨中点外下方，左上：左锁骨中点外下方，左下：左腋前线第6肋间或左腋中线第5肋间。

4.选择合适肢体，捆好血压袖带。

5.根据情况，选择适当的导联、振幅，设置报警上、下限以及自动测量血压时间。

6.遵医嘱做好监护记录。

三、注意事项

1.监护仪报警音量根据科室的具体情况设置，使护理人员能够听到报警声，但又不影响其他患者。

2.报警音出现护理人员必须进行处理，先按"静音/消除"键，使其静音，通知医生进行处理。如果病情需要重新调整报警界限，根据情况做相应处理。

3.胸部导联所描记的心电图，不能按常规心电图的标准去分析ST-T改变和QRS波的形态。

4.为便于在需要时除颤，电极片安放时必须留出除颤部位。

5.严密观察监护仪各指标，发现异常及时处理。

6.带有起搏器的患者要严密监护，区别正常心率与起搏心率，防止心搏停止后误把起搏心率按正常心率计数。

7.若出现严重电流干扰，可能因电极脱落，导线断裂或电极导电糊干涸而引起。

8.若出现严重肌电干扰，多因电极放置不当。电极不宜放在胸壁肌肉较多的部位以免发生干扰。

9.基线漂移常见于患者活动或电极固定不牢。

10.心电图振幅低，常因正负电极距离过近或两个电极放在心肌梗死部位的体表投影区。

11.交接班时，查看上一班的主要报警信息，并注意观察该项体征变化情况。

12.检查指端受压情况，每 4 小时将指端 SPO2 传感器更换到对侧。

第二节　输液泵的安全使用与程序

一、使用目的

准确控制单位时间内静脉给药的速度和药量，使药物剂量精确、均匀、持续输入体内，避免输入药量波动过大而产生不良反应，从而提高输液治疗安全性和可靠性。

二、使用方法及程序

1.将输液泵通过托架（附件）牢固的安装在输液架（IV）杆上并检查是否稳固。

2.接通 AC220V 电源，如果使用机内电池，应在连续充电 10h 以上、方可使用。

3.按照输液操作规程，准备好输液瓶和指定的一次性输液器，将液体充满输液器，保证滴斗滴口与液面有一半以上的空气，关闭调节夹。

4.将滴斗检测装置与泵连接好，并正确卡在滴斗的检测部位，此时滴斗必须处于垂直位置。

5.为了确保输液的准确度，建议使用指定的输液器。使用指定的输液器时，液量补偿开关"标准"可拨到 ON 位置。

6.如选用其他输液器，输液管必须要柔软而且有弹性。在输液前应确定液量补偿开关的位置。

7.打开泵门按下管夹按钮，将钳口打开，然后将准备好的输液器软管部位嵌入"气泡检测"、"管径钳口"、"管夹"、"液管导向柱"位置，关上泵门，管夹、钳口会自动关闭。也可按管夹关闭按钮，将输液器管夹关闭，然后再关上泵门。

8.将输液器上的调节夹缓慢松开，打开后盖上的电源开关，泵通过自动检测后进入初始状态。此时容量计数显示"0000"ml，流量显示"1"ml//h 并闪烁，用量限制显示"50"ml。

9.按置数键设定流量值、再按"SELECT"置换键，用量显示"50"ml 数字闪烁，再通过置数键设定用量限制值，设定结束后，输液准备就绪。

10.穿刺成功后，按"启动/停止"按钮，开始输液，输液指示灯量。

三、注意事项

1.使用前请仔细阅读说明书，并由经过培训的医护人员按照使用说明书操作此泵。

2.报警原因：管路有气泡或排空、管路堵塞、输液完成、开门报警、电压不足。

3.启动泵前检查管路安装是否合适，有无扭曲、接口松动及渗漏等情况。

4.泵启动后观察液滴状态并证实液体流动。

5.因为电磁干扰会导致工作异常，所以泵在使用时尽可能避免同时使用会产生干扰的电凝器和除颤器等装置。当需要同时使用时请注意：

（1）泵和电凝器、除颤器等装置之间要有足够的距离。

（2）泵和电凝器、除颤器等装置不能用同一电源插座供电。

（3）密切监护泵的各项功能。

6.避免将泵控制的输液器与另外由手动流量调节器控制的输液管路（重力输入）连接，因为它会影响输液的准确度和报警功能。

7.当泵使用交流电源时，必须确认其所用的供电设备与地面充分连接。

8.如果泵出现故障，应及时联系维修。

9.一次性使用输液器应符合GB8368《一次性输液器》的规定，并且具有医疗器械产品注册证。

10.泵配有滴斗检测装置，用于检测输液瓶内是否有液体。可根据情况选用。如不采用滴斗检测装置，应将其与连接插头一起取下，否则将连续出现"完成"与"阻塞"同时报警。

11.安装滴斗检测装置时必须注意，滴斗检测装置与输液瓶垂直，滴斗内液面应低于下腰线。如启动输液后，泵出现"完成"与"阻塞"同时报警。应检查滴斗装置是否安装正确。

12.如果在移动过程中使用输液泵，应避免输液瓶（滴斗监测装置）过渡摇摆。

13.输液泵电池欠压报警时，须进行充电。应连续充电 10h 以上，可边使用边进行充电。流速在 50ml/h 以下可应急使用 3h 以上。

14.开机自检，如显示屏显示"1111"，表示气泡检测系统故障，必须进行维修。

15.定期清洁、消毒泵及滴斗检测装置，用 70%酒精纱布或其他软布擦拭泵外壳、面板等处的污垢，保持泵的清洁，严禁将泵置于任何液体中。

16.为保证电池的使用寿命，应用机内电池操作泵并检查其性能。如果正常充电后电池工作时间缩短，则需要更换新的电池。即使长期不使用电池，也至少每 3 个月进行一次电池充放电。

17.更换熔断器时应先切断交流电源。

第三节　WZ 系列微量注射泵安全使用及程序

一、使用目的

微量注射泵可供微量静脉给药达到剂量准确、定时定量、给药均匀的作用。常用于 ICU、CCU、儿科、心胸外科等重症患者治疗时用。

二、使用方法及程序

1.待机：将泵后电源开关至 ON，听到"嘟"一声响表示内部电路自检完毕，泵处于正常待机充电状态。

2.注射器安装：用专用注射器抽取药液。连接延长管排气后将其放置泵体夹内，当所有参数设置完毕，连续按二次快进键（FAST），第二次按住不放，待头皮针有液体排出后松手，进行静脉穿刺，穿刺成功后，再启动泵即开始输注。

3.速率设置：根据病情、药物性质选择给药速度。利用 6 只数字设置键可在 LED 数字显示器上设置所需输注速率数据。

4.限制量设置：停机（STOP）状态下，按一次选择键处于限制量设置状态，这时可从 6 只数字设置键在 LED 数字显示器上设置一次输注的限制量。

5.限压值设置：限压值有高（H）、低（L）二档，缺省值为（L），（如想设为 L 就不用去设置它）。按功能设置键二次，数字显示器上出现"OCC"，按数字设置键可选高（H）、低（L）限压值，无论按功能键设置键第几次，一旦按启动键 START，最后一次设置的数据锁定，并进入工作状态。

6.快速推注：为提高安全性，快速推注在 STOP 状态下进行。

7.总量查询：任何状态下按总量查询都可查看已输入病人体内的药液量。

三、注意事项

1.吸药时应排净气体，防止将空气压入血管内。

2.注射开通后，定时检查药物是否渗漏，如有报警应及时查找原因，作相应处理。常见报警原因有脱管、管道受压或扭转、滑座与注射器分离、限制量提示、电源线脱落、电压不足等。

3.使用时将药物参数（μg、min、kg）准确换算为泵的固定输入参数（ml/h），然后输入泵内显示器上。

4.使用硝普钠等避光药物时，应用避光纸遮盖管路或用避光输液器，以保证药物效价。

5.及时更换药液，保持使用药物的连续性。

6.泵长期使用后，操作面贴按键处如下凹，应及时更换，不然可能会引起误触发。

7.仔细阅读说明书，防止产生速率不准确现象。

8.当推头上的拉钩断裂后，应及时予以更换，否则可能会发生过量给药，给患者造成伤害。

9.当低电压报警时（LOW-BATT），应及时将泵接通交流电源进行充电或关机，不然电池中电耗尽就无法再重复充电。

10.按快进键结束后，注意观察注射器工作指示灯的闪动频率是否改变，如仍与快进时一样则要关机，不然泵一直以快速推进，给病人带来危险，这时需要更换面贴后再使用。

11.泵应按要求进行装夹或自行可靠固定，不能放置于床边没有围栏的平板上，避免因牵拉管路使泵滑落，造成对病人的伤害。

12.该泵不能由病人家属来操作，防止不正确的操作对病人造成伤害。

第四节　除颤器的安全使用及程序

一、使用目的

通过电除颤，纠正、治疗心律失常，以终止异位心律，恢复窦性心律。

二、使用方法及程序

1.患者平卧于木板床上，呼吸心搏骤停后，立即进行基础生命支持，并通过心电监护、心电图确定室颤/室扑。

2.去除患者身上的金属物品，同时解开患者上衣，暴露操作部位。

3.打开除颤器开关，选择"非同步"方式。

4.将电极板包以盐水纱布4~6层或涂导电糊分别置于胸骨右缘第二肋间及心尖部。

5.选择200J，完成充电，确定所有人离开病床后，两电极板紧压除颤部位，同时放电，无效时，加至300J，再次非同步电击。

6.二次除颤不成功者应静脉注射利多卡因100mg后再电击，若为细颤波，则静脉注射肾上腺素0.5~1mg，同时给予胸外心脏按压，人工辅助呼吸，待细颤变为粗颤后再电击。

7.开胸患者采用体内电击，将包盐水纱布的体内电击板放在左、右心室两侧，充电到40~60J，行非同步电击。

8.观察心电波形恢复窦律后放回电极板，擦干备用，关机。

三、注意事项

1.除颤时，去除患者身上所有金属物品。任何人不能接触患者及床沿，施术者不要接触盐水纱布或将导电糊涂在电极板以外的区域，以免遭电击。

2.尽量使电极板与皮肤接触良好.并用力按紧，在放电结束前不能松动，以利于除颤成功。

3.除颤时，应保持呼吸道通畅，呼吸停止者应持续人工呼吸和胸外心脏按压，必须中断时，时间不应超过5秒。

4.胸外除颤需电能较高，可自150—200J开始，一次不成功可加大能量再次电击，或静脉注射肾上腺素，使细颤变成粗颤后再次电除颤，最大能量可用至360J。

5.胸内除颤时，可自10~20J开始，若未成功，每次增加10J，但不能超过60J。

6.除颤后，应将2个电极板上的导电糊擦净，防止其干涸后使电极板表面不平，影响下次使用，易造成患者皮肤灼伤。

第五节　自动洗胃机安全使用及程序

一、使用目的

1.清除胃内毒物或刺激液，避免毒物的吸收。

2.为某些检查和手术做准备。

3.减轻胃黏膜水肿。

二、使用方法及程序

1.将配好的洗胃液放入桶内。将三根胶管分别和机器的药管、胃管和污水管口连接，将药管另一端放入灌洗液桶内（管口须在液面下），污水管的另一端放入污物桶内，将洗胃管与机器的胃管连接，调节药物流速，备用。

2.核对床号、姓名等。

3.神志清醒者做好解释工作。服毒患者拒绝治疗时可给予必要的约束。

4.患者取坐位或半坐位，中毒较重者取左侧卧位，昏迷者去枕平卧位，头转向一侧，有活动义齿者取下。

5.自口腔或鼻腔插入胃管。

6.证实胃管确实在胃内，胶布固定，接通电源。按"手吸"键，吸出胃内容物，再按"自动"键，机器即开始对胃进行自动冲洗，反复冲洗至吸出液体澄清为止。如果患者胃内食物较多，改为手动洗胃。

7.洗毕拔出胃管，记录灌洗液种类、液量及吸出液情况。

8.将瓶内两只过滤器刷洗干净，各保留半瓶清水，旋紧瓶盖，不得漏水。

9.将药管、胃管和污水管同时放入清水中，按"清洗"键，机器自动清洗各部管腔，待清理完毕，将药管、胃管和污水管同时提出水面，当机器内的水完全排净后，按"停机"键，关机。

10.将三条管道（药管、胃管、污水管）浸泡于1:200的"84"消毒液内半小时以上，清水冲洗晾干备用，胃管一次性使用。

三、注意事项

1.中毒物质不明时，应抽取胃内容物送检，洗胃溶液可暂用温开水或等渗盐水，待毒物性质明确后再采用对抗剂洗胃。急性中毒病例，患者能配合者，应迅速采用"口服催吐法"，必要时进行洗胃，以减少毒物吸收。

2.在洗胃过程中，密切观察患者生命体征及有无异常情况，如患者出现腹痛、流出血性液体或有虚脱表现，应立即停止操作，并通知医生进行处理。幽门梗阻患者洗胃宜在饭后4~6小时或空腹时进行，需记录胃内潴留量，以了解梗阻情况，供补液参考（潴留量=洗出量－灌洗量）。

3.每次灌入量不得超过500ml，注意记录灌注液名称、液量、吸出液的数量、颜色、气味等。

4.吞服强酸强碱类腐蚀性药物患者切忌洗胃，消化道溃疡、食管梗阻、食管静脉曲张、胃癌等一般不做洗胃，急性心肌梗死、重症心力衰竭、严重心律失常和极度衰竭者不宜洗胃，昏迷患者洗胃应谨慎。

5.使用自动洗胃机前应检查机器各管道衔接是否正确、紧密，运转是否正常。勿使水流至按键开关内，以免损坏机器，用毕要及时清洗，避免污物堵塞管道。

第六节　超声雾化吸入器的安全使用及程序

一、使用目的

使药液直接作用于局部黏膜，用于消炎、祛痰、解除支气管痉挛，消除鼻、咽、喉部的充血、水肿状态等作用。适用于急慢性咽喉炎、扁桃体炎、急慢性呼吸道炎症、哮喘、某些咽喉部手术后及喉头水肿等。

二、使用方法及程序

1.检查雾化器部件完好。

2.水槽内放入蒸馏水 250ml，浸没罐底雾化膜。雾化罐内加入所需药液 20~50ml。

3.核对床号、姓名，向患者解释治疗目的及使用方法。

4.先开电源开关，再开雾化开关。此时药液成雾状喷出。

5.调节雾量，定好时间（15~20 分钟）。

6.将面罩罩在患者鼻部，嘱患者自然呼吸或深呼吸，将雾化的药液吸入。

7.治疗完毕，先关雾化开关，后关电源开关。

二、注意事项

1.使用前检查机器设备是否完好。

2.保护水槽底部的晶体换能器和雾化罐底部的超声膜，防损坏。

3.水槽和雾化罐内切忌加热水。使用中水温超过 60℃应停机换冷蒸馏水。

4.水槽内无足够的冷水及雾化罐内无液体的情况下不能开机。

5.水槽内的蒸馏水要适量，太少则气雾不足，太多则溢出容器，损坏仪器。

6.治疗鼻腔疾病患者用鼻呼吸，治疗咽、喉或下呼吸道疾病患者用口呼吸，气管切开者，对准气管套管自然呼吸。

7.雾化吸入器如果连续使用时，中间应间歇 0.5 小时。

8.雾化吸入后不宜立即进食或漱口。

第七节 吸痰器的安全使用及程序

一、使用目的

吸出呼吸道分泌物，保持呼吸道通畅，保证有效的通气。

二、吸痰器使用方法及程序

1.向清醒患者解释，以取得合作。

2.连接吸引器，调节吸引器至适宜负压。

3.患者头转向操作者，昏迷者可使用压舌板等。

4.检查吸痰管道是否通畅后，插入口腔或鼻腔，吸出口腔及咽部分泌物。

5.另换吸痰管，折叠导管末端，插入气管内适宜深度，放开导管末端，轻柔、灵活、迅速的左右旋转上提吸痰管吸痰。

6.拔出吸痰管后用生理盐水冲洗吸痰管。

7.每次吸痰时间不超过 15 秒，如吸痰未尽，休息 2~3 分钟再吸。

8.使用呼吸机行气管插管内吸痰的方法：

（1）吸入高浓度氧气 2~3 分钟。

（2）气管插管内滴入无菌生理盐水或配好的湿化液 2~5ml。

（3）将一次性吸痰管与吸引器连接，打开吸引器。

（4）断开与呼吸机连接的管道，将吸痰管插入气管套管内适宜深度旋转上提。

（5）吸痰完毕迅速连接好呼吸机。

（6）吸入高浓度氧气 2~3 分钟。

三、注意事项

1.严格无菌技术操作，防止感染。

2.选择型号适当，粗细及软硬度适宜的吸痰管。

3.吸痰动作应轻、稳。吸痰管不宜插入过深，以防引起剧烈咳嗽。

4.当吸痰管插到适宜深度后.在旋转的同时再放开夹住的吸痰管，边旋转边吸痰，以防吸痰管吸在呼吸道黏膜上。

5.吸引过口、鼻分泌物的吸痰管禁止进入气道。

6.使用呼吸机时，吸痰后调回原先设置好的氧浓度。一次吸痰时间（断开至连接呼吸机）以不超过 15 秒为宜。每次更换吸痰管。

7.使用注射器进行气管内滴药时，应拔掉针头，以防误入气道。

8.吸引过程中，注意观察病情变化和吸出物的性状、量等。

9.如痰液黏稠可配合胸背部叩击、雾化吸入等。

第八节　有创呼吸机的安全使用及程序

一、使用目的

代替、控制或改变自主呼吸运动，改善通气、换气功能及减少呼吸消耗。

二、使用方法及程序

1.安装好呼吸机各管路，接通电源及氧气。

2.打开呼吸机开关，减压表范围在 0.35~0.4MPa.

3.选择合适的通气方式，无自主呼吸应用控制模式，有自主呼吸应用辅助模式，如 SIMV、SIMV+PS 等。

4.根据病情设定呼吸机通气参数：呼吸机使用频率 12~20 次/分；潮气量 5~15ml/kg；吸呼比 1:1.5~2.5，限制性通气障碍患者宜选 1:1，ARDS 患者宜选 1.5:1 或 2:1；氧浓度一般 30%~50%，根据情况及时调节，但 60% 以上的氧浓度仅能短期使用。过高氧气浓度应用一般不超过 24 小时，以防止造成氧中毒。湿化器内水温控制在 32~36℃为宜，用控制模式时触发灵敏度应设定在 -6~$-10cmH_2O$，非控制模式时设定在：-1~$-3cmH_2O$，必要时加用 PEEP。由于呼吸机型号的不同，设置范围要详细阅读说明书，并根据病情、血气分析随时调节。

5.设置报警范围，气道压上限定在 $40cmH_2O$，呼吸频率 35 次/分钟。每分通气量设定范围±25%。

6.连接模拟肺，并检查呼吸回路管道，储水瓶是否处于最低位置。

7.测试呼吸机工作正常，撤掉模肺连接患者，观察呼吸机运转及其报警系统情况，听诊双肺呼吸音是否对称，观察通气效果。应用呼吸机 30 分钟后查动脉血气分析。

三、注意事项

1.根据病情需要选择合适的呼吸机，要求操作人员熟悉呼吸机的性能及操作方法。

2.未用过的呼吸机，应先充电 10 小时，并在使用过程中注意及时充电，以保证突然断电时呼吸机能正常工作。

3.保持呼吸道通畅，及时清理分泌物，定时湿化、雾化。

4.严密监测呼吸，注意呼吸改善的指征，严格掌握吸氧浓度。

5.按时做血气分析，以调节通气量和吸氧浓度。

6.重视报警信号，及时检查处理。

7.严格无菌操作，预防感染。

8.加强呼吸机管理

（1）机器电源插座牢靠，保持电压在 220V（±10%）。

（2）机器与患者保持一定的距离，以免患者触摸或调节旋钮。

（3）及时倾倒储水槽内的水。

（4）空气过滤网定期清洗。

（5）呼吸管道妥善消毒，注意防止管道老化、折断、破裂。注意固定，避免过分牵拉。

（6）机器定期通电、检修，整机功能每年测试一次。

第九节　简易呼吸器的安全使用及程序

一、使用目的

患者自主呼吸停止或微弱时，用以代替或辅助患者的呼吸，保证患者的通气功能。

二、使用方法及程序

1.将患者仰卧、去枕、头后仰。

2.清除口腔与喉部异物（包括假牙等）。

3.插入口咽通气道，防止舌咬伤和舌后坠。

4.抢救者位于患者头部后方，将头部向后仰，并托牢下颌使其朝上，使气道保持通畅。

5.连接氧气与简易呼吸器，将面罩扣住口鼻，用拇指和示指紧紧按住，其他的手指则紧提下颌。若无氧气供应，应将氧气储气阀及氧气储气袋取下。

6.用另一只手规律性的挤压球体，将气体送入肺中，挤压与放松之比（吸呼比）以 1:1.5~2 为宜，挤压频率：成人 12~15 次/分，儿童 14~20 次/分，婴儿 35~40 次/分。

7.若患者气管插管或气管切开，则将面罩摘除，将呼吸器单向阀接头直接接气管内管，给患者通气。

8.观察患者是否处于正常的换气状态，如患者胸部是否随着呼吸器的挤压与放松而起伏，口唇与面部的颜色是否好转，单向阀是否适当活动，双肺呼吸音是否对称。注意监测脉搏、呼吸、血压、血氧饱和度的情况，特别是血氧饱和度应保持在95%以上。

9.规律性的挤压呼吸器直至采用机械通气或病情好转无需辅助通气。

三、注意事项

1.面罩扣住口鼻后，确保无漏气，以免影响通气效果。

2.注意观察患者有无发绀情况。

3.挤压呼吸器频率要适当。

4.接氧气时，注意氧气管的衔接是否紧密。

5.需较长时间使用时，可用四头带固定。

6.不同患者用后或同一患者使用超过 24 小时，将呼吸器拆解后用 2%戊二醛浸泡 4~8 小时（储氧袋只需擦拭消毒），再用清水冲洗干净，晾干，检查性能良好后备用。

第十节　早产儿暖箱的安全使用及程序

一、使用目的

早产儿暖箱适用于出生体重在 2000g 以下的高危儿或异常新生儿，如新生儿硬肿症、体温不升等患儿，可使体温保持稳定，提高未成熟儿的成活率，避免体温低造成缺氧、低血糖、硬肿症等一系列不良后果。

二、使用方法及程序

1.接通电源，检查暖箱各项显示是否正常。

2.核对患儿，向家属做好解释工作，取得合作。

3.将暖箱温度调至所需温度预热，根据早产儿出生体重与出生天数调节暖箱温度，相对湿度 55%~65%。

4.将患儿穿单衣或裹尿布后放置于暖箱内。检查各气孔是否通畅，检查箱内的温度、湿度并记录。

5.密切观察患儿面色、呼吸、心率及体温变化。

6.患儿的一切护理操作均在暖箱内进行。

7.每 1~2h 测体温一次，并根据患儿体温及时调节暖箱温度。

三、注意事项

1.暖箱不宜置于太阳直射、对流风及暖气附近，以免影响箱内温度调节。

2.经常检查暖箱是否有故障或调节失灵现象，以保证正常使用。如暖箱应用中发出报警信号及时查找原因，及时处理。

3.定期细菌培养，预防院内感染。

4.严禁骤然提高暖箱温度，以免患儿体温不稳定造成不良后果。

第十一节　小儿高压氧舱的安全使用及程序

一、使用目的

小儿高压氧舱适用于小儿全身性和局限性缺氧性疾病、脑部疾患的神经病变、严重感染、各种中毒性疾病等。

二、使用方法及程序

1.护士到患儿床旁核对床号、姓名,向家长解释高压氧治疗的相关注意事项,取得家长配合,人舱前半小时禁止喂奶,并更换婴儿高压氧专用衣被。

2.洗舱:婴儿入舱后头部垫高,取右侧卧位,进行常规门缝洗舱(关门留 lhim 缝隙),打开控制板上的供氧阀和供氧流量计,氧流量至 10L/min 以上,洗舱时间 5~10 分钟。

3.升压阶段:将控制板上的排氧阀关闭,调节供氧流量计 5~6L/min,升压速率为 0.002~0.005MPa/min,升压速率不能超过 0.0lMPa//min,最大使用压力新生儿 0.04MPa,4~5 个月婴儿为 0.05~0.06MPa,当达到所需压力后关闭氧气开关和供氧阀(升压时间约为 13~15 分钟)。

4.稳压阶段:可采用持续小流量换气,稳压换气的方法是:同时打开进、排氧阀,流量计数分别在 1~3L/min 左右,根据压力表示值,适当调节进氧流量计调节阀,达到动态平衡,稳压时间为 20~25 分钟,严密观察患儿生命体征变化。

5.减压阶段:稳压治疗结束后,打开排气阀,调节排氧流量 5~6L/min,使减压速率控制在 0.005 MPa/min 左右,减压末期,因舱内外压差降低,故可适当开大排氧流量计,使浮子读数不致太低,当两只压力表显示的舱压都为零,排氧流量计浮球归零时,打开舱门,推车对准托盘,将托盘拉出,婴儿出舱,送患儿至病房,协助更换尿布及衣被,观察有无不良反应。

6.认真做好各项记录,打开供氧阀,排除供氧管余气,关闭供氧阀、供氧流量计、排气阀、排气流量计,舱门处于开放状态,消毒氧舱备用。

三、注意事项

1.氧舱禁火,应远离火种、热源,室内禁止吸烟,环境温度最好在 20~26℃之间。

2.有机玻璃舱体不能用抗氧化的润滑油(硝脂、甘油)擦拭,禁用酒精等有机溶剂清洁消毒。可使用对人体无害、无腐蚀作用的消毒液,如 1:500 "84" 消毒液等,环境消毒时先用棉被盖好有机玻璃舱体再进行紫外线消毒 30min。

3.舱内应用全棉制品,避免应用产生静电的材料以防火灾。

4.严格遵守操作规程。

5.患儿入舱后有专人监护。

6.入舱前后均应作必要的生命体征监测,出舱观察时间不少于 2 小时。

7.氧舱任何部件发生故障应有专业人员维修后再用,不得私自拆装,压力表、安全阀每年普查一次。

第十二节 光疗箱的安全使用及程序

一、使用目的

使用光疗箱通过蓝光灯照射治疗新生儿高胆红素血症的辅助疗法。主要作用是使血清胆红素经蓝光照射氧化分解为水溶性的直接胆红素而随胆汁、尿液排出体外。

二、使用方法及程序

1.清洁光疗箱，湿化器水箱内加水至2/3满。

2.接通电源，检查灯管亮度，使箱温升至30~32℃，相对湿度55%~65%。

3.查对患儿，了解患儿病情、日龄、体重、胆红素检查结果、生命体征，向家属做好解释工作。

4.用大毛巾将光疗箱四周围好，操作者戴墨镜。

5.将患儿裸露全身，戴眼罩，用长条尿布遮盖会阴部，男婴用黑布遮盖阴囊。

6.记录入箱时间，每2小时测体温一次。

三、注意事项

1.灯管使用不得超过规定的有效时间，以保证照射效果。

2.照射中加强巡视，及时清除患儿的呕吐物、大小便，保持箱体玻璃的透明度。

3.监测体温及箱温，光疗期间2小时测体温一次，使体温保持在36~37℃，根据体温调节箱温，体温超过37.8℃或低于35℃，应暂停光疗，经处理后恢复正常体温再继续光疗。

4.使患儿皮肤均匀受光，单面照射2小时翻身一次，身体尽量广泛照射。

5.密切观察患儿病情，及时监测血清胆红素，若有异常及时与医生联系。

第十三节　胰岛素泵的安全使用与程序

一、使用目的

胰岛素泵用于胰岛素疗法，帮助患者在全天内维持血糖的稳定。胰岛素泵根据设置在全天24小时内自动、连续的按规定的基础率注射胰岛素，还提供大剂量胰岛素注射，用于满足进食或高血糖时的紧急胰岛素需求。

二、使用方法及程序

1.向患者及家属解释使用胰岛素泵的目的及注意事项，以取得合作。

2.使用新电池装入胰岛素泵，执行一次"清楚泵设置"功能，设置日期和时间，按医嘱设置胰岛素泵参数，调整基础量，检查胰岛素泵性能。

3.安装储药器，充盈输注管路，直到胰岛素液溢出管道针眼。

4.将管道针头固定在助针器上。

5.选择腹壁皮下注射位置，常规消毒皮肤。

6.进针：先取下针帽和护纸，将助针器对准输注部位，按下助针器开关，针头垂直刺人，然后粘贴固定牢靠。

7.拔引导针：一手压住针的两翼，另一手将引导针头旋转 90°后拔出，输注胰岛素 0.5U，以填充导管空间。

8.妥善放置胰岛素泵，保持泵管通畅。

9.监测血糖变化，根据患者情况、饮食、运动状态，给予餐前大剂量泵入，按时进餐。

10.记录血糖及餐前追加量，为治疗提供依据。

11.严格交接班，如出现电池电量不足或药液将尽等情况，应及时更换电池或抽取胰岛素。

三、注意事项

1.根据患者病情和血糖水平调节各时段的基础量和各项参数。

2.胰岛素泵报警时查找原因，及时给予处理。

3.严格无菌技术操作，保持注射部位清洁干燥。注意观察注射部位有无红肿及针头有无脱出现象。

4.严密监测血糖变化，观察患者有无低血糖反应发生。

5.妥善放置固定胰岛素泵，保持胰岛素泵管通畅，无扭曲受压，防止脱出。

6.根据不同规格的胰岛素泵选用电池，准备好备用电池，充电式胰岛素泵定期做好充电工作，以保证正常使用。

7.胰岛素泵的清洁只能使用湿布和温和清洗剂水溶液清洁胰岛素泵外面，擦完后使用清水擦洗，然后使用干布擦干。储药器室和电池室保持干燥，避免受潮，不要使用任何润滑剂，可使用 70%酒精擦拭消毒。

8.避免胰岛素泵在过高或过低温度下存放

(1) 避免把胰岛素泵或遥控器放置在温度高于 40%或低于 0℃的环境中。

(2) 胰岛素在高温下会变质，在 0℃左右会结冰，在寒冷天气位于室外时，必须贴身佩戴胰岛素泵并使用保暖衣物盖住。位于较热环境中，必须采取措施冷却胰岛素泵和胰岛素。

(3) 请勿对胰岛素泵或遥控器进行蒸汽灭菌或高压灭菌。

9.避免把胰岛素泵浸泡在水中，使用配有快速分离器的输注管路，以便在洗澡、游泳等情况下分离胰岛素泵。

l0.如果需要接受 X 射线、核磁共振成像、CT 扫描或其他类型的放射线检查，必须把胰岛素泵、遥控器拆下，并将其从放射区内移开。

第十四节　诺和笔的安全使用及程序

一、使用目的

使用诺和笔可以简单、准确、方便地使患者在任何时间、地点都可以迅速、准确的注射胰岛素。

二、使用方法及程序

1.注射前混匀诺和笔中的药物，使沉淀下的药物充分混匀。

2.确认剂量选择处于零位，持注射笔，使针尖向上，轻弹笔芯架数下，旋转 2~3 个单位药液，按下注射推键，排进笔芯中的空气。

3.按医嘱调取所需单位，旋转调节装置注射的剂量，调节装置有清晰的显示窗和清晰的声音提示，"咔嚓"一下即一个单位。

4.消毒注射部位，范围大于 5cm，用酒精消毒，不用碘酊消毒。

5.手持注射器，针头刺入体内，按下注射推键，胰岛素即被注入。

6.按压注射键，要掌握力度，不要用力向皮肤里面压，按压螺旋直到指示为"O"。

7.注射毕，按压的手不能松开注射推键，针头应保留皮下 6~10 秒后，用棉棒按压拔针。

三、注意事项

1.诺和灵 30R 注射后 30 分钟进餐，调节装置的旋钮不能后倒。

2.诺和锐 30 注射后 10 分钟进餐，调节装置的旋钮可后倒以调节剂量。

2.当诺和笔的药物用完，不再继续使用诺和笔而换成胰岛素注射时，剂量不能等同，应遵医嘱应用。

3.每次注射前，应查看笔芯中的胰岛素余量是否够本次注射。当诺和锐少于 12 单位时，不能继续使用，因为剩余的药液可能会混不匀，注射后易出现低血糖。

4.保存在冰箱内的诺和锐 30 有效期 2 年，诺和灵 30R 笔芯有效期为 2.5 年，开启后 30℃以下有效期为 4 周。

5.更换针头后一定要先排气，把存留在针头衔接处的空气排出来，拧 2~3 个单位直到见到一滴药液排出即可。

6.更换诺和灵笔芯时一定要仔细阅读使用说明书。

第十五节 电冰毯的安全使用及程序

一、使用目的

使用电冰毯，可降低脑代谢率和耗氧量，减轻脑水肿的发生，保护血脑屏障，改善脑缺氧，降低致残率。

二、使用方法及程序

1.接好电源线、地线，检查水位线，患者头部置冰帽，将电冰毯置于患者躯干下，连接各制冷管道及肛温传感器，用液状石蜡润滑传感器探头前端，插入肛门10cm，并妥善固定。

2.打开电源开关，检查电冰毯性能，显示"HELLO"。

3.根据医嘱，设定制冷温度范围及毯面温度。

4.遵医嘱及时记录制冷温度，并绘制于体温单上。

三、使用电冰毯的注意事项

1.设定电冰毯各项数值时为双键操作。

2.使用电冰毯的患者同时要配合心电监护和血氧饱和度的监测，特别是亚低温状态下会引起患者血压降低和心率缓慢，护士应严密观察患者生命体征变化，同时确保患者呼吸道通畅。

3.患者背部、臀部温度较低，血液循环慢，易发生压疮及冻伤，应1~2小时协助患者翻身、叩背，局部按摩，保持床面平整，干燥无渣屑。

4.使用过程中，经常检查探头是否到位，如体温过低应查看探头是否脱落，患者病情突然变化时及时处理。

5.对电冰毯使用时间较长的患者，要经常查看机器制冷水位是否缺水，以免影响降温。

6.患者体温降至预定体温后，特别是在亚低温治疗的复温阶段，要严格控制复温温度，避免出现体温反跳。

7.保持室温18~20℃为宜，相对湿度60%，毯面温度应根据患者体温设定，降温速度不能太快，避免患者体温骤降而使患者出现寒战和不适感。

8.随时观察体温变化，发现异常及时处理。

(孙淑华　王振颖　商显敏　孙琴　娄毛毛　褚玉清　李孟　王丽)

第二十章　护理安全及风险管理

第一节　护理风险防范措施

一、对全体护理人员进行质量意识、护理缺陷安全教育，树立爱岗敬业精神，对工作具有强烈的事业心和责任感。

二、树立"以人为本，满意服务"的服务理念，用真心、真情为患者服务。

三、认真执行各项规章制度和操作规程，不断更新专业知识，熟练掌握高新仪器的使用，努力提高专业技术水平。

四、进行各项护理操作均需履行告知程序，对新技术、新业务、自费项目、创伤性操作等需履行签字手续。

五、工作时间严格遵守劳动纪律，坚守岗位，不随意脱岗。

六、维护全局，搞好医护配合，加强护患沟通。

七、按护理级别要求巡视患者，认真观察患者病情变化，按要求规范书写护理记录及一般患者护理记录。抢救病人结束后 6 小时内据实补记。

八、进行各项技术操作时，要严格按操作规程，必须严格执行"三查七对"制度。

九、进行无菌技术操作时，严格执行无菌技术操作规范。

十、注意药物配伍禁忌，密切观察药物不良反应。

十一、病房各类药品放置有序，加强安全管理，确保患者用药安全。

十二、如出现护理差错或护理投诉按规定及时上报科室领导及护理部，不得隐瞒，并保存好病历。

十三、护理用具、抢救仪器要定期检查，保证处于备用状态，护理人员要熟悉放置位置，熟练掌握各种仪器的使用方法。

十四、按规定认真交接班，危重患者、新患者、年老体弱、手术、特殊检查及突然发生病情变化等患者要床头交接班。

十五、按有关规定使用一次性医疗物品，并定期检查，防止过期、包装破损、潮湿、污染等现象发生。

十六、按规定处理医用垃圾，防止再次污染及交叉感染，给患者带来伤害。

十七、住院期间要保证患者安全，防止各种意外发生。

十八、对专科开展的新项目及新技术应及时制定护理常规，以使护理人员能够遵照执行。

第二节 护理安全管理制度与监控措施

一、管理制度

1.认真落实各级护理人员的岗位责任制，工作明确分工，团结协作，结合各科情况，制定切实可行的防范措施。

2.安全管理有专人负责，定期组织检查，发现事故隐患及时报告，采取措施及时处理。

3.严格执行交接班制度、差错事故登记报告制度与分级护理制度，按时巡视病房，认真观察病情变化。

4.严格执行查对制度和无菌技术操作规程，做好消毒隔离工作，预防院内交叉感染。

5.对危重、昏迷、瘫痪患者及小儿应加强护理，必要时加床档、约束带，以防坠床，定时翻身，防止褥疮。

6.剧、毒、麻、贵重药品专人保管，加锁，账物相符。

7.抢救器材做到四定（定物品种类、定位放置、定量保存、定人管理）三及时（及时检查、及时维修、及时补充），抢救器械做好应急准备，一般不准外借。

8.抢救器材及用物保持性能良好，按时清点交接，严防损坏和遗失。

9.做好安全防盗及消防工作，定期检查消防器材，保持备用状态。

10.对科室水、电、暖加强管理，保证不漏水、漏电、漏气.如有损坏及时维修。

11.内服药和外用药标签清楚，分别放置，以免误用。

二、监控措施

（一）氧气管理

1.用氧过程中严格遵守操作规程。

2.告知患者及家属勿在室内抽烟，氧气管道周围禁烟火和易燃品。

3.定期检查氧气接口，发现漏气及时维修。

4.中心吸氧设施有"四防"标志（防热、防油、防火、防震），并系有安全带，氧气筒内的氧气不可用尽。

（二）对危重患者及小儿防止发生意外措施

1.防坠床小儿要使用有床档的小儿床；昏迷及烦躁患者有专人守护，必要时加床档。

2.防烫伤需要热敷的患者，护士要及时巡视，严格交接班；给婴幼儿、老人、昏迷、肢体瘫痪麻痹患者用热水袋时，温度在50℃以内，热水袋不可直接接触病员的皮肤。

（三）制度落实

1.执行分级护理，进行健康教育，术后及长期卧床初起活动者，有人扶持，动作要轻慢，以防因体位变化，引起虚脱。

2.严格遵守操作规程，做好"三查七对"，按时巡视病房，发现不良反应及时处理。

3.对急危重症患者，做好各项基础护理

（1）昏迷患者专人护理，床旁备好压舌板、开口器、舌钳、纱布、吸痰器等，及时清理口腔分泌物。

（2）做好皮肤护理，定时翻身、拍背、按摩，防止褥疮的发生。

（3）烦躁患者给约束带固定，注意松紧适度，观察肢体血运、温度、颜色等变化。

（4）严格执行差错事故登记报告制度，发现隐患及时讨论处理并上报。

4.消防措施：对全员进行消防知识培训，掌握灭火器的操作规程，灭火器及消防栓保持性能良好，钥匙定位放置。

第三节　重要护理操作告知制度

一、对高难度、风险性有创操作，实施前必须提前告知。

二、操作前向患者告知该项操作的目的、必要性和操作方法，以及由此带来的不适或意外，取得患者配合。

三、必要时由患者家属签字。

四、操作中关键环节仍要随时解释，尽量减轻患者痛苦。

无论何种原因导致操作失败时，应礼貌性道歉，取得患者谅解。

第四节　手术部位确认标识制度与规范

一、术前1日，责任护士遵医嘱对手术患者进行查对（内容包括：床号、姓名、性别、年龄、手术名称、手术部位）。

二、经查对确认无误后，对手术区域进行皮肤准备，并以无菌巾包裹，绷带固定。

三、在患者手腕上戴上腕带，标明床号、姓名、手术名称，双侧手术部位注明左、右。

四、夜班护士认真检查手术患者的术前准备情况，核对患者腕带标识是否与医嘱相符。

五、患者到手术室前，值班护士再次核对手术患者的床号、姓名、手术名称及部位，再次检查皮肤准备情况。

六、手术病人确认程序

1.接病人时，当班护士和手术室人员共同核对床号、姓名、性别、年龄、疾病诊断、手术名称，确认无误后双方签字，将患者送到手术室。

2.由手术室巡回护士核对签字。

3.麻醉师与病人沟通确认后并签字。

4.手术医生术前再次核对病人的姓名、性别、年龄、手术部位（尤其是左右侧），确认无误后签字。

第五节　使用监护仪管理办法

一、所有护理人员均应具备识别主要报警信息的基本知识与技能。

二、报警系统供应商每年检修校正一次，每 3 个月设备科工程师进行检修一次。

三、监护仪报警音量根据科室的具体情况设置，使护理人员能够听到报警声，但又不影响其他病人。

四、报警音出现 5 秒内护理人员必须进行处理，先按"静音/消音"键，使其静音，通知医师进行处理。如果病情需要重新调整报警界限，根据情况做相应处理。

五、交接班时，要查看上一班的主要报警信息，并注意观察该项体征变化情况。

六、检查指端挤压情况，每 4 小时将指端 sa02 传感器更换到对侧。

第六节　护理投诉管理制度

一、凡在护理工作中因服务态度、服务质量及自身原因或技术因素而发生的护理缺陷，引起患者或家属不满，并以书面或口头方式反映到护理部或其他部门的意见，均为护理投诉。

二、护理部设专人接待护理投诉，认真倾听投诉者意见，耐心做好安抚工作并做好记录。

三、护理部设有《护理投诉登记本》，记录投诉事件的原因分析和处理经过、整改措施等。

四、护理部接到投诉后，及时反馈给科护士长、护士长，督促有关科室认真核对事情经过，分析事发原因，总结经验、接受教训，并提出整改措施。

五、根据事件情节严重程度，给予当事人相应的处理。

1.给予当事人批评教育。

2.当事人认真做书面检查，在科内备案。

3.向患者及家属赔礼道歉，取得谅解。

4.根据情节严重程度给予相应的经济处罚。

六、因护士违反操作规程给患者造成损失或痛苦，按《医疗事故处理条例》规定处理。

七、护理部定期总结分析护理投诉并在全体护士长会上公布，将有无投诉作为评选优秀科室的重要依据。

第七节　纠纷病历管理制度

一、当出现纠纷和医疗争议，患者及家属要求封存病历时，病房要保管好病历，以免丢失。

二、完善护理记录，要求护理记录要完整、准确、及时；护理记录内容全面与医疗记录一致，如患者死亡时间、病情变化时间、疾病诊断等。

三、检查体温单、医嘱单记录是否完整，包括医生的口头医嘱是否及时记录。

四、可复印病历资料：门（急）诊病历和住院病历中的住院志（即入院记录）、体温单、医嘱单、化验单（检验报告）、医学影像检查资料、特殊检查（治疗）同意书、手术同意书、手术及麻醉记录单、病历报告、护理记录、出院记录。

五、备齐所有有关患者的病历资料。

六、迅速与科领导、医务处（晚间及节假日与院总值班）联系。

七、病历封存后，由医务处指定专人保管。

第八节　差错、事故登记报告制度

一、各科室建立差错、事故登记本。

二、发生差错、事故后，要积极采取补救措施，以减少或消除由于差错、事故造成的不良后果。

三、当事人要立即向护士长汇报，护士长逐级上报发生差错、事故的经过、原因、后果，并登记。

四、发生严重差错或事故的各种有关记录、检查报告及造成事故的药品、器械等均应妥善保管，不得擅自涂改、销毁，以备鉴定。

五、差错、事故发生后，按其性质与情节，分别组织本科室护理人员进行讨论，以提高认识，吸取教训，改进工作，并确定事故性质，提出处理意见。

六、发生差错、事故的单位或个人，如不按规定报告，有意隐瞒，事后经领导或他人发现，须按情节轻重给予严肃处理。

七、护理部定期组织有关人员分析差错、事故发生的原因，并提出防范措施。

（王振颖　商显敏　孙琴　娄毛毛　褚玉清　孙淑华）

第二十一章　护理人员执（职）业防护

第一节　护士职业安全防护基本措施

对传染性疾病的职业安全防护，除了针对不同的疾病采取相应的措施外，护士应掌握基本的职业安全防护措施，自觉执行，避免发生职业感染。

【洗手】

洗手是预防传染病传播的基本措施之一。洗手的目的是为了清除手上的微生物，切断通过手的传播途径，是防止感染扩散的最简单而又最重要的一项措施。

（一）定义

从预防感染的角度讲，美国疾病控制中心（CDC）将洗手定义为：将手涂满肥皂泡沫，并对其所有表面进行强有力的短时揉搓，然后用流动水冲洗的过程。单纯用肥皂或清洗剂洗手，可使皮肤脂肪乳化，并使微生物悬浮于表面，再用水将它们冲洗掉，这个过程称为机械性去除污染。若用含有抗菌药物的洗涤剂洗手，则能杀死或抑制微生物生长，这一过程称为化学性去除污染。

（二）洗手的指征

在医院内非紧急情况下，医护人员在下列情况下均应认真洗手：

1.进人和离开病房前。

2.进行深部侵人性操作前，如脑室引流、胸腔穿刺。

3.护理每例特殊高危病人前，如严重免疫缺陷病人和新生儿。

4.接触伤口，无论是切口、创口或深部切口前后。

5.处理污染的物品后，如接触被血液、体液、分泌物或渗出物污染的物品。

6.护理感染病人或可能携带特殊临床或流行病学意义的微生物的病人（如多重耐药菌）。

7.与病人长时间和密切接触后。

8.在病房中接触不同病人前后。

9.戴、脱手套前后。

10.无菌操作前后。

（三）正确的洗手方法

虽然绝大部分护士经常洗手，但洗手是否真正符合要求呢？为此，英国一项研究指出：89%的护士洗手时忽视了部分手表面的冲洗；56%的护士忽略冲洗部分拇指；28%的护士忽略冲洗手背；16%的护士忽略冲洗指间；16%的护士忽略冲洗手掌。据我国某医院的调查研究结果显示：医护人员的洗手合格率只有49%，故正确洗手是保持手部卫生、防止耐药细菌定植和扩散的有力措施。

正确的洗手方法为：用普通肥皂和清水揉搓至少10~15s，可清除和降低暂驻菌的密度。一般认为，能使手表面的暂驻菌减少1000倍。洗手程序如下：

1.取下手上的饰物，打开水龙头，用流水打湿双手。

2.接取洗手液。

3.充分搓洗双手10~15s，尤其注意搓洗指尖、指缝、拇指、指关节等处。搓洗范围为双手、手腕及腕上10cm。

4.擦搓后双手下垂，用流动水冲洗双手。

5.以擦手纸或安全帽包住水龙头将其关闭，用脚或感应式开关关闭水龙头，防止再污染。

6.取擦手巾（纸），擦干双手。

【戴口罩】

一般认为，戴口罩可以防止吸入大颗粒气溶胶（飞沫）及小颗粒气溶胶（飞沫粒）。前者经由密切接触传播，播散距离在1m之内，所以医护人员仅在密切接触这种感染病人时才需戴口罩，后者可在空气中悬浮较长时间，播散距离较远，所以当进入这类病人隔离室时即应戴口罩。此外，戴口罩和防护镜可阻止感染性血液和体液溅到医护人员眼睛、口腔及鼻腔黏膜。如牙科治疗过程中有可能造成血液、唾液、龈沟液飞溅时要戴面罩、口罩，面罩的长度要超过颏部。由于高速手机、超声设备和其他设备所形成的飞沫含有雾化的血液、唾液和口腔内其他感染性碎屑，这些气雾集中在口周60.96~91.44cm内，包括尘埃和微滴核，一般小于50μm的颗粒可以在空气中存在很长时间，大于50μm的颗粒则沉积下来和尘埃混在一起，成为传染的潜在因素，而口罩对这些汽化的潜在病原菌有重要的物理屏障作用。每治疗一名病人应更换一次口罩。最好的口罩是一种由特殊滤纸（过氯乙烯纤维）制成的高效过滤口罩，口罩上有一弹性金属夹，可以跨过鼻梁夹稳口罩上缘以减少气流从鼻梁两侧进出。使用纱布口罩时，应经常清洗消毒，口罩变湿后便丧失效能，应立即更换，口罩应盖住口鼻部，不能挂在颈上反复使用或备用。此外，口罩两面不能混用。

（一）戴口罩的指征

1.接触呼吸道飞沫传染病病人，或进行支气管镜、口腔诊疗操作时，应佩戴具有过滤功能的高效口罩。

2.进行手术、无菌技术操作、护理免疫力低下的病人，应佩戴外科口罩。

3.自己患有呼吸道疾病，如咳嗽或打喷嚏时，应佩戴外科口罩。

（二）口罩的正确佩戴方法

1.佩戴口罩前彻底洗手。

2.佩戴程序，以N95规格口罩为例

（1）取出口罩，双手提起，找出鼻梁片位置，让勒带自然下垂。

（2）口罩固定在下巴位置，鼻端朝上，上带拉过头，下带系在耳朵和颈项之间。

（3）两手轻压鼻端，确定在鼻梁上，注意不要太使劲，也不要用单手，以免失去平衡。

（4）戴好后，两手盖住口罩呼气，确定有无漏气，如有，则需重新调整。

【戴手套】

手套是常用的防护屏障之一，戴手套进行相关操作既可以保护病人免受感染，又可以使操作者职业感染疾病的机会减少。一般手套有两种类型：一种为天然橡胶、乳胶手套；另一种为人工合成的非乳胶产品，如乙烯手套、聚乙烯手套。

（一）戴手套的指征

1.进行进入体腔和无菌组织的侵入性操作和手术。

2.接触无菌部位。

3.接触非完整皮肤黏膜。

4.具有接触病人血液、体液、分泌物、排泄物的危险。

5.处理锐器与污染物品等。

（二）戴手套的正确方法

1.戴手套前洗手。

2.选择合适型号的手套，并查看消毒日期。

3.打开手套包，左手持右手手套腕部反折的外面部分，取出右手手套，使右手伸入手套内戴好。

4.右手插入左手手套反折的内面取出手套，左手伸入手套内戴好。

5.操作过程中发现手套破损应立即更换。

【脱手套】

脱手套的正确方法

1.抓住外层手套的袖根部，向下拉，直到手套完全脱掉。

2.将摘掉的手套放在尚戴着手套的手中。

3.将已摘掉手套的那只手的手指插入手套的袖根内层，向下拉直到手套完全脱掉。手套应该是里朝外翻成一团，且将先脱的手套包在里面。

4.脱掉手套后立即洗手。

具体脱手套的方法。

【戴护目镜】

戴护目镜可以防止碎屑、唾液、飞溅的化学物质和其他汽化物质的危害。

（一）戴护目镜的指征

有可能出现血液、体液、气体、碎屑、骨片、化学消毒剂等外溅时，均应戴护目镜。

（二）护目镜的正确戴法

1.戴护目镜前先洗手。

2.选择大小合适的护目镜，戴护目镜时，必须与局部皮肤紧贴，防止异物从缝隙处溅入。

3.脱下护目镜后应洗手。

4.护目镜每次使用后应清洗消毒。

【穿、脱隔离衣】

穿、脱隔离衣是职业安全防护的基本措施之一，正确的穿、脱隔离衣既可以保护工作人员和病人，避免相互间的交叉感染，又可避免无菌物品或无菌区域被污染。

穿、脱隔离衣应注意以下几个方面：①穿隔离衣前应先戴好帽子、口罩，取下手表，卷袖过肘。②隔离衣长短要合适，如有破洞应补好。穿隔离衣前应准备好工作中一切需用的物品，避免穿了隔离衣到清洁区取物。③穿隔离衣时，避免接触清洁物，系领子时，勿使衣袖触及面部、衣领及工作帽。穿着隔离衣，须将内面工作服完全遮盖。隔离衣内面及衣领为清洁的，穿脱时，要注意避免污染。④穿隔离衣后，只限在规定区域内进行活动，不得进入清洁区。⑤挂隔离衣时，不使衣袖露出或衣边污染面盖过清洁面。⑥隔离衣应每天更换，如有潮湿或被污染时，应立即更换。

（一）穿隔离衣

1.穿隔离衣的指征

（1）有可能被传染性的分泌物、渗出物和排泄物污染时。

（2）进入易引起医院感染传播的感染性疾病（如水痘）病人的隔离室。

（3）护理大面积烧伤病人的伤口。

2.穿隔离衣的正确方法（图1-5）

（1）穿隔离衣前应注意戴好帽子、口罩，取下手表，将衣袖卷过肘。

（2）手持衣领取下隔离衣，注意保持手及衣领的清洁。

（3）两手将衣领的两端向外折，使清洁面向着自己，并露出神笼内口。

（4）伸一臂入袖，举起手臂，将衣袖抖上，注意勿使袖口外面触及头面部；再用另一只手持衣领，依（3）法穿好另一袖。

（5）两手由领前沿领边至领后扣上领扣，放下手臂使衣袖落下，扣好袖口或系上袖带。

（6）将腰带在前面松松地打成活结，自一侧衣缝顺腰带下约5cm处将隔离衣后身向前拿，见到衣边则捏住，再依同法将另一边捏住。

（7）两手在背后将隔离衣的后开口边对齐，一齐向一边折叠，一手按住折叠处，另一手松开前面的腰带在背后交叉，到前面系好。

（二）脱隔离衣的正确方法

操作完毕，要及时脱去隔离衣。正确方法如下：

1.解开腰带，在前面打一活结。

2.解开袖口，在肘部将衣袖向里卷。

3.洗手后先解衣领，用清洁的手在袖口内的清洁面拉下衣袖。

4.用衣袖遮住的手在外面拉下另一只衣袖过手。

5.解开腰带，脱隔离衣。

6.以右手撑起衣肩使领子直立。

7.提直衣领，对齐衣边，挂在衣钩上。

【隔离】

任何一种传染病的流行都有三个环节，即传染源、传播途径、易感人群。由于传染源及易感人群很难控制，故切断医院感染链、终止环节的联系是最主要的手段。通过隔离可以：①防止病人之间的交叉感染。②防止工作人员和病人的家属被感染，并预防他们从院外带入病原体传给病人造成继发或夹杂感染。③防止传染源扩散而造成周围人群中的流行。

到目前为止，可供选用的隔离方式有三种，即以目的为特点的隔离系统（A系统）、以疾病为特点的隔离系统（B系统）和体内物质隔离系统。运用最广的方式为A系统隔离。隔离具体包括以下几种：

（一）严密隔离

1.隔离的指征

严密隔离是为预防高度传染性及致命性强的病原体感染而设计的隔离，以防止经空气和接触等途径的传播。适用于炭疽、霍乱、鼠疫、咽白喉、天花、水痘等烈性传染病。

2.隔离方法

（1）同类感染病人可同居一室。随时关闭通向过道的门窗，病人不得离开该室。

（2）入室人员须穿隔离衣，戴口罩、帽子和手套。

（3）医护人员在接触病人、污染敷料后或护理另一个病人前要刷手、洗手并对手进行消毒。

（4）污染敷料应尽早隔离室内，立即袋装，全部操作完后再装入隔离室外另一袋中，标记后焚烧。

（5）室内空气每日消毒1次。

（6）探视者进入隔离室时，应征得值班护士许可并采取相应的隔离措施。

（7）接触者应尽可能注射疫苗或采取预防措施。

（8）病人转至其他科室进行治疗或检查前应通知做好隔离安排。

（9）采用黄色标记。

（二）接触隔离

1.隔离的指征

婴幼儿中的急性呼吸道感染，咽炎或肺炎；新生儿中的淋球菌眼结合膜炎、带状疱疹、葡萄球菌皮肤感染；皮肤白喉，A群链球菌引起的子宫内膜炎，金黄色葡萄球菌及A群链球菌肺炎；大面积皮肤伤口和烧伤感染；有重要流行病学意义的多重耐药菌株感染者或定植者等。

2.隔离方法

（1）同一病原体感染者可同住。

（2）密切接触病人时要戴口罩，不要求穿隔离衣及戴手套。

（3）接触病人及污染物后，护理另一病人前应洗手。

（4）污染的物品装袋、标记后送焚烧处理。

（5）探视者进入隔离室时，应征得值班护士许可并采取相应的隔离措施。

（6）采用橙色标志。

（三）呼吸道隔离

1.隔离的指征

呼吸道隔离是为预防传染病经飞沫短距离传播而设计的隔离。适应于以下疾病：肺结核、流行性脑脊髓膜炎、百日咳、流行性感冒等。

2.隔离方法

（1）同一病原体感染者可同居一室，随时关闭通向过道的门窗，病人离开病房时需戴口罩。

（2）工作人员进入病室需戴口罩、帽子。

（3）病人的口鼻分泌物需经消毒处理后才丢弃。

（4）污染敷料应袋装、标记，送焚烧处理。

（5）探视者入室前应先通知值班护士。

（6）采用蓝色标记。

（四）结核病隔离（AFB隔离）

1.隔离的指征

结核病隔离是针对结核病病人（痰涂片结核菌阳性或X线检查证实为活动性结核，包括喉结核）而设计的隔离。婴幼儿肺结核一般不要求此类隔离。

2.隔离方法

（1）要有特别通风的隔离室，门要关闭，同种疾病可同居一室。

（2）密切接触病人时要戴口罩。

(药在防止工作服弄脏时才穿隔离衣。

（4）接触病人或污染后或护理下一个病人前应洗手。

（5）用过的敷料袋装、标记，送焚烧处理。

（6）探视者人室前应先通知值班护士。

（7）采用灰色标记。

（五）肠道隔离

肠道隔离是用于直接或间接接触感染性粪便而传播疾病的隔离。

1.隔离的指征

适应于传染性腹泻或胃肠炎（如致病性大肠埃希菌、产毒素大肠、侵袭性大肠埃希菌、沙门菌、志贺菌、副溶血弧菌、空肠弯曲菌、小肠结肠炎耶尔森菌、隐孢子菌、阿米巴原虫、兰氏鞭毛虫），由肠道病毒引起的脑炎、脑膜炎、心包炎、心肌炎、脊髓灰质炎等，霍乱、副霍乱，甲型病毒性肝炎、戊型病毒性肝炎，肠结肠炎及婴儿坏死性肠结肠炎。

2.隔离方法

（1）病人尽可能住隔离室，也可群居。

（2）接触感染物时戴手套，若容易污染衣物时穿隔离衣，不需戴口罩。

（3）接触病人及污染物后，护理另一病人前要洗手。

（4）被粪便污染的物品要随时消毒或袋装，并标记后送去销毁或清洗消毒处理。

（5）室内应无蝇、无蟑螂。

（6）探视者进入隔离室前应通知值班护士。

（7）采用棕色标志。

（六）引流物和分泌物隔离

引流物和分泌物预防隔离的目的是防止因直接或间接接触传染性脓液或分泌物的传染，包括轻型皮肤伤口及烧伤感染（重型的则需要接触隔离）。

1.隔离的指征

适应于轻型脓肿及烧伤感染，结合膜炎，轻型感染性溃疡，轻型皮肤及伤口感染。

2.隔离方法

（1）不要求戴口罩（换药或接触感染性物质时才戴）。

（2）只在接触处理污染物品时才穿隔离衣、戴手套。

（3）接触病人或污染物后，护理下一个病人前洗手。

（4）污染物品应装入有标记的污物袋，并封闭后送去清洗灭菌处理或焚烧。

（5）探视者进入隔离室前应通知值班护士。

（6）采用绿色标记。

（七）血液和体液隔离

血液和体液隔离是为了防止直接或间接接触传染性血液及体液而发生感染。

1.隔离的指征

适应于病毒性肝炎（乙型病毒性肝炎、丙型病毒性肝炎、乙型病毒性肝炎表面抗原携带者），艾滋病，第一期和第二期梅毒（具有皮肤黏膜病灶者），疟疾，钩端螺旋体，回归热，登革热，黄热病，鼠咬热等。

2.隔离方法

（1）有条件可住隔离室，同一病原感染者可同住一室。

（2）有血液、体液可能污染工作服时，应穿隔离衣。

（3）接触病人的血液及体液时应戴手套并认真洗手。

（4）可不戴口罩，但在防止血溅污染时则应戴口罩及护目镜。

（5）防止注射针头等利器刺伤，病人用过的针头应放人防水、防刺破并标有生物危害标志的容器内，直接送焚烧处理。

（6）污染物品应装袋标记，并送去焚烧或清洗消毒处理。

（7）探视者进入隔离室前应通知值班护士。

（8）采用红色标记。

第二节　护理病毒性肝炎病人的职业安全防护

病毒性肝炎根据病原体不同可分为甲、乙、丙、丁、戊、庚型病毒性肝炎（vlrd hepatitis ABCDEG）。其中甲、戊型病毒性肝炎为肠道传染病，乙、丙、丁、庚型病毒性肝炎为血液–体液途径传播的传染病。丁型肝炎病毒（hepatitis Dvirus，HDV）是一种缺损病毒，必须与乙型肝炎病毒共生才能复制，因此，有效预防乙型病毒性肝炎同时可预防丁型病毒性肝炎。而庚型病毒性肝炎在我国不多见。本节重点介绍乙型病毒性肝炎和丙型病毒性肝炎。

乙型病毒性肝炎是由乙型肝炎病毒（hepatitis B virus，HBV）感染所致的肝脏炎症，主要通过血液–体液、母婴、生活密切接触、性接触等途径传播。我国属高流行区，乙型病毒性肝炎表面抗原（HBsAg）在我国人群中的阳性率为 9.75%。大部分 HBV 感染者长期不发病成为 HBsAg 无症状携带者，但仍具有传染性。

丙型病毒性肝炎是由丙型肝炎病毒（hepatitis C virus，HCV）感染所致的肝脏炎症，在输血后肝炎最多见，约占输血后肝炎的 90% 以上。在我国人群感染率为 0.9%~5.1%，平均约 3.2%。丙型病毒性肝炎的传播途径包括血液、血制品、医源性交叉感染（手术、注射、肾透析）、性接触、母婴、日常生活（经创口、咬伤）。

【临床表现】
乙型病毒性肝炎临床表现多样化，包括急性、慢性、淤胆型和重症型肝炎。

急性乙型病毒性肝炎起病较缓慢，常无发热，表现为全身乏力，食欲不振、厌油、恶心、呕吐、腹痛、肝区痛、腹泻、尿色深、巩膜、皮肤出现黄染，肝功能异常，以后逐渐恢复。但少数病例反复迁延成为慢性肝炎。

极少数病例（占全部病例的 0.2%~0.4%）乙型可发展为重症型乙型病毒性肝炎，重症型乙型病毒性肝炎又可分为急性、亚急性、慢性三种类型。急性重症型肝炎为起病 10d 内出现黄疸，并迅速加深，肝脏迅速缩小，有出血倾向，中毒性鼓肠，腹水迅速增多，有肝臭、急性肾功能不全和不同程度的肝性脑病。起病 10d 以上出现上述症状者，为亚急性重症型肝炎。表现同亚急性重症肝炎，但有慢性肝炎或肝硬化症史、体征及肝功能损害者为慢性重症型肝炎。

淤胆型乙型病毒性肝炎主要表现为较长期（2~4 个月或更长）肝内梗阻性黄疸，如皮肤瘙痒、粪便颜色变浅、肝大和梗阻性黄疸的化验结果。

丙型病毒性肝炎表现与乙型病毒性肝炎相似而较轻。黄疸发生率及转氨酶升高程度较乙型病毒性肝炎低，但慢性型发生率较高。

【危险因素】
（一）高危操作

同 AIDS 职业防护的高危操作。

（二）危险性

HBV 在乙型病毒性肝炎病人血液中大量存在，每毫升血液中有近 1 亿个病毒微粒，而普通人群对 HBV 极易感。只需极少量（10-4mL）污染的血液进入人体即可导致乙型病毒性肝炎显性发病，10-7mL 血液可致隐性感染。因此，如被带有 HBV 血液所污染的利器刺伤，受伤者有 6%~30% 的机会感染乙型病毒性肝炎，如果该病人 HBeAg 阳性，则感染的机会是 27%~43%。

如被带有 HCV 血液污染的利器刺伤，受伤者有 3%~10% 的机会因此感染丙型病毒性肝炎。

【安全防护措施】

（一）高危操作预防与处理

1.针刺的预防与处理

（1）经职业性接触 HBV 的处理 ①原病人及伤者都应进行验血，前者检验乙型病毒性肝炎表面抗原（HBsAg），后者则须同时检验乙型病毒性肝炎表面抗原和抗体（HBs Ab）。②如果伤者以前曾接受乙型病毒性肝炎疫苗注射，并确定有足够的抗体；或以前曾受感染而已经有免疫力；或伤者本身是乙型病毒性肝炎带病毒者则无须进一步处理。③原病人不是乙型病毒性肝炎带病毒者，而伤者以往接种疫苗后未能产生抗体，则不须再进一步处理；如果受伤者从未接种疫苗，应立即进行预防接种。④原病人是乙型病毒性肝炎带病毒者，如果受伤者以往曾接种疫苗而未能产生抗体，应手 24h 内（最好不要超过 7d）接受注射一剂乙型病毒性肝炎免疫球蛋白（HBIG），于 1 个月后注射第二剂；对于未曾注射疫苗的伤者，应注射一剂 HBIG，然后再进入预防接种。

（2）经职业性接触 HCV 的处理①原病人及伤者都应进行丙型病毒性肝炎抗体测试。②对于意外发生的职业性接触，现在并没有有效的疫苗或药物能阻止丙型病毒性肝炎的感染。③如原病人丙型病毒性肝炎抗体阳性，伤者应于 6 个月后重复检验丙型病毒性肝炎抗体及肝功能，以确定是否职业感染。

2.处理血液、体液等高危操作的预防与处理

（1）预防详见 AIDS 的职业防护。

（2）处理护士因处理病人血液、体液而被污染皮肤或黏膜后的处理同针刺后的处理。

（二）HBV、HCV 的消毒

1.抵抗力 HBV 对外界环境的抵抗力较强，对低温、干燥、紫外线均有耐受性。不被 70% 乙醇灭活，因此这一常规用的消毒方法并不能用于 HBV 的消毒。高压灭菌法或 100℃加热 10min 和环氧乙烷等均可灭活 HBV，0.5%过氧乙酸，2%戊二醛亦可用于消毒。

HCV 对氯仿、乙醚等有机溶剂敏感。高压蒸汽灭菌法、2%戊二醛可用于消毒，60℃10h 或 1：1000 福尔马林 37℃ 6h 可使血清传染性丧失，血制品中的 HCV 可用

干热 80℃ 72h 或加变性剂使之灭活。

2.HBV、HCV 污染物品、环境的消毒

（1）医疗器材　不论是一次性使用或可反复使用的医疗器材，在使用后必须先消毒后才可作进一步处理。最好的消毒方法是高压蒸汽灭菌法，对不能进行高压蒸汽灭菌的器材，可应用适宜的消毒剂浸泡，如 2%戊二醛。

（2）病人的排泄物、分泌物对病人的排泄物、分泌物可以 20%漂　白粉混合后放置 1~2 h。对被污染的水应先行消毒后再排放。

（3）餐具可用加热法或微波消毒。病人应使用单独的餐具，以便能重点处理。

（4）环境及居室用品环境或居室用品有明显血液、体液污染时用新配制的 5%次氯酸钠溶液擦洗。其他桌椅、床栏等可每日用 84 消毒液（1:200）擦洗。

（5）污染物品、废物病人使用过的一次性污染物品或可燃废物（如敷料、纱布）装入塑料袋中焚烧处理。如没有焚烧条件的，应先行灭菌或消毒处理后再废弃。

（6）病理检查物　病理检查的组织或器官要浸泡在 10%甲醛液中，容器放入另一个不透水的容器内。

（7）交通工具运送病人的交通工具先用 20%漂白粉液或其他含氯消毒剂喷洒，待干燥后再擦干净。

第三节　护理流行性感冒病人的职业安全防护

流行性感冒（influenza）简称流感，是由流感病毒引起的急性呼吸道传染病。病毒具有高度传染性，传染源为病人和隐性感染者，主要通过空气飞沫经呼吸道传播，也可通过被病毒污染的用物间接传播。可侵袭世界上所有性别、年龄和种族的人群，由于病毒的高度传染性和不断发生的突变，使得产生新的病毒亚型毒株，同时人们缺乏对新亚型毒株的免疫力，导致流行甚至世界范围大流行，发病率可高达 14%~50%。除大流行外，流感还会引发许多并发症并造成死亡，特别是引起老年人、慢性病病人、体弱者和幼儿的死亡。流感病毒分为甲、乙、丙三种类型：甲型病毒广泛分布于自然界，感染多种动物及人类。乙型病毒引起类似甲型病毒的感染症状，可局部流行，在流行时也可引起死亡。丙型病毒致病性相对较弱，未见变异，常呈散发流行。目前为止最严重的流感流行发生于 1918 年，共造成 2000 多万人死亡，超过第一次世界大战死亡的总人数。在美国，每年流感导致的死亡人数超过 AIDS 和车祸这两大"杀手"造成的死亡数。在流行季节，儿童发病率的死亡率为 2.7/10 万人，老年人可达 75.9/10 万人。对于个人、卫生行政部门和社会来说，流感带来的经济损失也相当严重。护士，特别是门诊、急诊部，呼吸道疾病病房的护理人员，由于需与流感病人或可疑流感病人的密切接触，容易受到流感病毒的感染，故需加强职业防护。

【临床表现】

流感全年均可发病，以冬春多见。潜伏期为 1~3d，最短数小时。其临床特征是

呼吸道症状较轻而发热与乏力等中毒症状较重。病人表现为突然发热、咽痛、干咳、乏力、球结膜发红、全身肌肉酸痛。一般持续数日全身不适，严重时可致病毒性肺炎或肺部继发感染。流感根据临床表现分为以下几种临床类型：

（一）典型流感

急起畏寒高热、乏力、头痛、身痛、轻度咽干痛、胸骨下烧灼感，多无鼻塞流涕。可有鼻出血，腹泻水样便。急性热病容，面颊潮红，结膜充血，咽部充血轻，肺部可闻及干啰音。发热多于 1~2d 内达高峰，3~4d 内热退，但乏力可持续 2 周以上。

（二）轻型流感

急性起病，发热不高，全身与呼吸道症状都较轻，病程 2~3 d。

（三）肺炎型流感（流感病毒性肺炎）

肺炎型流感主要发生于老年、幼儿或有原发疾病的病人与采用免疫抑制剂治疗者。初起如典型流感，1~2d 后病情迅速加重，出现高热、剧咳、血性痰，继之呼吸急促，发绀。双肺布满干湿啰音，而无肺窦变征。X 线检查双肺弥漫性结节阴影，以近肺门处较多。痰培养无常见的病原菌生长，易分离出流感病毒。抗生素治疗无效，多于 5~10d 内发生呼吸与循环衰竭而死亡。

（四）中毒型和胃肠型流感

中毒型极为少见，主要表现为高热及循环功能障碍，血压下降，可出现休克及 DIC 等严重证候，病死率高。胃肠型则以吐泻为特征。体征见眼结膜轻度允血，咽部充血，肺部有干啰音。

并发症：①细菌性上呼吸道感染，气管炎或支气管炎。②细菌性肺炎：流感 2~4d 后，高热、剧咳、脓性痰、呼吸困难、发绀、肺部湿啰音，或肺部实变征，白细胞总数与中性粒细胞数显著增高。痰培养可有病原菌生长。

【危险因素】

（一）空气带毒飞沫吸入

流感按照不同的病毒类型，可以引起暴发、小流行或是散发，病人常在门诊就诊，较重病人可能人住呼吸科病房或传染科病房，部分病人可能因未确诊分散在其他病房。流感病毒的传染性很强，传播速度掺，主要通过空气飞沫吸入传播。流感病人的鼻咽部可有大量的流感病毒，当病人咳嗽、打喷嚏，甚至说话时，病毒均可随着飞沫飘人空气中。实验证明，在空气相对静止的室内，带有病毒的飞沫，大多数要在 30~60min 后才能从空气中消失，甚至在空气中飘浮长达 30h。在医院环境中，有时因人多而致空气污浊，或因寒冷及使用空调而门窗紧闭，这样，室内外的空气很难交换，房间里空气中的病毒数量很多。护士由于工作需要，需长时间工作在这种环境中，这样，病毒便很容易被吸入体内而致病。

（二）病毒污染物接触

流感病毒也可通过被病毒污染的用物间接传播。流感病人的鼻涕、唾液以及痰液中含有大量的流感病毒，病人由于用手擤鼻涕时而被病毒污染，当其未洗的手即接触各种物品如门把手、电灯开关、床上物品等，又可使其受到污染；亦可由于病人的不良卫生习惯，如随便乱吐痰而污染某些物品。有证据表明病毒可在这些物体上存活达 3h 以上，护士可因接触这些物品而受流感病毒的感染。此外，护士还因需要为流感病人进行护理如洗脸、测体温、清除上呼吸道分泌物等而感染病毒致病。

有报道，护士与流感病人的频繁接触，可致 10%的护士感染流感。

【安全防护措施】

（一）隔离与治疗

隔离病人是减少传播的有效途径。对确诊和高度可疑的流感病人均应采取有效的呼吸道隔离措施，病人须隔离到热退后 2d，教育病人咳嗽、喷嚏、大笑时用手帕掩捂口鼻，鼓励病人戴口罩，并给予早期积极治疗，进行抗病毒和对症治疗，从而控制传染源，减少疾病的传播。

（二）注意室内通风

定时打开窗户，让空气流动起来，把病毒驱散，以减少流行性感冒传播的机会，有条件者，可对空气进行过滤，改善护士的工作环境。亦可在病房内安装排风扇促使室内空气的排出。

（三）消毒

定时按规定进行病室内空气消毒，采用的措施包括：物理消毒法和化学消毒法。多使用物理消毒法如用紫外线照射，一般每日 2 次，每次 2h；亦可使用化学消毒法，如可用食醋或过氧乙酸熏蒸。此外，应对病人使用的物品、器械等用物理或化学的方法消毒。

（四）个人防护

护士在进入病房进行护理工作时应对个人采取防护措施：①戴口罩：阻挡带病毒飞沫的吸入。②洗手：护理病人后应及时洗手、消毒，洗手用的自来水开关最好采用脚踏式，否则需应用避污纸开关水门，可以减少病毒在手上停留，避免感染。另外还要尽量避免用未经清洁、消毒的手去触摸自己的脸部。

（五）疫苗预防

在门诊、急诊，以及呼吸科工作的护士由于其经常接触到流感病人，可应用流感疫苗进行预防。常用的流感疫苗有减毒活疫苗和灭活疫苗，在疫苗株与病毒株抗原一致的情况下，均有肯定的预防效果。但因病毒易发生变异而难以对流行株做有效预防。减毒活疫苗采用鼻腔接种，使之引起轻度上呼吸道感染，从而产生免疫力。每人每次 0.5mL，在流行季节前 1~3 个月喷施双侧鼻腔。灭活疫苗采用皮下注射，副作用小，每次剂量为 1 mL。

（六）药物预防

特别是在流感流行期间，可服用病毒唑或金刚烷胺，或以病毒唑滴鼻，连续 1~2 周，均有较好的预防效果。金刚烷胺和金刚乙胺可阻断病毒复制，对甲型流感有预防和治疗作用，后者副作用较小。剂量为每日成人 200mg（2.5mg/kg）。可缩短病程并减少病毒的释放。须在发病后第 1d 开始应用，1 个疗程 3~5d，在甲型流感暴发后对易感者可考虑预防应用。此外，亦可采用中草药预防。

【疫情报告】

流感为乙类法定报告的传染病，各医疗单位要切实做好疫情报告工作。医疗保健人员、卫生防疫人员发现流感病人或疑有本病流行应及时（城镇于 12 h 内，农村于 24h 内）向当地卫生防疫机构报告疫情，采集急性期病人标本进行病毒分离及抗原检测。

第四节　护理结核病病人的职业安全防护

结核病是由结核菌引起的慢性传染病，可侵及许多脏器，以肺部受累形成肺结核最为常见。结核菌属分枝杆菌，其中引起人类结核病的主要为人型结核菌，牛型结核菌引起者少见。排菌肺结核病人为其最重要的传染源。感染途径主要为经呼吸道传播，其次为经消化道进入体内。感染结核菌后仅少部分人发病，主要与机体对结核菌的抵抗力有关，当抵抗力降低或由细胞介导的变态反应增高时，可能引起临床发病。本病的基本病理特征为渗出、干酪样坏死及其他增殖性组织反应，可形成空洞。除少数起病急骤外，大多数呈慢性过程。临床表现有低热、消瘦、乏力及盗汗等全身症状与咳嗽、咯血等呼吸道症状。若能及时诊断，并予以合理治疗，大多可获临床痊愈。

目前，不管是工业发达国家还是发展中国家都出现结核病流行的大回升。据 1997 年 WHO 发表的报告称，全球结核病仍然是传染病首位杀手，全球有 1/3 的人（约 20 亿）感染了结核病，现有结核病人约 2000 万，每年新增病人约 900 万，每年死亡人数高达 300 万。根据 2000 年我国第 4 次结核病流行病学抽样调查的初步结果表明，我国结核病疫情相当严重，全国三分之一的人口已感染了结核菌，受感染人数超过 4 亿，其中 10% 的人发生结核病。如不采取有效措施控制，在未来 10 年内可能有 3000 万人发生结核病。目前，流动人口的增加、耐药病人的产生、HIV 与结核病的双重感染是结核病控制工作面临的新问题。如不立即采取强有力的措施，将造成结核病更为严重的流行和威胁。

护理人员由于与活动性肺结核病人的密切接触，可能感染结核菌。据报道：1999 年日本护理协会所属的 248 个医疗单位中有 7.3% 的护理人员患结核病。在患结核病的护理人员中，以结核病院、疗养院的护士最多，其次是专科医院。

【临床表现】

结核病中以肺结核最多见，而排菌肺结核病人是最重要的传染源，故重点介绍肺结核的临床表现。肺结核分原发性与继发性两大类和 5 型：①原发型肺结核。②血行播散型肺结核。③浸润型肺结核。④慢性纤维空洞型肺结核。⑤结核性胸膜炎。

典型肺结核起病缓慢，病程较长，有低热、倦怠、食欲不振、咳嗽及少量咯血。但多数病人病灶轻微，无显著症状，经 X 线健康检查时偶被发现。亦有以突然咯血才被确诊，追溯其病史可有轻微的全身症状。少数病人因突然起病及突出的中毒症状与呼吸道症状，而经 X 线检查确诊为急性粟粒型肺结核或干酪样肺炎。老年肺结核病人，易被长年慢性支气管炎的症状所掩盖。鉴于肺结核临床表现常呈多样化，在结核病疫情已基本得到控制、发病率低的地区，医务人员在日常诊疗工作中尤应认识其不典型表现。

（一）症状

1.全身症状

午后低热、乏力、食欲减退、消瘦及盗汗等中毒症状。若肺部病灶进展播散，则可呈不规则发热。妇女可有月经失调或闭经。

2.呼吸系统症状

常为干咳或带少量黏液痰，继发感染时，痰呈黏液脓性。约 1/3 的病人有不同程度咯血。病灶炎症累及壁层胸膜时相应胸壁有刺痛，一般多不剧烈，随呼吸及咳嗽时加重。肺部病灶范围较大或广泛时，可伴呼吸功能减退，出现呼吸困难。甚至缺氧发绀，若并发气胸或大量胸腔积液，其呼吸困难症状尤为严重。

（二）体征

早期病灶小或位于肺组织深部，多无明显异常体征。病变范围较大时，患侧肺部呼吸运动减弱，触诊语颤减弱，叩诊呈浊音，听诊呼吸音减低，或为支气管肺泡呼吸音。若肺部病变发生广泛纤维化或胸膜粘连增厚时，患侧胸廓常呈下陷、肋间隙变窄、气管移位与叩诊浊音，对侧可有代偿性肺气肿。

（三）辅助检查

目前肺结核病的诊断主要依据胸部 X 线和痰结核菌检查，结合临床表现、结核菌素试验等综合分析后做出判断。由于临床表现是非特异性的，结核菌素试验主要说明结核菌感染的情况，而不能说明是否患结核病，因此只能作为参考指标。X 线检查对肺部病变的发现具有很好的作用，但对某些表现不典型的影像难以确定性质。痰结核菌检查虽只有一半左右肺结核病人可找到结核菌，但一旦发现结核菌，其诊断的准确性非常大，特别是因为痰涂片检查找到结核菌的病人是结核病的传染源，是结核病控制工作的重点对象。因此对怀疑为肺结核的病人应作 3 次痰涂片检查，有条件的地区应有 1~2 次痰结核菌培养的结果。

【危险因素】

结核菌感染的主要对象为与排菌肺结核病人有密切接触的人，如肺结核病人的家属成员（尤其是儿童）、与病人接触的医务人员，以及在通风不良环境中集体生活和工作的人群（如学生、单身职工等）。而结核菌最主要的感染途径就是经呼吸道传播，接触者吸入病人咳嗽、打喷嚏时喷出的带菌飞沫而受感染。

世界卫生组织第九次结核病专家委员会即指出：与结核病人接触的医务人员为结核病高发人群。护士的职业危险性在于需要（如结核病医院）或可能（如综合性医院）长期密切接触排菌肺结核病人。护士在无任何防范措施的情况下与结核病病人接触的情况很多，如抢救病人、协助病人进行辅助检查、日常护理等与病人密切接触。1925 年 Britton 和 Bollman 报告芝加哥的所有护士中患结核病的人高达 2.2%。国内王忠仁曾对其所在医院 1986~1991 年 6 年间职工中肺结核的发病情况进行了调查,结果发现青年护士肺结核的发病率最高。美国国立过敏性及传染性疾病研究中心(NIAID)指出:如与开放性肺结核病人每天接触 8h 持续 6 个月,或每天接触 24h 持续 2 个月,将有 50%可能被感染结核菌。在综合性医院,医务人员结核菌感染的危险性比结核病医院更大。调查发现,肺结核病人主要靠被动的因症求诊,其中 90%以上的痰菌涂片阳性肺结核病人,首次就诊是在综合医疗机构,而非结核病防治机构,一旦误诊住院对周围的病人及医院内医务人员危害性极大。此外,综合医院中存在防护措施不力,未严格遵照卫生部《肺结核病人归口管理》的规定将诊断为活动性肺结核病人及可疑肺结核病人报告并转诊到结核病防治专业机构治疗和管理。甚至未按规定对医疗区进行空气消毒等。另外,护士的自我防护意识差,如护士经常不戴口罩、对结核病缺乏足够的认识,医院设施不完善,如病室内的换气及气体消毒设备不完善等,也是护士职业感染结核病的危险因素。

【安全防护措施】

随着医学科学的迅速发展和对医院感染认识的提高,护士的自我防护问题越来越受到国内外同行的关注。美国职业安全保障和健康管理组织(OSHA)要求医院工作人员在处理有危险的工作前,应接受适当的训练,并制定了 OSHA 措施。医护人员严格的自我防护不仅可以避免自身遭受疾病的侵袭,同时避免了医院感染给病人带来的痛苦。

(一)管理传染源

积极治疗排菌病人,病人一旦被确诊应服用异烟肼、利福平等抗结核药物,开始治疗 2 周后痰液中结核菌数量即明显减少,仅为原来的 5%左右;治疗 4 周后则减少至原来的 0.25%。结核菌不仅在数量上明显减少,而且活力也减弱,甚至可以丧失活力,再加上服药后,咳嗽很快消失,传染性明显减弱或消失。因此化疗不仅是治疗的有效武器,也是控制传染、控制结核病流行的主要预防性武器,所以有效的化疗被称为"化学隔离"。

在综合性医院里,任何确诊的活动性肺结核病人以及可疑的肺结核病人均应及时报告并转诊到结核病防治专业机构进行诊治和管理。

(二)防止空气污染

主要阻止痰菌阳性病人排菌到空气中,防止空气传播最理想的方法就是教育病人咳嗽、喷嚏、大笑时用手帕掩捂口鼻,这样即切断了传播途径的起点。护士在面对面与病人接触时应戴口罩,一般纱布口罩对传染性微滴核可渗透,因此其保护作用不大,建议使用紧贴口鼻的滤菌口罩。在支气管镜检查室、雾化吸入室及吸痰室应安装高效粒子过滤器,并将空气排出室外,这样可以防止含菌微滴在室内散布,以保护医务人员。

(三)环境控制

大量排菌病人排出的飞沫核数量很多,如连续吸入可致感染,因此良好的通风是减少结核病传染的最有效的环境控制措施之一。把结核病房的门关闭，打开窗户是理想的通风办法，曾有人推算过室内每小时通风 6 次，可减少 99% 的飞沫核。也可在病房及隔离室安装排风扇向室外排气。

（四）紫外线空气消毒

波长 254nm 的紫外线照射，具有高效杀灭空气飞沫核中的细菌作用。可以迅速消毒污染区的空气，不仅对结核菌有效，对防止医院内交叉感染亦有效，可保护护理人员。每日 3~4 次，每次 30~45min。照射应在清洁打扫前，同时应有良好的通风。此外，太阳光是紫外线最经济的来源，因此理想的病室应具有大的窗户。

（五）增强护士的自我防护意识

护士要具备极强的自我防护意识，对每一个有呼吸道症状的病人都应当做可能的传染源，而采取自我保护，在为病人做护理工作的过程中，必须戴口罩，与病人保持一定的距离，嘱咐病人不要面对自己咳嗽、打喷嚏等。护士应定期进行体格检查，每年需做 1~2 次胸部 X 线检查，如检查患有免疫低下或抑制的疾患，则应避免接触传染性肺结核病人。

【疫情报告】

卫生部卫疾控发（1996）第 5 号文件已经把肺结核病列为《中华人民共和国传染病防治法》乙类传染病管理。要求凡在各级各类医疗卫生单位诊断为活动性肺结核的病人，要认真填写传染病报告卡片，城镇于 12h 内，农村于 24h 内向当地卫生行政部门指定的卫生机构寄出。除急、重症病人外，将病人转至结核病防治机构进行登记、治疗和归口管理。结核病疫情报告、登记系统是国家结核病防治规划的重要内容，是结核病监测的重要资料来源，也是控制结核病的重要技术措施之一，是决定和考核防治效果的重要信息资源。因此，及时、准确报告和登记肺结核疫情是每个医疗卫生单位和医务人员的法律义务和历史责任。

第五节 护理破伤风病人的职业安全防护

破伤风是由破伤风杆菌引起的一种急性特异性外科感染，常和创伤相关联，除了可能发生在各种创伤后，还可能发生于不洁条件下分娩的产妇和新生儿。该病菌为专性厌氧，革兰染色阳性。平时存在于人、畜的肠道，随粪便排出体外，以芽孢状分布于自然界，尤以土壤中为常见。创伤伤口的污染率很高，战场中污染率可达 25%~80%，但破伤风发病率只占污染者的 1%~2%，破伤风发病必须具有其他因素，主要因素就是缺氧环境。在缺氧环境中，破伤风杆菌的芽孢发育为增殖体并迅速繁殖产生大量外毒素：痉挛毒素与溶血毒素。其中痉挛毒素作用于脊髓运动神经，致使随意肌紧张与痉挛，阻断脊髓对交感神经的抑制，致使交感神经过度兴奋。

【临床表现】

一般有潜伏期，通常是 6~12d，个别病人可在伤后 1~2d 就发病。潜伏期越短者，预后越差。前驱症状是全身乏力、头晕、头痛、咀嚼无力、局部肌肉发紧、扯痛、反射亢进等。典型症状是在肌紧张性收缩（肌强直、发硬）的基础上，阵发性强烈痉挛，通常最先受影响的肌群是咀嚼肌，随后顺序为面部表情肌、颈、背、腹、四肢肌，最后为膈肌。相应出现的症状为：开口不便或小儿拒绝吮乳，以后逐渐变为牙关紧闭，不能进食；蹙眉、口角下缩、咧嘴，出现"苦笑"面容；颈部强直、头后仰，背部后伸，四肢的屈膝、弯肘、半握拳等，出现"角弓反张"或"侧弓反张"状态；咽肌强直性痉挛时出现吞咽困难，膈肌受影响时，面唇青紫，呼吸困难，甚至呼吸暂停，导致窒息。上述发作可因轻微的刺激，如光、声、接触、饮水等而诱发。发作时神志清楚，表情痛苦，每次发作时间由数秒至数分钟不等，发作频繁者，常提示病情严重。每次发作后往往大汗淋漓，极度疲乏，甚至衰竭。病人死亡原因多为窒息，心力衰竭或肺部并发症。

【危险因素】

（一）气管切开术后护理

气管切开术后护理包括吸痰、内套管的更换消毒、口腔护理和切口的换药等。在进行上述操作时，非常容易被病人的痰液污染双手。病人剧咳时，极有可能将痰液喷射到医务人员脸上。

（二）处理伤口

给病人进行清创和伤口换药时，极易污染双手。

【安全防护措施】

（一）隔离措施

破伤风病人必须严格隔离：病人住单间，病室要求遮光、安静、温度为 15℃~20℃。为防止病人痉挛发作，护理治疗应安排有序，尽量把各项操作安排在同一时间段内执行。

（二）免疫预防

破伤风是可以预防的疾患。由于破伤风杆菌是厌氧菌，其生长繁殖必须有缺氧的环境。因此，创伤后早期彻底清创，改善局部循环，是预防破伤风发生的关键；此外，还可通过人工免疫，产生较稳定的免疫力。人工免疫有自动和被动两种方法。无论平时、战时都应更多地推广自动免疫法。

1.自动免疫法　自动免疫法是以破伤风类毒素为抗原，注射到人体后，使体内产生抗体。具体方法是，前后共注射 3 次，每次 0.5mL。第一次皮下注射精制破伤风类毒素后，间隔 4~8 周，再进行第 2 次皮下注射，即可获得"基础免疫力"。如果在 6 个月~1 年后进行第 3 次注射，就可获得较稳定的免疫力。这种免疫力可以保持10 年以上，所以随后如 5 年追加注射 1 次，便能保持足够的免疫力。小儿对本病的自动免疫可与百日咳、白喉的免疫联合实行。

2.被动免疫法　未接受自动免疫的伤员，伤后应肌内注射破伤风抗毒素 1500~3000U，伤口深、有泥土污染时剂量可酌情加倍。儿童与成人同量。因破伤风抗毒素和人体破伤风免疫球蛋白均无中和与神经组织结合的毒素的作用，故应尽早使用，以中和游离的毒素。抗毒素易发生过敏反应，注射前必须进行皮肤过敏试验。方法是从破伤风抗毒素 1500U 中抽 0.1 mL 加生理盐水至 1mL，皮内注射 0.1mL 做一皮丘，15~20min 后观察，如皮丘红肿直径在 1cm 以上或有发痒、荨麻疹则为阳性，应用脱敏注射法，即 1500 U 破伤风抗毒素分 4 次肌内注射，第 1 次抽破伤风抗毒素 0.1mL 加生理盐水至 1mL，第 2 次抽破伤风抗毒素 0.2mL 加生理盐水至 1 mL，第 3 次抽破伤风抗毒素 0.3mL 加生理盐水至 1 mL，第 4 次余量加生理盐水至 1mL，每次肌内注射间隔 15min，每次注射后，注意观察有无过敏反应，同时准备好肾上腺素，以防万一。若皮肤过敏试验为阴性，则可将破伤风抗毒素 1500U1 次性肌内注射。

（三）破伤风杆菌的消毒

破伤风杆菌对环境有很强的抵抗力，能耐煮沸 40~60min，在 5%碳酸氢钠中能存活 10h 以上。

（四）个人防护

护理人员在护理破伤风病人时应严格执行无菌操作。护理人员应穿隔离衣、戴手套、戴面罩及护目镜。特别是为破伤风病人行气管切开术后护理时，更应加强个人防护，病人的用品和排泄物均应消毒，更换的伤口敷料应予以焚烧，防止交叉感染。

【疫情报告】

破伤风属于丙类传染病。任何人发现传染病人或疑似传染病人，都应及时报告。

第六节　护理狂犬病病人的职业安全防护

狂犬病又称恐水症，是由狂犬病毒所致，以侵犯中枢神经系统为主的急性人、兽共患传染病。人狂犬病通常由病兽以咬伤方式传给人。死亡率为 100%。

【临床表现】

潜伏期长短不一，5d 至 19 年或更长，一般为 1~3 个月。典型临床表现分为 3 期：

（一）前驱期

常有低热、倦怠、头痛、恶心、全身不适，继而恐惧不安，烦躁失眠，对声、光、风等刺激敏感而有喉头紧缩感。在愈合的伤口及其神经支配区有痒、痛、麻及蚁走异样感觉。本期持续 2~4d。

（二）兴奋期

表现为高度兴奋，突出为极度恐怖表情、恐水、怕风。体温升高。恐水为本病的特征。典型病人虽渴极但不敢饮，见水、闻流水声、饮水，或仅提及饮水时均可引起咽喉肌严重痉挛。外界多种刺激如风、光、声也可引起咽肌痉挛。常因声带痉挛伴声嘶，说话吐词不清，严重发作时出现全身肌肉阵发性抽搐，因呼吸肌痉挛而致呼吸困难和发绀。病人交感神经功能亢进，大量出汗、乱吐唾液、心率加快、血压上升等，但病人神志多情楚，可出现精神失常、幻视幻听等。本期持续 l~3d。

（三）麻痹期

病人肌肉痉挛停止，进入全身弛缓性瘫痪，由安静转入昏迷状态。最后因呼吸、循环衰竭死亡。本期持续一般为 6~18h。

【危险因素】

狂犬病毒主要通过咬伤传播，也可通过带病毒犬的唾液，经各种伤口侵入。医护人员在反复冲洗被狂犬咬伤的伤口时可能接触从伤处流出的狗涎而感染；也可在挤出病人局部伤口污血及伤口底部和周围浸润注射时，因医护人员自身皮肤破损而感染被狂犬病毒污染的血。

【安全防护措施】

（一）严格隔离

狂犬病人必须采取严格隔离，防止唾液传染。保持病人安静，减少光、风、声等刺激，狂躁时用镇静剂，尽量避免被病人抓伤。

（二）采取综合性预防措施

同经血液传播疾病预防措施。特别注意当接触病人唾液时要戴手套、口罩、面罩以保护自己。

（三）加强暴露前和暴露后预防

我国为狂犬病高发区，特别是湖南省，因狂犬病死亡的病人数居全国第一。故凡被犬咬伤者，或其他可疑动物咬伤、抓伤者，或医护人员的皮肤破损处被狂犬病病人唾液沾污时均需要做暴露后的预防接种。目前主要使用安全有效的细菌培养疫苗。国内主要采用地鼠肾细胞疫苗，暴露前预防：接种 3 次，每次 2mL，肌内注射，于 0、7、21 d 进行；2~3 年加强注射 1 次。暴露后预防：共接种 5 次，每次 2mL，肌内注射，于 0、3、7、14d 和 30d 完成，如严重咬伤，可全程注射 10 针，于当日至第 6d 每日 1 针，随后于 10、14、30、90d 各注射 1 针。WHO 建议职业暴露后需经如下处理（表 21-1）：

表 21-1 职业暴露于狂犬病后的处理(WHO)

	暴露的类型	处理方法
Ⅰ 型	触摸或饲养动物,完整皮肤被舔	无需处理
Ⅱ 型	无防护皮肤被啃咬,无流血的轻度擦伤或抓伤,破损皮肤被舔	即接种疫苗
Ⅲ 型	一处或多处皮肤的穿透性咬伤,唾液小型污染黏膜(被舔)	同Ⅱ+抗狂犬病免疫球蛋白

当处理免疫反应低下的病人，或暴露时间超过 48h，WHO 建议首针免疫剂量加倍。

【疫情报告】

狂犬病属于乙类传染病。狂犬病的防治管理工作，由各级政府畜牧兽医、卫生、公安部门按照国务院的规定分工负责。任何人发现传染病病人或疑似传染病人，都应及时报告。

第七节　医护人员的感染管理

医院工作人员不仅与社会中的传染病接触，同时在工作区域也随时有被病原体污染的危险，工作人员也可以成为病原体的传播者。故加强工作人员的医院感染管理不仅能减少医院感染的发病率，同时也为工作人员创造了一个安全的良好的工作环境。

（一）医务人员常见医院感染及危险性

据文献报道，美国的医院工作人员肝炎患病率比一般居民高 4 倍；英国的外科医师则高于伦敦市民的 10 倍。专家们估计，在我国乙型病毒性肝炎对医院工作人员感染的危险性比一般人群高 5~l0 倍。

在医护人员的职业感染中最为严重的是肝炎。据国外报道，乙型病毒性肝炎的感染机会，医护人员比一般人要高得多，在某些国家，乙型病毒性肝炎已被立法机构视为一种职业病来考虑。乙型肝炎病毒抗体阳性率最高者为外科医师和病理科医生，其次是护士、实验室工作人员、肾病治疗部门工作人员、采血人员和牙科医师。医务人员常见医院感染及危险性见表 21-2、表 21-3。

表 21-2　医务人员常见医院感染及危险性

分类	致病菌	传播途径	主要控制措施
血液传染	乙型肝炎病毒,丙型肝炎病毒,其他非甲非乙非丙非丁型肝炎病毒,HIV	含病毒物质进入血液或组织或直接与破损黏膜接触	输血管理
食入传染	甲型肝炎病毒,戊型肝炎病毒,沙门菌,志贺菌轮状病毒等肠道病毒	粪–口传播,食入病毒或病菌后发病	饮食卫生
接触传染	流行性角结膜炎病毒，单纯疱疹病毒,巨细胞病毒,金黄色葡萄球菌,A组链球菌	病毒或病菌直接接触黏膜或创面	洗手及个人卫生
吸入传染	呼吸道合胞病毒,Parvo,病毒，流感病毒,脑膜炎双球菌	呼吸时吸入散布在空气中含病毒或病菌的微粒	空气消毒环境卫生

表 21-3　怀孕职工接触传染病的危险性

疾病或病原微生物	孕妇感染危险性
巨细胞病毒	对有症状病人有低度危险在分娩期对埃可病毒有高度危险性
肠道病毒	对柯萨奇病毒有
低度危险	乙型病毒性肝炎
有高度危险(怀孕 6 个月后)	单纯疱疹
对分娩期有低度危险	流行性感冒低度危险
麻疹	低度危险
腮腺炎	不定
微小病毒 B19	对传染有低度危险
风疹	对怀孕前 3 个月有高度危险
梅毒	对怀孕任何时间均有高度危险
弓形病毒	对怀孕 6 个月后危险性最高
结核	罕见,危险程度如何尚未确定
水痘	如在分娩期的 7d 之内出现早产,有高度危险

(二) 医务人员医院感染高危科室

在医院,有很多特殊科室和工作环节对职工具有较大的或特殊的感染危险性,如透析室、供应室、传染科、口腔科、检验科、化验室等。

1.透析室

美国 CDC 早在 20 世纪 60 年代就发现透析室工作人员肝炎发病率比较高。在 20 世纪 70 年代的一项调查研究中,发现病人的肝炎感染率超过 6%,而工作人员感染率接近 6%。乙型病毒性肝炎一经带入透析室,就会通过直接接触或通过各种无生命物体,如透析器、镊子、针头和其他仪器及器材表面在工作人员中传播开来。有血污染的物品应立即用 2%的戊二醛或次氯酸溶液清洁和消毒。采集化验用的血标本后,需用镊子更换针头,接种培养瓶或移入血标本瓶。

2.供应室

医院供应室负责处理医院内的所有灭菌器材,同时还要对污染器材进行再次处理。由于供应室工作人员经常接触污染器材,有时会受到病原菌的感染,从而成为灭菌器材的污染源,所以对供应室人员的管理显得尤为重要。

(三) 感染后的工作限制

患严重的高度传染性疾病的工作人员,或在无完善的预防措施下,已暴露于高度传播性感染病人的职工,为了防止感染扩散,应在一定时期内调离直接治疗或护理病人的岗位即为"工作限制"。

1.急性腹泻

急性腹泻伴有发热、腹痛或血便等严重症状 24h 以上的职工,可不必等待确诊而立即调离其直接接触病人的岗位。感染者应接受妥善的特异性治疗。非伤寒的沙门菌肠道感染的职工,应调离直接接触病人的岗位,直至两次 (间隔 24h 以上) 连续培养肠道病原菌阴性为止。沙门菌以外的肠道病原菌感染的职工,经治疗症状消失后可恢复工作。

2.单纯疱疹病毒感染

原发性或复发的口及面部单纯疱疹病毒感染的职工，不应让其治疗或护理高危病人，如新生儿、烧伤病人。手指或手患单纯疱疹病毒感染（如疱疹性指炎）的职工，不应直接接触病人，直至损伤完全愈合为止。

3.呼吸道感染

呼吸道感染的职工不应直接护理高危病人，如新生儿、婴幼儿或免疫力低下的病人。

4.链球菌感染

疑为 A 组链球菌性疾病的职工，应做适当的细菌培养，即使其身体状况尚能工作，仍应调离病房，直到排除诊断或接受有效治疗 24h 以后，才可恢复工作。

5.水痘或带状疱疹

暴露于水痘或带状疱疹的职工若不知其对水痘或带状疱疹的免疫性，应从暴露后第 10 d 起调离工作，直到潜伏期过后才能恢复工作。

6.结核病

患肺结核的职工，痰涂片检查有结核菌者，应调离其工作岗位直到其经充分治疗后痰检查 3 次连续无结核菌或痰培养阴性为止。

7.肝炎

可疑感染上甲型病毒性肝炎的职工，不应做护理工作，直到疾病康复。对已知为乙型病毒性肝炎表面抗原携带者的职工，应要求其执行预防措施，以减少传染给他人的危险。HBsAg 试验为阳性又在手上有渗出性损伤的职工，在一切直接接触病人及处理接触病人黏膜的器械或非完整皮肤时，应严格要求戴手套或停止一切直接护理病人的工作。透析室或高危病区的工作应选用对乙型病毒性肝炎有免疫力的职工来担任。牙科医护人员在进行牙科手术时应按常规戴手套、口罩及护目镜。

（褚玉清 孙淑华 王振颖 商显敏 孙琴 娄毛毛）

第二十二章 护理与法律法规

第一节 护理与法

护理法的制定受国家宪法制约。护理法包括国家立法机关颁布的护理法规和地方政府有关政策性法规。护理法具有法规的性质，其内容为强制性指令，对护理工作起到约束、监督和指导的多重作用。护理法是关于护理教育和护理服务的法律。护理法是为规范护理人员的资格、权利、义务、责任及护理服务行为而设立的法律与法规。护理法中确定了护理的概念、意义、目的、独立性及具体明确的教育制度、教师的资格考试及护士注册、护士执业资格、业务范围以及行政处罚原则等。

一、护理立法的意义

护理立法给护理管理和护理教育提供了有力的支持、保障与约束；使管理和教育专业化、科学化和标准化；使护理管理与护理教育在有法可依，违法必究的框架下运行。护理法集中了最先进的法律思想与护理观念，为护理服务的开展与护理专业人才培养制定了法制化的标准，促使一切护理行为符合法律准则，从而保障护理安全，提高护理管理和护理教学的质量。

有利于护理人员职业保护和支持：通过护理立法，明确了护士的基本权益与责任，使护理人员的地位、作用和职责范围有了明确的法律依据，使护理人员在从事正常护理工作时其法定职责等方面的权益最大限度地受到法律的保护，从而增强了他们的使命感和安全感。

有利于保护护理对象的合法权益：护理立法即向社会和公众昭示了它的各项服务法规，又公开接受守社会的监督，对违反护理法准则的行为，服务对象可依法追究责任人的法律责任，最大限度地保护了护理对象在接受护理时的合法权益。

有利于促进护理人员的继续教育：法的执行时间具有稳定性，我国1994年开始执行的《中华人民共和国护士管理办法》也明确规定护士注册的有效期为2年以及中断注册5年以上需再注册的具体条款。这就以法律的形式敦促护理人员必须牢牢地树立终身学习的观念，必须不断的更新知识、提高技能才能依法从业，对护理质量的保证和推动护理专业的发展具有深远的意义。

了解护理法的种类和基本内容，有助于护理管理者建立护理法的系统概念，增强管理工作中的法制意识，明确法律责任。

二、护士的法律资格、权利与义务

护士是指受过护理专业教育，掌握护理、病房管理的知识和技术，并具有一定卫生预防工作能力的卫生人员。

护士管理办法所称的护士是指依法取得护士职业证书并经过注册的护理专业人员。护士作为一个职业的从业人员，在医疗、预防、保健、康复领域中共同担负着促进健康、预防疾病、恢复健康、减轻痛苦的重要职能。护士的劳动应受社会尊重，护士从事护理活动受法律的保护，侵犯了护理人员的正当合法权益要受到法律的制裁。护理工作中的这种法律关系是国家保护每个公民正当权益的体现。每个护理人员都应准确地了解其职责的法律范围，根据自己所受的专业教育及专业团体的规范要求，熟知各项护理工作的原理及效果，应明确哪些工作自己可以独立执行、哪些工作必须有医嘱或在医生的指导下进行，以防止产生法律纠纷。

护理工作必须由具备护士资格的人来承担，实行护士执业资格统一管理，建立护士执业资格考试制度和护士执业许可制度，以法律的手段保证了护理质量及公众的就医安全。护士执业考试合格即取得护士执业的基本资格，还必须经过注册。注册是卫生行政机关行使许可权的一种形式。取得护士执业资格的人并经注册后，便成为法律意义上的护士，应履行护士的职责，并享有护士的权利与义务。

三、护士执业考试与注册

护士从事的是以照料患者为主的医疗、护理、技术工作。护理质量体现了护士的理论知识、技术水平、工作态度和护理效果。护士获得职业资格是具有从事护士工作的基本理论和实践能力水平的标志。

为保证护理行业人员的业务水准，加强护士行业职业准入控制，从源头上控制护士队伍整体素质，我国 1993 年 3 月 26 日颁布《中华人民共和国护士管理办法》，1994 年 1 月 1 日起施行《中华人民共和国护士管理办法》，该管理办法是保证医疗护理质量和公民就医安全的重要措施。

凡符合护士管理办法规定的免考条件者以及参加护士执业考试成绩合格者，由卫生行政部门发给《中华人民共和国护士执业证书》，该证书在全国范围内有效。《中华人民共和国护士管理办法》中规定，每 2 年必须按规定条款进行执业注册，规定每年必须取得一定的继续教育学分才给予执业注册；中断执业注册 5 年以上者，必须按省卫生厅等有关行政部门的规定参加临床实践 3 个月，并向执业注册机关提交有关证明方可再次进行执业注册。从法律、制度上保证了护理人员必须不断接受继续护理学教育的权利与义务，使其在知识和技能上持续不断的获得学习和提高，对于护理质量的保证、护理专业的发展具有深远意义。

《中华人民共和国护士管理办法》中规定，护士执业过程中的执业规则如下：

1.护士在执业中应当正确执行医嘱，观察患者的身心状态，对患者进行科学护理。遇紧急情况应及时通知医生并配合抢救，医生不在场时，护士应当采取力所能及的急救措施。

2.护士有承担预防保健工作、宣传防病治病知识、进行康复指导、开展健康教育、提供卫生咨询的义务。

3.护士执业必须遵守职业道德和医疗护理工作的规章制度和技术规范。

4.护士在执业中得悉就医者的隐私，不得泄露，但是，法律另有规定的除外。

5.遇有自然灾害、传染病流行、突发重大伤亡事故，及其他议案中威胁人群生命健康的紧急情况，护士必须服从卫生行政部门的调遣，参加医疗救护和预防保健工作。

6.护理员只能在护士的指导下从事临床生活护理工作。

第二节　护理工作中潜在性的法律问题

一、侵权行为与犯罪

护理人员与患者的接触比其他医务人员更为密切，在护理人员为患者治疗、护理时，可获得其高度的信赖，对患者的个人隐私，护理人员应持慎重态度，为之保密，若随意谈论，造成扩散，则应视为侵犯了患者的隐私权。

二、疏忽大意与渎职罪

护士因疏忽大意而错给一位未做过青霉素皮试的患者注射了青霉素，若该患者幸好对青霉素不过敏，那么，该护士只是犯了失职过错，构成一般护理差错。假若该患者恰恰对青霉素过敏，引起过敏性休克致死，则需追究该护士法律责任，则应视为渎职罪。

三、临床护理记录

《最高人民法院关于民事诉讼证据的若干规定》第四条第8款明确规定"因医疗行为引起的侵权诉讼，由医疗机构就医疗行为与损害结果不存在因果关系即不存在医疗过错承担举证责任。"这表明发生医疗纠纷，医院要自证无错，必须承担举证责任，否则医院就应当承担相应的法律责任，这在诉讼证据上称为"举证责任倒置"。这一规定无疑增强了诉讼证据上的法力，迫使一切行医施护者必须用事实来证明你的行为具有法理性。

临床护理记录，它们不仅是检查衡量护理质量的重要资料，也是医生观察诊疗效果、调整治疗方案的重要依据。在法律上，也有其不容忽视的重要性。不认真记录，或漏记、错记等均可能导致误诊、误治、引起医疗纠纷，临床护理记录在法律上的重要性，还表现在记录本身也能成为法庭上的证据，若与患者发生了医疗纠纷或与某刑事犯罪有关，此时护理记录，则成为判断医疗纠纷性质的重要依据，或成为侦破某刑事案件的重要线索。因此，在诉讼之前对原始记录进行添删或随意篡改，都是非法行为。

四、执行医嘱

医嘱通常是护理人员对患者施行诊断和治疗措施的重要依据。一般情况下，护理人员应一丝不苟地执行医嘱，随意篡改或无故不执行医嘱都属于违规行为。但如发现医嘱有明显的错误，护理人员有权拒绝执行，并向医生提出质疑和申辩；反之，若明知该医嘱可能给患者造成损害，酿成严重后果，仍照旧执行，护理人员将与医生共同承担所引起的法律责任。

五、收礼与受贿

患者康复或得到了护理人员的精心护理后，出于感激的心理而自愿向护理人员馈赠少量纪念性礼品，原则上不属于贿赂范畴，但若护理人员主动向患者索要巨额红包、物品，则是犯了索贿罪。

六、麻醉、精神药品与物品的管理

"麻醉"药品主要指的是杜冷丁、吗啡类药物。临床上只用于晚期癌症或术后镇痛等。护理人员若利用工作之便将麻醉药品、精神药品提供给不法分子倒卖或吸毒者，这些行为事实上已构成了参与贩毒、吸毒罪。因此，护理管理者应严格落实麻醉类药品管理制度，并经常向接触麻醉药品的护理人员进行法律教育。

护理人员负责保管、使用各种贵重药品、医疗用品、办公用品等，绝不允许利用工作之便，将物品、药品等占为己有。如占为己有，情节严重者，可被起诉犯盗窃公共财产罪。

七、护生的法律身份

护生只能在执业护士的严密监督和指导下，为患者实施护理。在执业护士的指导下，护生因操作不当给患者造成损害，护生不负法律责任。护生未经带教护士批准，擅自独立操作造成患者损害，护生要承担法律责任，患者有权利要求护生作出经济赔偿。所以，护生进入临床实习前，应该明确自己法定的职责范围。

八、职业保险与法律判决

职业保险是指从业者通过定期向保险公司交纳保险费，使其一旦在职业保险范围内突然发生责任事故时，由保险公司承担对受损害者的赔偿。目前世界上大多数国家的护士几乎都参加这种职业责任保险。首先，保险公司可在政策范围内为其提供法定代理人，以避免其受法庭审判的影响或减轻法庭的判决。其次，保险公司可在败诉以后为其支付巨额赔偿金，使其不致因此而造成经济损失；第三，因受损害者能得到及时合适的经济补偿，而减轻自己在道义上的负罪感，较快达到心理平衡。因此，参加职业保险可被认为是对护理人员自身利益的一种保护，职业保险虽然并不摆脱护理人员在护理纠纷或事故中的法律责任，但实际上却可在一定程度上抵消其为该责任所要付出的代价。同时，在职业范围内，护理人员对他的患者负有道义上的责任，决不能因护理的错误而造成患者经济损失。参加职业保险也可以为患者提供保护。

　　医院作为护理人员的法人代表，对护理人员发生的护理损害行为，应负有赔偿责任。当患者控告护士，法庭作出判决时，医院应承受判决，因此，医院也应参加职业保险，增强护理人员的职业责任保险效能。

第三节　护理管理中的法律关系

　　随着我国经济体制的转型、市场机制的建立以及世界贸易组织的加入，医疗行业的竞争格局、价值定位和经济管理均发生了深刻的变化。随着入世后医疗服务市场的进一步开放，竞争将会更加激烈，在医院竞争加剧的过程中，医院面临着多方面的问题。我国是发展中国家，国家投向医疗卫生方面的资金有限，如何适应目前医疗市场的需求、面对竞争激烈的医疗市场，是对医院管理者的挑战。医务人员所面临的服务对象，是患者维权意识高涨、健康意识加强、强化对医疗过程的参与意识、并且重视就医过程和就医感受。医护人员要适应目前的医疗市场，要尽可能达到患者的要求，就要提高医疗技术质量、服务质量、医院管理能力、强化品牌意识、法律意识。医院管理将进入以患者满意度、患者忠诚度和医院知名度、美誉度为中心的品牌经营阶段，是当代医务工作者的重要课题。

一、护患关系定义

　　护患关系是由两个以上自然人结成的关系，双方均受法律保护。护患关系在建立过程中完全符合民法的平等自愿原则。因此，护患关系是带有契约性质的合同关系，由于职业的特殊性，这一合同关系不是以双方签约的形式确认，而是以护患行为方式组成并确立。一般情况下，患者在医院发生就医行为后就确立了同医院的这种契约合同关系与直接为他提供服务的护理人员构成护患双方契约性质的法律关系。一旦确立，双方都必须履行社会普遍认可及法律规定的护士及患者各自角色的行为。故护理人员必须严格遵守医疗卫生管理法律、行政法规、部门规章和诊疗护理规范，恪守医疗服务职业道德，把患者的健康利益放在首位。

　　现代护理的服务范围和服务对象包括患者、患者亲属、患者单位的领导、同事以及社区的健康人群。护理人员要面对复杂的人际关系，并与他们之间在诊疗过程中直接或间接的产生护患关系，护患关系也是法律关系。

二、护患关系内涵

　　西方社会学家认为，疾病行为的建立是一种社会机制，一方面患者可以暂时免除正常的社会责任，不必为自己的生病负责，需要别人照顾。另一方面，医生护士需在医疗知识和技术上达到一定的标准，才能获得社会的认可，被赋予协助患者解除疾病的社会责任。医生、护士必须是专业的、权威的、客观的处理医疗、护理上的问题，并且时时保持情感中立，不能因自己的喜怒哀乐而影响患者的治疗工作。

要求医生、护士将患者利益置于个人利益之上，即"救死扶伤、治病救人，乃医生护士的天职"。医生、护士要以患者及社会福祉为依归，而非寻求自己的利益。

医生护士与患者的关系应该是一种平等地位的关系，医生的职责是提供最合理的治疗建议，而患者的责任是在与医生作充分的沟通后决定是否采纳其建议。

患者看病有两个目的，一是生物目的即通过医生护士的治疗解除症状；二是心理目的即不安与焦虑的心理在医生和护士的解释指导下得到释放和缓解。因此，要求医生、护士，一方面要有治疗疾病的技术性行为，另一方面要有安慰患者的情感性行为。护士在安慰患者的情感行为上占的分量要大于医生，因此，护士的心理护理尤其重要，可以说是护理工作的重点。

三、护理人员与其他医务群体的关系

为患者提供服务的医疗机构是由组织及责任人（管理人员、医生、护士、医技、药剂、后勤工作者）等组成的一套诊疗体系。该系统包含了两个部分，一是以患者为中心的诊疗服务体制；二是以国家法律及医疗法规为准则的医疗体制，因此在一个完善的诊疗系统中，管理、技能、法律三者是紧密联系的，它们之间既是相对的，又是统一的。例如，在专业分工中，医生应遵守《中华人民共和国执业医师法》、护士应遵守《中华人民共和国护士管理办法》，而在诊疗活动中，无论医生、护士、医技、药剂和管理部门都应共同遵守国家各项法律和医疗法规，所以，组织与组织之间、组织与个人之间、个人与个人之间均在诊疗活动中直接或间接地构成法律关系，同样与患者之间也形成了连带的法律关系。

护理工作的特点决定了需要与多层面人群的广泛联系，因此，明确与其内在法律关系有助于在工作中目标明确、各司其职、责任分明、协调统一。

护理人员与医生的联系最直接，实际操作最具体，医护之间在诊疗服务中是一种既有分工又有共同责任的工作关系，同时，又由此而产生了相互监督、相互制约的法律关系。正如护士在执行医嘱的诊疗过程中，与医生的合作应包含行政、技能、法律法规的多层属性。绝不能是盲目的，而必须在科学理论基础的指导下执行正确无误的医嘱，护士有责任对不明确的医嘱提出疑义，对错误医嘱提出指正。

护理人员与医技、药剂、营养、后勤等多方面的人员有工作的联系，也存在职责、技能、法律的关系，也应起到相互监督和相互制约的作用。

四、医患关系

（一）医患关系定义

狭义的概念　医生与患者之间的关系。

广义的概念　患者及其家属、单位、朋友和社会与医生、护士医院各级各类人员和社会之间的关系。

医患关系涉及医学社会学、医学人类学、健康传播学、医学伦理学和生命伦理学等。医患关系是医务人员与患者在医疗过程中产生的特定的医治关系，是医疗人际关系中的关键。"医"已有单纯医学团体扩展为参与医疗活动的医院全体职工；

"患"也有单纯的求医者扩展为与之相关的一种社会关系。

（二）医患之间常见的几种关系

1.医患之间的医疗关系

我国《宪法》第 54 条规定：公民在年老、疾病或者丧失劳动能力的情况下，由从国家和社会获得物质帮助的权利。公民因病就医时，从挂号领取挂号单起，患者同医院的合同关系便告成立，患者就拥有了特定的医疗权利，享有从该医院获取医疗服务的权利。《中华人民共和国执业医师法》第 32 条规定：施行手术、特殊检查、特殊治疗，必须争得患者同意，并应当取得家属或关系人的同意并签字。

医疗合同的履行并不一定以患者所患的疾病治愈为履行完毕，确诊疾病，经过治疗，不论是否治愈，只要医务人员尽到职责，没有过错，就视为医疗机构已经完全履行合同。医疗合同与当事人之间需要密切配合、共同协力履行，患者对医疗合同的履行有一定的决定权。

2.医患之间的道德关系

道德 "道" 是事物发展变化的规律，"德" 是指立身根据和行为准则，指合乎道之行为。道德说明人的品质、原则、规范与境界。

道德的本质是由一定社会经济关系所决定的社会意识形态。渗透于各种社会关系中，既是人们的行为应当遵循的原则和标准，又是对人们思想和行为进行评价的标准。

医学道德规范的内容主要有公正与平等的对待患者；诚实与慎言守密；信任、尊重与爱护同行；热爱医学事业，不断进取，钻研与发展医学科学技术；廉洁奉公与文明行医等。

我国医患道德关系的特点：以社会主义人道主义为原则建立起来的平等关系；以社会主义法制为保障建立起来的信赖关系；以救死扶伤相关联、以医疗技术为保证的委托关系。

随着社会的进步和医学的发展，提出了日益增多的医德问题，如器官移植、人工流产、绝育、人体试验、死亡标准和安乐死等。医德不仅是医者、医务界的事，已涉及国家的政策和法律。尤其是生命伦理学的兴起，使传统的伦理道德观念受到前所未有的挑战，在涉及医德责任的重大课题上，使人们感到颇为棘手。当前社会主义市场经济不断发展的新形势下，不断增进与发展医患之间良好的道德关系，互相信赖、互相尊重、互相合作，医患平等，仍然是促进医学科学不断发展，使人类战胜疾病的重要因素。

3.医患之间的文化关系

由于患者的种族、国籍、宗教信仰、道德观念、思维方式、行为方式、生活方式、文化程度、职业和性别等不同，加上心理承受能力不同、就诊目的不同、社会心态不同，导致在就医过程中的文化需求不同。

医护人员对患者称呼的文化。体现为称呼应亲切、自然、准确、合理，不可肆意为之，大而化之，称呼得体。

各民族对待死亡的文化习俗不同。死亡是一种不可抗拒的生理现象和社会现象，各民族均有不同的风俗习惯，医务人员要尊重他们的风俗习惯，尽力满足其需求，减少不必要的纠纷。

4.医患之间的经济关系

有人认为——医疗无责论。古时候，无论国内和国外，医生从事着治病救人的神圣使命，治疗不是为了获取利益，几乎是单纯的义务奉献。国内有"悬壶济世"解救众生；在国外医疗和教会分不开，是上帝的"使者"，不以赢利为目的，不是商品关系。医生的行为只是奉献不求索取，故医生对他的医疗后果是不负有任何责任的。因此，过去的法律中没有医疗事故赔偿的概念。

也有人认为——医疗有责论。随着社会的进步和发展，商品社会出现，从商品理论上看，医生和患者的关系存在收费，医生的医疗行为就视为商品，医患之间即建立了特殊的商品关系，所以医生要对医疗事故负有责任。

处于经济转型阶段的医疗体制，由过去的公费医疗全额报销转变为医保部分个人支付；由过去的医院行政管理转变为医院经营管理；由过去医疗计划市场转变为医疗竞争市场；由过去国家发给医疗机构职工全额工资转变为医疗机构职工工资奖金靠医院收入支付等均构成了医患之间的经济关系。

5.医患之间的法律关系

《中华人民共和国职业医师法》《中华人民共和国护士管理办法》《中华人民共和国药品管理法》《新刑法》《民法通则》《医疗事故处理条例》等均对医疗过程，医患关系具有比较明确的解释和行为规范。

五、影响医患关系的因素

传统的医患关系中，医者以为患者谋利益为己任，医者享有较高的社会地位，他们为患者解除痛苦，捍卫生命，被施救的患者往往怀着感恩的心态对待治疗自己的医者。近年来，医患关系却日趋紧张，医患矛盾不断激化。

1.政府因素

社会的发展包括环保、医疗、教育、退休、养老、社会救济等。在我国经济高速发展的同时，社会发展和国家社会保障发展相对滞后，加上新药品、新医疗技术、新设备的引进，使医疗费用大幅度上涨。另外也有国家体制因素，如国家投入的高额医疗费用仅有少部分人享用，医疗资源配置不够合理等。虽然，卫生主管部门作过多方努力，但仍有许多问题得不到解决，矛盾直接转化为医患冲突，医院成为冲突的发生地。

2.社会因素

媒体因素表现较为突出。随着传媒业市场化竞争的日益加剧，各媒体为了维持和增加其听众、观众和读者，竞相推出大众感兴趣的热点新闻，以此来扩大市场占有率。随着经济的高速发展，而社会的发展相对滞后，治安、环境、教育、医疗等方面存在较多问题，其中以医疗问题涉及面最广，受众面最宽，炒作医疗问题所产生的政治风险最小，因而成为媒体报道的首选对象。医生、护士和患者原本是在同一阵线，对付共同的敌人——疾病。在媒体的过渡炒作之中，被人为的划成了对立的两面。由于公众对医学知识的相对缺乏，对医疗工作高风险的不理解，加上部分媒体片面地将医患关系的矛盾焦点理解为商业流通中的普通消费行为关系，放大少部分医生工作中的不良行为，对医患矛盾起着推波助澜的作用。

3.患方因素

（1）患者维权意识高涨人们随着社会的进步和经济的发展，患者的维权意识和法律意识日益高涨。

（2）全民健康意识加强随着生活水平的提高，人们越来越关注自身和家人的健康状况，对疾病的预防和早期诊治倍加重视，因此，对疾病的治疗效果期望值增高。实际就现在医疗工作而言，仍有许多病例无法根治，患者身体和心理的个体差异，必然影响治疗效果。

（3）患者对医疗过程的参与意识加强社会文化水平整体上升，资讯发达，患者易于了解与疾病相关的信息，患者迫切要求了解自己的治疗方案、用药及预后。患者自主参与意识的觉醒是不可逆转的文明进步潮流，知情同意也是患者的重要权利，是患者得到尊重的重要体现。按照知情同意原则，患者或家属必须知晓治疗真实充分的信息，特别是可能引发的风险。以便取得患者或家属的自主同意。

（4）患者重视就医过程和感受过去的患者仅要求治好疾病或减轻痛苦就满意。现在的患者更注重就医感受，希望能在轻松愉快的环境中和心境下接受治疗并痊愈。除了要满足技术性医疗服务需求之外，还对人文性医疗服务提出新的要求，医生要有同情心和同理心给予患者足够的精神支持、人文关怀，以满足患者的心理需求。部分经济能力较好的患者，对就医环境提出更高的要求，以满足患者的社会需求。

（5）医疗服务的直接/间接对象患者是医院的直接服务对象，患者家属是间接服务对象，其家属对医院的服务可能有比患者更深切的体会和要求，患儿家长是医院重要的间接服务对象，医院除了对患儿进行治疗外，还要对家长进行健康教育；对于晚期癌肿和临终患者，除了对患者进行临终关怀外，还应对其家人的心理需求和社会需求进行关注，安抚他们失去亲人的痛苦，可避免医患冲突。

4.医方因素

（1）医护人员收入偏低，医师是高劳动强度、高风险的职业。在过去的"非典"疫情中医师、护士的职业风险性凸显出来，但是医师、护士的收入和劳动强度、风险性及不相称。医师的收入长期低迷，与其他同类行业相比，无法体现其工作价值。

（2）医生工作量大，由于医疗机构配置不够合理，相当多的医疗机构资源分布在大城市的大医院，而社区医院、中小医院资源相对缺少，医疗条件尚差，而且大医院与小医院的收费没有拉开档次，看同样的病，费用相差无几，患者都愿意直接到大医院去看病，导致医院级别越高，医师、护士的工作负荷越大。

（3）医方的工作心态，医护人员收入偏低、工作量大、又是高劳动强度、高风险的职业，加上社会上负面舆论较多，部分医生心理压抑、不平衡，存有抱怨的心态，工作中处处设防，对待患者仅是机械性的照章办事，有意躲避纠纷，难免缺乏关爱之心，发扬"医者父母心"精神的状况下降。

以上因素导致医患关系处于对立阶段，要改善医患对立的现状，缓和日趋激化的对立矛盾，需要多方努力，从医院管理的角度来看，其他三因素是医院不可控制的，医院管理者无法改变和操控，唯一的方法就是改善医院内部管理。

六、构建和谐的医患关系

医患矛盾是社会矛盾在医院的反映。国家的财政支持有限，医院的生存必须靠市场化运作来维持，但医疗卫生的公益性质又让医院处于道德和经济的矛盾之中。面对医患矛盾医疗机构应加强医疗服务中的人文性服务，正确处理社会效益和经济效益的关系。医疗问题，不是一个简单的医学问题，而是包括医学、经济学、管理学、政治学、社会学及心理学等众多学科在内的综合性社会问题。

医疗纠纷（包括医疗事故和患者的不满意），虽然近年来大幅度上升，但是，医疗事故并未同步增加，说明目前的医疗纠纷并不是医疗技术问题，而往往是人文性医疗服务的问题。患者的医学知识，不足以评价医生的医疗技术，因此，就医感受主要源于对人文性医疗服务的评价，医务人员对医疗人文性的服务缺失，将直接导致患者满意度下降，即成为医疗机构，医疗技术先进的大医院出现纠纷的主要原因。

构建和谐的医患关系，管理者应做好以下几方面的工作。

（一）教育护士树立法制观念

随着我国法制体系的不断完善和发展，服务对象的自我保护意识和法律意识明显增强，医护人员要认真学法、懂法、用法、守法。在法制化轨道上依法实施护理行为。

（二）建立健全规章制度，降低职业风险，保障护理安全

加强科学管理、民主管理和依法管理是医疗、护理工作质量的重要保证。建立健全护理管理工作制度的目的是保障患者权利和患者在治疗护理中的安全，是护士实现自我保护的重要保证。护理工作制度是要求护士共同遵守的准则，也是医院文化的重要组成部分。制度是约束护士做好工作的准则，是护理管理者对护理工作监督、管理的重要依据，不断地更新护理管理观念，创新管理方式，使各项护理工作制度日臻完善。

1.制定患者随访制度

随访类别分为技术性随访和人文性随访。随访形式为电话随访、信件随访、电子邮件随访、短信随访、病友座谈会、登门拜访等。

2.注重医患之间的沟通交流

精心设计满意度调查表；定时发放住院患者满意度调查表；出院患者满意度调查表，分级整理分析，认真对待患者提出的问题，要有答复和整改措施。分期分批地召开患者及其家属座谈会，认真听取意见和建议，要逐步改进。管理者要注重医疗技术服务、人文性服务过程中的偏差，随时纠正，关注患者的感受，预防医疗纠纷。教育护士要进行医患沟通，医生、护士不但要善于"看"病，更要善于"讲"病。

3.建立护理投诉管理系统

将投诉分类管理，疏通投诉渠道，加强投诉渠道的管理，建立有效投诉处理原则，制定投诉接待的步骤。

危机管理不是一个点而是一条线，管理者应考虑如何缩减危机的发生，危机管理的应急预案，强调危机预防机制，避免处于被动的应急状态。即规划、培训护士面对危机的反应，尽快恢复正常医疗工作的方法。

视投诉为患者送给医院的"礼物"（意见和建议），促使医院不断改善服务理念和管理理念。保持患者投诉的途径畅通，院方设有多种收集渠道，分类管理，定时进行分析，总结经验、从而提高医院的管理水平。建立医疗危机管理系统，有助于医患沟通交流，提高患者就医过程的透明度，大幅度提高服务质量，预防危机，最终达到改善医患关系的目的。

医患关系危机管理，制定危机预防机制；强化投诉管理；建立随访制度；主动与媒体沟通。明确危机处理的有效方法；调查事情经过，尽量弥补过失，将各方的损失减至最低、及时发现问题的症结，处理员工；安抚和处理病人及家属；加强对媒体的管理与沟通。

（三）重视服务品牌建设，强化人文性服务

医院方面要认清形势，转变观念，改进服务；牢固树立以患者为中心的服务意识；加强依法办院依法行医的法制观念；提高护士的服务素质和服务艺术。规范操作、规范用语、健全制度和改进服务。正确维护患者合法权益，保护患者知情权、隐私权；加强健康宣传，坚持正确的舆论导向，加深患者对医疗行业的了解程度，使其了解医院、配合治疗；避免行业间不正当竞争对患者的负面影响；加强医患间沟通，保持渠道畅通，在医患之间建立起融洽的医患关系。

1.提供人文性医疗服务的原则

（1）以市场为导向的原则

医院向患者提供人文性医疗服务，必须"以为患者提供优质服务"为出发点，掌握坚实的专业知识和服务技术，根据患者的需求随时随地的提供各种服务，并尽可能达到患者的满意。

（2）需求分析的原则

医院必须通过市场分析，知道患者的需求，然后开展人文性医疗服务。由于患者的需求在不断变化，这就要求医院要经常进行市场调研，分析需求变化，调整服务方式和内容，以满足经常变化的患者需求。

（3）质量控制的原则

质量控制依赖于严格的规章制度和技术规范，临床医务人员都应牢固树立质量观念。医务人员在医疗服务过程中需要严格按照操作规范要求约束自己，管理人员定期检查、评价每一位职工、每一环节、每项服务是否按照规范化要求操作。才能保证患者得到高质量的服务。

（4）全员参与的原则

在医疗服务的过程中，医务人员与患者的每一次交流接触都体现着服务意识和服务理念。他们的态度、技能、着装和举止无不影响服务质量，给患者留下关键的印象（良好与不良）。管理人员要充分认识临床医护人员的作用。同时，要采取教育手段，教育职工提高服务意识，强化服务观念，把人文性医疗服务体现于每一次与患者接触的过程中。

2.人文性医疗服务

医院品牌建设包括技术品牌建设、服务品牌建设、文化品牌建设。医院向患者提供的服务可分为技术性医疗服务和人文性医疗服务，医院在品牌建设中，不仅需要重视技术性医疗服务，人文性医疗服务也应受到重视。

（1）人文性医疗服务包括表层、中层、深层服务三重。加强医疗服务中的人文性服务，表层：微笑、服务态度，空姐式服务，以护士为主。中层：同情心、同理心，亲友式服务，以医生、护士为主。深层：人文性医疗服务的最高境界，医务人员成为患者的精神支柱，帮助患者建立战胜疾病的信心，以医生为主。人文性医疗服务主要体现人文关怀、关注患者的心理需求及精神感受，提高患者对医院的满意度。

（2）提供人文性医疗服务的管理规划，服务理念，必须被全员认同，做到统一思想，统一行动，必须符合医院实际情况，具有可行性，任何有分歧的指导原则，在执行过程中，都可能遇到阻力，任何超越医院能力和水平的指导原则，在执行过程中都可能难以实施。

（3）患者的期望，与患者满意度有密切关系，医院在制定人文性服务规划时，服务质量标准要略高于患者的期望值，力争做到，患者想到的我已经做到了，患者没想到的我已经想到了。

（4）服务过程与服务结果，医疗服务是医务人员与患者面对面服务的过程，其服务质量不仅与服务结果有关，而且与服务过程有关，如在服务过程中，服务机构的硬件设施，人员素质，技术水平，服务态度等条件均会对患者感觉中的质量产生较大影响，因此，医院要用行业标准来规范服务过程，真正做到服务标准化，操作规范化，要求临床医务人员，不仅要明白为患者提供什么样的服务，还要知道以什么样的态度和标准为患者提供服务。

（5）患者参与服务过程。医疗卫生服务过程中，患者参与了整个服务过程，服务质量的优劣，在一定程度上，受患者参与的积极性，提供信息的准确性，执行医嘱的顺从性，以及经济承受能力等因素的影响，因此医院可以通过灵活多样的健康教育，促进患者治疗决策的形成，提高参与服务的积极性。

（6）内部管理是人文性医疗服务工作的基础，是指向内部员工提供良好的服务，加强内部科室人员的互动关系，以便开展人文性医疗服务，医院必须加强内部管理工作，形成以服务为核心的浓厚文化氛围，激励全体员工，做好人文性医疗服务工作。

（7）优良的就医环境，包括医院的空间位置，内部设施和操作体系等因素，是实施人文性医疗服务的物质基础，医院的装修应突出服务文化特色，必要的展示，如医院介绍，专家照片及特长，服务项目及收费标准等。有利于患者治疗决策的形成。

　　提供人文性医疗服务可以使患者享用和体会服务所带来的效益，从而建立长久的良好的医患关系。同时，得到优质服务的患者也会通过口头宣传，为医院树立良好的社会形象，从而吸引更多的新的患者就医。

（孙琴　娄毛毛　褚玉清　孙淑华　王振颖　薛妍）

第二十三章　医院感染及控制

第一节　医院感染的基本概念

医院感染（Hospital infections）又称医院获得性感染（hospital –acquired infections，HAI）。笼统地说，它是指发生在医院内的一切感染。目前，国际医学界多数认可美国疾病控制中心（CDC），公共卫生部 1980 年提出并于 1988 年 1 月重新修订的《医院感染的种类及定义》中为医院感染所下的定义："医院感染是指病人在住院期间遭受的感染，但不包括入院时即有的或已潜伏的感染。"这一定义已被世界卫生组织和我国医学界所接受。

中华人民共和国卫生部 2001 年发布的医院感染诊断标准及 2006 年 9 月 1 日实施的《医院感染管理办法》对医院感染的定义为：医院感染是指住院病人在医院内获得的感染，包括在住院期间发生的感染和在医院内获得出院后发生的感染，但不包括入院前已开始或入院时已存在的感染。医院工作人员在医院内获得的感染也属医院感染。

医院感染定义明确了以下几点：①感染必须是在医院内获得；②感染与发病是在不同阶段产生的，其顺序是感染—潜伏期—发病。因此潜伏期是判断感染发生时间与地点的重要依据；③包括一切在医院内活动的人群，即病人（住院、门诊）、医院工作人员、陪护和探视者等，均可发生医院感染；④医院感染多数在病人住院期间发病，但潜伏期较长的病也有在医院感染，于出院以后发病者，如病毒性乙型肝炎，虽在医院内受染，发病往往在出院以后；⑤在入院前受感染处于潜伏期的病人，在入院后发病的，不属于医院感染，但在实践中和医院感染不易区分，一方面依靠潜伏期区别，另一方面还可从流行病学和临床资料进行分析判断；⑥医院感染定义适用于各级医疗机构、保健机构和基层诊所。

第二节　医院感染管理体系

一、卫生行政部门医院感染管理组织

（1）负责对辖区医院感染管理工作进行监督管理，并有专人兼管本项工作。

（2）各级卫生行政机构成立医院感染管理专家咨询委员会或由专家组成医院感

染质量控制中心负责咨询工作。

（3）咨询委员会专家应包括医院管理、医院感染管理、医疗、护理、临床微生物、临床药学、疾病控制、妇幼等方面的专家。

二、医院感染管理的三级组织结构

（1）医院感染管理委员会。

（2）医院感染管理科。

（3）医院感染管理小组。

三、医院感染管理委员会人员组成

医院感染管理委员会由医院感染管理部门、医务部门、护理部门、临床科室、消毒供应室、手术室、临床检验部门、药事管理部门、设备管理部门、后勤管理部门及其他有关部门的主要负责人组成，主任委员由医院院长或者主管医疗工作的副院长担任。

住院床位总数在100张以上的医院应当设立医院感染管理委员会和独立的医院感染管理部门。住院床位总数在100张以下的医院应当指定分管医院感染管理工作的部门。其他医疗机构应当有医院感染管理专（兼）职人员。

四、医院感染管理科的人员组成

医院感染专职人员主要由医生、护士组成，有部分医院配备了检验人员。专职人员可成立感染管理科或办公室，为医院感染管理委员会的日常工作机构。

三级医院设专职人员3~5人，由医疗、护理、检验专业人员组成，而且应具有大专以上学历、5年以上工作经验，要经过专门的业务培训，其中应包括具有高级技术职称的业务人员。另配有专职或兼职的微生物学监测人员。二级医院设专职人员2人，一级医院住院床位总数在100张以上设专职人员1人，条件为中专学历并具有5年以上工作实践经验。

医院感染管理科负责医院感染管理日常工作。医院感染管理科为赋予一定管理职能的业务科室，协调相关部门，具体负责全院医院感染控制工作的技术指导、管理与监督。

医院感染管理专职人员必须经过省级以上卫生行政部门指定的医院感染管理培训单位的培训，取得省级卫生行政部门颁发的《医院感染管理专业岗位培训证书》，考核合格方能上岗。专职人员应具有独立开展工作的能力、高度的责任感，具有扎实的多学科的医学理论知识，精力充沛，在医院内有较高的威信且具有较强的组织管理能力。院内感染管理专职人员的晋升、聘任等享受卫生专业技术人员同等待遇。

五、临床科室医院感染管理小组的人员组成

各科室院内感染管理小组由2~4人组成，科主任、护士长分别任正、副组长，成员为有5年以上临床经验的医师或护师以上职称并经过专门的医院感染知识的培训、工作责任心强的医护人员组成。

第三节　医院感染的诊断及鉴别诊断

与致病力强的病原体引起的传染病有所不同，医院感染主要是研究免疫功能低下宿主的机会性感染，后者是近年发生发展的一门新型学科。随着时代和医院感染学的发展，医院感染的特点如下：

一、临床表现的非典型性

与社会感染相比，医院内发生的同类感染常呈非典型而复杂的表现，其原因主要有：

（1）医院感染易被病人的原发病和基础病所掩盖，如红斑狼疮的发热与狼疮性肺炎、尿毒症并肺水肿等均可掩盖医院肺炎或其他感染性发热。

（2）病人的反应性有不同，如老年人的感染尤其是老年性肺炎可以不发热；器官移植受体发生脓毒症可以不发热且全身中毒症状不明显；新生儿柯萨奇病毒感染和细菌性痢疾等可呈现严重菌血症（脓毒症）表现等。

（3）免疫功能严重低下者，吞噬细胞的吞噬和趋化功能受抑制，使得胸片上缺乏肺部的渗出病变，只在活体组织检查时才发现大量病原体。肿瘤化学治疗者的血中白细胞缺乏，感染时可无反应性增多的表现。

（4）住院中曾接受抗感染治疗，使炎症的表现轻化和不典型，如神经外科术后脑膜炎，除发热外，颅内高压及脑膜刺激征可不明显，甚至脑脊液改变也只有白细胞轻度升高。

（5）医院感染易为复数菌或混合菌感染，且抗菌药物应用中可出现二重感染，故临床表现较为复杂。

二、感染流行特点

（1）医院内机会微生物感染传染性较小，其流行多表现为散发感染或局限性流行，需通过日常监测才易发现。

（2）感染发生多与侵入性操作有关，如常见的导尿管相关菌尿症、静脉导管相关菌血症、呼吸机相关肺炎、手术部位感染等，不仅可引起外源性感染，而且可引起内源性感染，如支气管纤维内镜把上呼吸道细菌带至下呼吸道，免疫功能低下的宿主拔牙可发生口腔菌丛菌血症。

（3）手的污染是引起医院感染的主要途径，护理后的手可带菌 1010cfu，端便盆的手可带菌 1010~1011cuf，手上的细菌又可污染洗手肥皂盒、水龙头、门把手等。通过污染的手可以直接、间接引起感染和造成感染的流行。

（4）医院人员既是医院感染的传播者也是受害者，如医务人员在医院中获得HIV 感染已屡有报道，SARS 在医务人员中的流行等。

三、医院感染诊断的复杂性

（一）病原体检查和影像学检查具有重要意义

临床医生对医院感染的非典型性认识不足，又担心损伤性检查对病人有一定危险。常延误诊断使病人失去治疗机会，因而医院感染的病原体和影像学检查（胸片、B 超、CT 等）甚至侵入性检查比社会感染更为重要。对免疫功能极度低下者，即使无症状、体征也应定期作咽、血、尿、大便的各项培养和影像学检查，必要时可行活体组织检查。

（二）病原体检查的多面性

对病原体的检查不仅要进行需氧、厌氧、真菌和 L 型菌的培养，而且可采用检测病原体的抗原、抗体方法进行检查，这对于潜在病毒激活的检测尤为重要。

（三）病原体致病性的鉴定

医院感染的病原体多为自身或他人的机会致病菌，对其培养结果必须排除自身的携带菌和操作中的污染菌，因此对培养出的细菌要做病原性鉴定。

（四）炎性反应物质的检测

这类物质可以提供对感染的预测，如 C 反应蛋白、降钙素原、粒细胞集落刺激因子（CSF）、肿瘤坏死因子（TNF-α）等。血中白细胞计数、分类与核左移检查是临床常用且易行的方法，可进行动态观察。

四、医院感染诊断标准

在执行诊断标准中需要说明几个问题：

（1）为了全国医院感染资料统计的需要和医院间有一定的可比性，各国按国情将临床各科感染的诊断要点整理成条文化、规格化的统一标准，易为医院感染专业人员掌握。

（2）医院感染的诊断并不全部都依赖于实验室的诊断，如肺部感染。血培养是菌血症确诊依据，但不一定都能获得阳性培养，尤其在大量使用抗菌药物后，故可诊断为临床菌血症。

（3）医院感染监测中以显性感染为主，但有流行病学意义的多重耐药菌株的携带者可包括在内，如 MRSA、VRE、ESBLs 菌株携带者等。

（4）社会性传染病（如伤寒）的医院内感染，要求病人住院时间超过其平均潜伏期还加长 2 日（48 小时）的时间，发病者才列为医院内感染。

（5）痰、尿（接尿者）、烧伤创面可以存有多种细菌，因此连续几日几次的培养有不同细菌生长只算 1 次感染。

（6）病人发生急性多发性创伤、烧伤和急性脑卒中，几小时内即入院，病前常健康且无感染存在。这类病人发生感染即使发生在 48 小时以内也列入医院感染。因为免疫功能低下者自身细菌可短期引起感染，如上呼吸道细菌引起下呼吸道感染；另外，严重创伤可致全身炎症反应综合征和脓毒症，肠道细菌移位也可发生在 24 小时左右。

（7）感染性疾病本身并发症不列入医院感染，如阑尾炎穿孔合并腹膜炎；菌血症合并肝脓肿。另外邻近部位感染的自然扩散也不列入医院感染统计，如肺部感染所致脓胸。

1.外科感染

（1）污染伤口经清创后的感染属医院内 III 类切口感染。

（2）切口的裂开、脂肪液化不属医院感染，但若为继发感染则需列入医院感染。一般局部分泌物涂片发现有较多脓细胞者为感染，较多脂肪球而脓细胞不多者为脂肪液化。

（3）胸外科手术，多数有同侧少量胸腔积液，只有客观证实为炎性胸腔积液才列入医院感染。

（4）器官移植相关感染：①持续发热（≥38℃）超过 48 小时；②移植部位疼痛和局部炎症反应；③移植器官周围或邻近骨组织有影像学改变；④白细胞>11×10^9/L。以上 4 条中有 1~2 项表现即提示有移植的感染，从移植部位的液体、切口、窦道排出液中培养出病原体可确诊。需注意的是由于移植器官的不同，不易有同一诊断标准。

（5）表浅切口无炎症表现，虽培养有菌生长，也不列为切口感染。

2.新生儿感染

（1）宫内感染的诊断依据：①羊水污染，新生儿的耳孔、鼻孔吸出液涂片有大量脓球或有细菌；②出生即有感染征象（或 Apgar 评分低）；③脐血 IgM≥200mg/L 或脐血 IgA>50mg/L；④脐带、胎盘、绒毛膜、羊膜病理证实有炎症存在。

（2）诊断吸入性肺炎必须对吸入物的性质、吸入后自然吸收情况及是否发生感染性肺炎进行分析，除外宫内窒息窘迫等因素造成的宫内肺炎。若为急产、窒息、助产士未及时清理呼吸道前以物理、化学方法刺激呼吸所致的吸入性肺炎多为医院内感染。吸入乳汁、羊水 6~8 小时后即缓解不列为感染，但若持续加重继发感染则列入医院感染。

（3）新生儿鹅口疮列入医院感染。

（4）新生儿尿布疹不属感染，但若继发感染则列入医院内皮肤软组织感染。

五、发热

定义：正常情况下，体温受体温调节中枢调控，并通过神经、体液等因素使产热和散热过程保持动态平衡，维持体温在相对恒定的范围内；当机体在致热源（pyrogen）作用下或各种原因引起体温调节中枢的功能障碍时，体温升高超过正常范围，称为发热。

发热是临床常见症状之一，引起发热的原因很多，分为感染性发热和非感染性发热两大类。医院感染也常表现为发热，发热又是医院感染监测的重要线索之一，同样住院病人出现发热也要考虑感染性疾病和非感染性疾病。感染性发热包括各种急性、慢性传染病和急性、慢性全身或局部感染引起的发热。如病毒感染、细菌感染、衣原体感染、支原体感染、螺旋体感染、真菌感染、寄生虫感染、立克次体感染等。对医院内发热待查除要考虑上述原因外，还要考虑是否存在比较隐蔽的医院感染，如留置导尿管病人的尿道感染（往往缺乏尿道刺激症状），留置血管导管相关的导管部位感染或血流感染，手术之后腹腔内感染，机体免疫功能低下时发生菌血症，真菌等二重感染。非感染性疾病包括①结缔组织疾病：如风湿热、系统性红斑狼疮（SLE）、皮肌炎、结节性多动脉炎等；②血液病：白血病、淋巴瘤、恶性组织细胞病等；③恶性肿瘤：癌、肉瘤；④变态反应性疾病：药物热、血清病等；⑤神经源性：脑出血、自主神经功能紊乱等；⑥理化因累：如热射病、急性坏死性胰腺炎等；⑦无菌性坏死物质吸收：机械性、物理性或化学性损伤，如大手术后组织损伤、骨折、内出血、大面积烧伤等；因血管栓塞或血栓形成而引起心、肺、脾等内脏梗死或肢体坏死；组织坏死与细胞破坏如癌、白血病、溶血等。对上述非感染性因素所致发热，需要排除。

六、脂肪液化

多见于女性，脂肪组织多的部位（腹部臀部）。性状：浅黄色油状物，无臭味。疼痛最明显部位穿刺抽取物抹片镜检：脂肪球，炎性细胞少，培养细菌≤105cfu/g或≤105cfu/ml。

七、输液及输血反应

常见原因有：①过敏反应，存在过敏原；②热原反应，存在耐热超滤微粒；③菌血症（一过性或持续性）；④溶血，只有菌血症才属于医院感染。

八、新生儿感染

根据新生儿感染发生的时期不同而分为宫内感染、分娩过程感染和产后感染。根据医院感染的诊断标准，宫内感染属社会性感染，分娩过程中发生的感染及出生后感染属于医院感染。这三者之间无明显的界限，在临床诊断中不容易鉴别。

（一）产前感染（宫内感染）

孕妇在妊娠期发生感染，病原体可通过胎盘传给胎儿，以病毒为主。弓形虫、风疹病毒、巨细胞病毒、单纯疱疹病毒、梅毒，均可通过胎盘垂直传播给胎儿引起感染。细菌感染除结核分枝杆菌、李斯特菌外极少见，主要由于孕妇的免疫功能和胎盘屏障保护了胎儿。由于胎膜早破或反复阴道检查等其他原因，孕妇阴道的微生物增多，可引起羊膜炎，胎儿吸入污染的羊水后可引起肺炎或败血症。胎膜早破越久，羊水被污染的机会越多，以细菌性感染为主。有下述各项中的两项可考虑为宫内感染。

（1）经母血或羊水测定某病原体的特异性 IgM 抗体增高。

（2）羊水磷/锌比值>200，糖含量<10mg/dl。

（3）在临产前孕母发生无其他原因解释的体温增高（>38℃），脉搏增快（>每分钟 100 次），下腹疼痛，阴道分泌物呈脓性、有臭味。

（4）胎儿发生宫内呼吸窘迫。

（5）胎膜早破>24 小时或羊水 II 度以上污染。

（6）脐带血 IgM>20mg/dl，IgA>9mg/dl。

（7）脐带或胎膜病理证实有炎性细胞浸润。

（8）脐带血沉≥15mm/h 或 C-反应蛋白>20mg/dl。

（9）脐血白细胞介素 6、肿瘤坏死因子或前列腺素 E 明显增高。

（10）新生儿出生 2 小时内胃液、直肠分泌液细菌培养或其他病原学检测阳性。

（二）产时感染

产时感染是因在分娩过程中胎儿吸入产道中污染的分泌物造成，以大肠埃希菌、肠球菌、B 群溶血性链球菌较多见。新生儿衣原体感染和淋病奈瑟菌结膜炎常由产时感染所致。

（三）产后感染

新生儿出生后，微生物可通过新生儿的呼吸道、皮肤、消化道或脐部侵入。发病较产前和产时感染多见。

九、新生儿吸入性肺炎纯

新生儿吸入陛肺炎可发生于宫内、分娩过程及出生后等不同阶段，吸入物可为胎粪或奶，也可吸入羊水和阴道分泌物。有的吸入性肺炎可在 24~48 小时内自然吸收，也有的成为感染性肺炎，病情凶险或经久不愈。当有各种原因所致的宫内窒息和羊膜腔感染则易发生宫内吸入性肺炎。新生儿吸入性肺炎需与新生儿湿肺及新生儿呼吸窘迫综合征进行鉴别。

（一）新生儿呼吸窘迫综合征（肺透明膜病）

新生儿呼吸窘迫综合征是由于肺表面活性物质缺乏，肺泡表面张力增加，呼吸末肺泡萎陷，致出生后不久出现进行性呼吸困难和呼吸衰竭。

诊断依据：

（1）多见于早产儿，出生时正常，出生后 2~6 小时出现严重呼吸困难（出生 12 小时后发病则不考虑本病）。

（2）泡沫试验阳性。胃液泡沫稳定试验：新生儿胃液（代表羊水）1ml+95%乙醇 1ml，振荡 15 秒，静置 15 分钟观察试管壁有或无泡沫，若未见泡沫则表示肺表面活性物质缺乏。

（3）X 线检查：早期轻症呈毛玻璃状，重症有支气管充影，严重型呈白肺。

（二）新生儿湿肺

多见于剖宫产，肺部多湿性啰音，24~48 小时后可自行缓解。

（三）胎粪吸入综合征

多见于足月儿或过期产儿，有胎粪吸入或排出依据（羊水中混有胎粪），患儿不均匀气道通气，高氧－高通气试验阳性（经气管插管纯氧 60~80 次/分，15 分钟，血氧分压较通气前>30mmHg），X 线检查两肺透亮度增强并肺不张。

第四节　医院感染管理制度

一、医院感染管理委员会工作制度

（1）医院感染管理委员会成员要熟悉主要职责，按时参加会议，尽职尽责。

（2）医院感染控制委员会成员要经常深入科室，尤其重点科室，专职人员每月检查 1 次院内感染管理情况，征求意见和提出改进措施。

（3）掌握每季度医院内感染的监测动态、分析监测情况，找出问题，查明原因，提出改进方法。

（4）定期检查医院感染有关规章制度贯彻落实情况，并及时做好总结、评价、反馈等工作。

（5）医院感染管理委员会，每半年召开一次会议，通报院内感染管理工作情况，解决工作中的问题，必要时随时召开会议。

二、感染管理科工作制度

（1）在医院感染管理委员会的领导下，负责医院感染管理工作，拟定医院感染管理工作的计划和目标。

（2）对医院各类人员进行医院感染的相关知识教育，建立医院感染管理的在职教育制度，定期对医院各类人员进行预防医院感染知识的相关教育。

（3）制定医院感染管理委员会的工作制度，定期向医院感染管理委员会汇报感染监测情况，负责医院感染管理委员会会议的资料及其议题准备工作，待讨论决定后贯彻实施。对医院有关感染的资料进行汇总、分析、统计医院感染发病率及其他情况，并定期向委员会和有关部门报告。

（4）制定医院感染管理计划，并具体组织实施，检查督促计划执行情况，执行各项监测制度。制定医院感染监控方案、对策、措施、效果评价和登记报告制度，并作为医院评审的重要条件，定期或不定期检查。

（5）指导和参与检查各科室的消毒与隔离措施的落实，负责环境卫生学监测。

（6）参与医院内消毒剂和抗菌药物的使用管理。

（7）负责医院工作人员有关医院感染知识的培训，定期了解病区情况，协助科室制定感染控制措施。

（8）协调各科室的医院感染监控工作。提供业务技术指导和咨询等。

（9）当医院感染发生暴发流行时，负责进行流行病学调查并制定措施。

（10）各病区发现医院感染病例后，兼职感染监控人员协助住院医师，填写医院感染登记调查表，及时报告医院感染专职人员，由专职人员复核确定。

（11）执行各项监测制度，定期监测分析，每月向院领导及各科室颁布医院感染发病情况，参与医院消毒剂和抗菌药物的使用管理工作。

（12）控制医院感染发病率，提高医疗质量，严格隔离消毒，使全院医院感染发病率符合医院感染管理要求。漏报率低于 20%。

（13）各科发现感染病例，由负责该病员的医师填写医院感染调查表，及时报感染管理科，感染率过高或漏报率高的应查明原因。

（14）除定期定点监测外，对重点部门进行环境微生物学监测及消毒灭菌物品的监测，各项细菌总数不得超过标准要求。

（15）认真贯彻执行《中华人民共和国传染病防治法》、《中华人民共和国传染病防治法实施细则》及《消毒管理办法》的有关规定。

（16）建立健全医院感染管理组织，配合专（兼）职人员，认真履行职责。

（17）对医务人员的消毒隔离技术操作进行定期考核与评定。

（18）建立合理使用抗菌药物的管理办法。

（19）医院须建立特殊区域（如手术室、消毒供应室、产房、婴儿室、新生儿室、新生儿病房、治疗室）保洁、消毒或无菌的监控制度和措施，医院感染管理科要定期检查。

三、消毒隔离护理制度

（1）医务人员上班时间要衣帽整齐，下班、就餐、开会时应脱去工作服。

（2）换药处置工作后均应洗手或手消毒。无菌操作时要严格遵守无菌操作规程。

（3）盛放无菌器械的容器、器械敷料缸、持物钳等要定期消毒，灭菌，消毒液定期更换。

（4）病房要定期通风换气，每日进行空气消毒并拖擦地面，床头桌、椅子每日湿擦，抹布专用，定期消毒，遇有血迹、排泄物污染时，随时消毒。

（5）换下的污染衣服应放于指定处，不随处乱丢，不在病房清理，便器每日用后消毒。

（6）各种医疗用具使用后均应消毒备用，药杯、餐具必须消毒后再用，病人被褥要定期更换消毒，遇有污染时，要随时消毒。

（7）重度感染或脏器移植的手术病人住单独病房，病室要先进行消毒，床垫、被褥洗晒后消毒，死亡病人的被褥应更换，用具应消毒。

（8）传染病人按常规隔离，病人的排泄物和用过的物品要进行处理。未经消毒的物品不得带出病房，也不得给他人使用。传染病人用过的被褥应消毒后再交洗衣房清洗消毒。

（9）进入治疗室、换药室应衣帽整齐，戴口罩，私人物品不得带入室内，严格遵守无菌操作规则，隔离病人用物立即消毒处理。

（10）治疗室、换药室每天通风换气，清洁时采用湿式清扫、紫外线照射（每6个月监测紫外线灯管1次，并建立登记本），或用消毒液喷雾消毒，每周彻底大扫除1次，每月做细菌培养1次。

（11）每天检查无菌物品是否过期，盛放盐水棉球及无菌纱布的容器应每天更换，用过的物品应与未用过的物品严格分开，有明显标识。

（12）治疗室的抹布、拖把等用具专用。

（13）换药车上的用物定期进行更换和灭菌，每周总灭菌 2 次，换药用具先清洗处理，再进行灭菌。

（14）传染病人应在指定的范围内活动，不准互串病房和外出，到其他科室诊疗时，应做好消毒隔离工作，出院、转科、死亡后应进行终末消毒。

（15）传染病人按病种分区隔离，工作人员进入污染区要穿隔离衣、穿鞋套，必要时穿隔离裤、戴口罩、面罩等防护用品。

（16）凡厌氧菌、绿脓杆菌等特殊感染的病人应严格隔离，用过的器械、被服、房间都要严格消毒处、理，用过的敷料要烧毁。

四、紫外线灯的消毒管理制度

（1）紫外线灯用于空气消毒时，悬挂于房中，离地面 $2m^2$ 一般每 $1.5W/m^2$ 面积安装紫外线灯管 1 支，消毒时间为不少于 30 分钟。

（2）紫外线灯用于污染表面消毒时，一般距物体表面 1m 以内，照射时间不少于 30 分钟。

（3）保持灯管表面干净，保证消毒效果，每两周用无水酒精棉球擦拭 1 次，发现灯管表面有灰尘和油污时，应随时擦拭。

（4）紫外线灯管一般累计使用时间不得大于 1000 小时，每半年监测强度 1 次，监测时开灯 5 分钟后，待紫外线灯稳定后方可测定，低于 $70\mu W/cm^2$ 时，应及时更换。

（5）消毒时，室内应清洁、干燥无灰尘或水雾，室温保持在 20~40℃，相对湿度在 40%~60% 时，消毒效果最好。

（6）紫外线灯消毒时，仅限于表面消毒，对污染严重的均应配合化学消毒剂的喷洒、熏蒸消毒。

（7）勿直视紫外线光源，眼睛及皮肤暴露在紫外线下，会造成灼伤、红斑、紫外线眼炎等，应做好防护工作。

五、常用物品的消毒管理制度

（1）病人使用的氧气湿化瓶及管道、雾化吸入器的含嘴、管道、呼吸机的管道一人一用一消毒，湿化液每日更换。用毕以 500mg/L 含氯消毒剂浸泡 30 分钟用无菌水冲净、晾干。

（2）无菌持物钳容器每周高压灭菌 2 次，干缸每 4 小时更换 1 次。

（3）不能高压灭菌的物品、器械消毒选用 2% 戊二醛浸泡 30 分钟，灭菌浸泡 10 小时。容器每周灭菌 2 次。

（4）用过的医疗器械（特殊感染）以 500mg/L 含氯消毒液浸泡 30 分钟，送供应室处理。

（5）病床湿式清洁，一床一套。床头桌一桌一抹布。用毕用 500mg/L 含氯消毒液浸泡 30 分钟，冲洗晾干。

（6）拖把分室、分区使用标记明确，用后同上处理。

（7）紫外线灯管每两周以无水酒精棉球擦拭 1 次。

（8）使用中的消毒剂定期更换，每月生物监测 1 次。

（9）凡接触病人血液、体液、废弃的标本、检验科一次性容器、锐利器具、感染性病人用过的敷料、手术切除的组织、引产死婴等，必须焚烧或深埋。

（10）盛装普通病人排泄物的容器用后清洗、盛装传染病人排泄物的容器用后用含氯消毒液消毒。（具体消毒办法见表23-1）。

表 23-1 医院常用物品消毒方法

品名	清洁与初步处理	消毒与灭菌法	备注
体温表	浸泡于500mg/L有效氯消毒液30分钟，清水冲净、擦干备用		消毒液每日更换
一次性输液器、注射器	浸泡于1000mg/L含氯消毒液60分钟	焚烧处理	有医疗废物处置中心不需初步消毒
氧气湿化瓶、氧气面罩	浸泡于500mg/L含氯消毒液30分钟，清水冲净，晾干，清洁，干燥保存备用		每周终末消毒一次
呼吸机、麻醉机的螺旋纹管	浸泡于500mg/L含氯消毒液30分钟，清水冲净，晾干，清洁，干燥保存备用		每周终末消毒一次
胃肠减压器、吸引器、引流瓶	浸泡于500mg/L含氯消毒液30分钟，清水冲净，晾干，清洁，干燥保存备用		每周终末消毒一次
橡胶类导管	浸泡于250mg/L含氯消毒液30分钟冲洗干净，备用	高压蒸汽灭菌	物件上胶布痕迹可用乙醚擦除
压脉带	浸泡于250mg/L含氯消毒液30分钟冲净、晾干。备用	置于有盖盒中备用	
压舌板扩阴器、开口器、舌钳子	浸泡于500mg/L含氯消毒液30分钟，清水冲净，晾干清洁干燥，保存备用		每周终末消毒一次
备皮刀架	浸泡于250mg/L含氯消毒液30分钟冲净		每周终末消毒一次
网套	浸泡于250mg/L消毒液30分钟冲净，擦干备用		
血压计袖带	浸泡于250mg/L含氯消毒液30分钟冲净，晾干备用		
床刷	日光暴晒6小时		
便器	浸泡于500mg/L含氯消毒液30分钟冲洗干净晾干备用		
污物桶	每周1~2次含氯消毒剂300mg/L浸泡30分钟		每周终末消毒一次
抹布	用后在250mg/L有效氯消毒液中浸泡30分钟，清洗后备用(治疗室、换药室、办公室等抹布分别使用，不得混用)	使用500mg/L有效氯消毒液进行擦拭	出院病人做终末处理
排泄物	一般病区病人的液体污物，每日处理。传染病区病人的排泄物、呕吐物、加1/5量漂白粉搅匀后2小时，倒入专用化粪池或运出		

六、疫情报告制度

（1）传染病分类。根据《中华人民共和国传染病防治法》的规定，传染病分为甲、乙、丙三类。

甲类传染病是指：鼠疫、霍乱。

乙类传染病是指：传染性非典型肺炎、艾滋病、病毒性肝炎、脊髓灰质炎、人感染高致病性禽流感、麻疹、流行性出血热、狂犬病、流行性乙型脑炎、登革热、炭疽、细菌性和阿米巴性痢疾、肺结核、伤寒和副伤寒、流行性脑脊髓膜炎、百日咳、白喉、新生儿破伤风、猩红热、布鲁氏菌病、淋病、梅毒、钩端螺旋体病、血吸虫病、疟疾。

丙类传染病是指：流行性感冒、流行性腮腺炎、风疹、急性出血性结膜炎、麻风病、流行性和地方性斑疹伤寒、黑热病、包虫病、丝虫病，除霍乱、细菌性和阿米巴性痢疾、伤寒和副伤寒以外的感染性腹泻病。

（2）认真学习《中华人民共和国传染病防治法》，执行传染病管理条例，做到及时诊断治疗和严格隔离，减少传播，并认真进行登记，填写传染病报告卡，填卡的要求是：

全：填卡项目要全，字迹清晰，报告人要签名。

快：按报告的时间要求，不得延误。

准：填写、投递准确。

加强传染病的登记和报告工作，凡有接触传染病的科室及病房，均要建立传染病登记簿并有专人负责，收集上报医疗预防科。

（3）医疗预防科设专人对医院传染病进行总登记并上报本辖区疾控中心。每月与科室核对 1 次，要求核对符合率达百分之百。

七、医院抗菌药物管理制度

1.抗菌药物的管理

抗菌药物应实行分级管理，对各级医师实行处方权限管理。紧急情况下临床医师可以越级使用高于权限的抗菌药物，但仅限于 1 天用量。

2.门诊病人应用抗菌药物要求

（1）禁止应用三线抗菌药物。

（2）以单一用药为主，必要时应用二联药物，禁止三联用药。

（3）根据年龄、性别选择适宜的规格。

（4）随机抽查门诊处方，对不合格者，予以处方金额的两倍罚款。

3.病房病人应用抗菌药物要求

（1）预防用药不得应用三线药物。

（2）依据预防用药目的，选择合适的品种、剂量、给药途径、用药时间。

（3）治疗用药指征明确，需应用三线药物或三联以上用药者必须在当日病程中记录，并经科主任签字同意。

（4）科室应重视病原微生物检测工作，提高送检率，力争达到 50%，尽量在经验用药前留取标本。

（5）特殊药物应用必须上报医务科备案。

（6）各单位根据具体情况制定相应的奖罚措施。

八、医疗废物管理制度

1.成立医疗废物管理领导小组，专人负责。

2.制定医疗废物流失、泄露、扩散应急预案。

3.按医疗废物管理条例要求进行分类放置，容器警示标识醒目，并进行定期消毒。

4.对医疗废物收集、运送、储存、处置等相关人员进行培训。

5.回收的医疗废物按要求进行登记、交接并签字。

6.按照指定的路线回收医疗废物。

7.对医疗废物暂存地进行定期消毒。

8.从事收集医疗废物的人员做好职业防护。

9.违反医疗废物管理条例追究相关责任。

第五节　医院感染管理各级职责

一、医院感染管理委员会的职责

（1）认真贯彻医院感染管理方面的法律法规及技术规范、标准，制定本医院预防和控制医院感染的规章制度、医院感染诊断标准并监督实施。

（2）根据预防医院感染和卫生学要求，对本医院的建筑设计、重点科室建设的基本标准、基本设施和工作流程进行审查并提出意见。

（3）研究并确定本医院的医院感染管理工作计划，并对计划的实施进行考核和评价。

（4）研究并确定本医院的医院感染重点部门、重点环节、重点流程、危险因素以及采取的干预措施，明确各有关部门、人员在预防和控制医院感染工作中的责任。

（5）研究并制定本医院发生医院感染暴发及出现不明原因传染性疾病或者特殊病原体感染病例等事件时的控制预案。

（6）建立会议制度，定期研究、协调和解决有关医院感染管理方面的问题。

（7）根据本医院病原体特点和耐药现状，配合药事管理委员会提出合理使用抗菌药物的指导意见。

（8）其他有关医院感染管理的重要事宜。

二、医院感染管理科的主要职责

（1）对有关预防和控制医院感染管理规章制度的落实情况进行检查和指导。

（2）对医院感染及其相关危险因素进行监测、分析和反馈，针对问题提出控制措施并指导实施。

（3）对医院感染发生状况进行调查、统计分析，并向医院感染管理委员会或者医疗机构负责人报告。

（4）对医院的清洁、消毒灭菌与隔离、无菌操作技术、医疗废物管理等工作提供指导。

（5）对传染病的医院感染控制工作提供指导。

（6）对医务人员有关预防医院感染的职业卫生安全防护工作提供指导。

（7）对医院感染暴发事件进行报告和调查分析，提出控制措施并协调、组织有关部门进行处理。

（8）对医务人员进行预防和控制医院感染的培训工作。

（9）参与抗菌药物临床应用的管理工作。

（10）对消毒药械和一次性使用医疗器械、器具的相关证明进行审核。

（11）组织开展医院感染预防与控制方面的科研工作。

（12）完成医院感染管理委员会或者医疗机构负责人交办的其他工作。

三、医院感染管理科主任职责

（1）在医院感染管理委员会主任的领导下，负责全科的业务与行政工作。协助院长完成全院医院感染控制管理工作。

（2）制订全院性有关规章制度和工作计划，并组织实施。

（3）负责协调全院有关部门的医院感染管理，对全院医院感染管理工作进行监督、检查与指导；若发现特殊情况，如医院感染的暴发流行，则应及时进行调查，提出控制方案，并组织实施。

（4）负责全院医院感染的监测、总结、分析与反馈，发现问题，及时与有关部门及人员协商，提出改进措施。

（5）负责全院抗菌药物的合理应用。

（6）负责对医院新建、改建项目，从医院感染控制角度提出建设性意见。

（7）负责对医疗废物的处理进行监督管理。

（8）负责本科人员的继续教育和全院各类人员、进修人员以及在校学生的医院感染教学工作。

（9）负责医院感染管理的有关研究工作和组织学术交流。

四、医院感染管理科护士职责

（I）负责全院各科室的医院感染病例的查询、登记，并整理汇总上报。

（2）建立和管理各科消毒隔离工作，并开展指导和咨询工作。

（3）及时发现医院感染流行疫情，并参加调查与控制工作，协助各科室建立控制流行的方案。

（4）学习和完善各项消毒灭菌措施效果检测的实验方法，以便掌握对消毒灭菌措施进行质量控制的技能。

（5）向药剂科和供应室及时提供消毒、灭菌质量监控信息，并对全院消毒和灭菌措施进行共同管理。

（6）参加医院感染有关的继续教育工作。

（7）参加医院感染有关的科研工作。

五、一医院感染管理科专职人员职责

（1）根据国家和本地区卫生行政部门有关医院感染管理的法规、标准，拟定全院医院感染控制规划、工作计划，组织制定医院及各科室医院感染管理规章制度，经批准后，具体组织实施、监督和评价。

（2）负责全院各级各类人员预防、控制医院感染知识与技能的培训、考核。

（3）负责进行医院感染发病情况的监测，定期对医院环境卫生学、消毒、灭菌效果进行监督、监测，及时汇总、分析监测结果，发现问题，制定控制措施，并督导实施。

（4）对医院发生的医院感染流行、暴发进行调查分析，提出控制措施.并组织实施。

（5）参与药事管理委员会关于抗菌药物应用的管理，协助拟定合理用药的规章制度、并参与监督实施。

（6）对购入消毒药械、一次性使用医疗、卫生用品进行审核，对其储存、使用及用后处理进行监督。

（7）开展医院感染的专题研究；有条件的省市级医院、医学院校附属医院可建立实验室或研究室。

（8）及时向主管领导和医院感染管理委员会上报医院感染控制的动态，并向全院通报。

六、临床科室科主任与总住院医生职责

（1）检查督促科内感染监控计划的落实；负责科室抗菌药物管理。

（2）负责管理住院医生填写"医院感染病例报告单"和及时送检标本。

（3）负责对新工作人员进行有关感染控制及其职责的教育与培训。

（4）全面了解科内医院感染动态；发现感染问题，提出意
见和建议，经常与医院感染科联系。

七、临床科室住院医生职责

（1）对医院感染病例，认真填写"医院感染报告单"。

（2）对感染病例，尽可能做出病原学诊断，并做药敏试验。

（3）分析感染危险因素，严格执行各项控制措施。

（4）协助医院感染专职人员开展医院感染的预防、控制与管理工作。

八、临床科室监控护士职责

（1）负责本科室对医院感染监测和控制条例的贯彻执行。

（2）负责本科室消毒隔离工作和环境卫生学效果的监测。

（3）指导本科室正确、合理使用消毒剂与消毒器械，指导护士对抗菌药物的正确配制。

（4）协助和督促医生上报医院感染的病例和送检标本。

（5）督促做好医疗废物的分类与管理工作。

（6）做好对卫生员、配膳员、陪住者、探视者的卫生学管理。

（7）负责本科室的医院感染管理和自我防护知识宣传和培训。

（8）协助医院感染专职人员开展医院感染的预防、控制与管理工作。

九、医务管理部门在医院感染管理工作中职责

（1）协助组织医师和医技部门人员预防、控制医院感染知识的培训。

（2）监督、指导医师和医技人员严格执行无菌技术操作规程、抗菌药物合理应用、一次性医疗用品的管理等有关医院感染管理的制度。

（3）发生医院感染流行或暴发趋势时，统筹协调感染科组织相关科室、部门开展感染调查与控制的工作；根据需要进行医师人力调配；组织对病人的治疗和善后处理。

十、护理管理部门在医院感染管理工作中职责

（1）协助组织全院护理人员预防、控制医院感染知识的培训。

（2）监督、指导护理人员严格执行无菌技术操作、消毒、灭菌与隔离、一次性使用医疗用品的管理等有关医院感染管理的规章制度。

（3）发生医院感染流行或暴发趋势时，根据需要进行护士人力调配。

十一、总务后勤部门在医院感染管理工作中职责

（1）负责组织医院废物的收集、运送及无害化处理工作。

（2）负责组织污水的处理、排放工作，符合国家"污水排放标准"要求。

（3）监督医院营养室的卫生管理工作，符合《中华人民共和国食品卫生法》要求。

（4）对洗衣房的工作进行监督管理，符合医院感染管理要求。

十二、药剂科在医院感染管理工作中职责

（1）负责本院抗菌药物的应用管理，定期总结、分析和通报应用情况。

（2）及时为临床提供抗菌药物信息。

（3）督促临床人员严格执行抗菌药物应用的管理制度和应用原则。

十三、检验科在医院感染管理工作中职责

（1）负责医院感染常规微生物学监测。

(2) 开展医院感染病原微生物的培养、分离鉴定、药敏试验及特殊病原体的耐药性监测,定期总结、分析,向有关部门反馈,并向全院公布。

(3) 发生医院感染流行或暴发时,承担相关检测工作。

十四、医务人员在医院感染管理中职责

(1) 严格执行无菌技术操作规程等医院感染管理的各项规章制度。

(2) 掌握抗菌药物临床合理应用原则,做到合理使用。

(3) 掌握医院感染诊断标准。

(4) 发现医院感染病例,及时送病原学检验及药敏试验,查找感染源、感染途径,控制蔓延,积极治疗病人,如实填表报告;发现有医院感染流行趋势时,及时报告感染管理科,并协助调查。发现法定传染病,按《传染病防治法》的规定报告。

(5) 参加预防、控制医院感染知识的培训。

(6) 掌握自我防护知识,正确进行各项技术操作,预防锐器刺伤。

第六节 医院感染管理考核标准

为了提高医疗质量和保障医疗安全,必须对医院感染进行积极的预防控制,并建立了医院感染管理考核标准(见表 23-2)。

表 23-2 医院感染管理考核标准

项目	内容	扣分	原因
感染管理 10 分	1.建立健全医院感染管理制度(消毒隔离制度,医院感染管理规章制度。疫情上报制度、一次性医疗用品管理制度、治疗室、处置室、换药室、注射室医院感染管理、医疗废弃物管理制度、病房的医院感染管理);	3	1.实地查看,缺一项制度扣 1 分,无职责扣 2 分 2.现场查看、无质量控制标准扣 1 分, 无自查记录扣 2 分, 无季总结评价扣 2 分
	2.感染质控小组职责;	2	
	3.感染质控小组,制定科内感染质量控制标准,每周自查 1~2 次并记录。每季总结评价一次,并有记录;		
	4.科内每月组织感染基本知识学习一次,并有记录	5	
消毒隔离的管理 20 分	1.连续进行无菌操作时,每次应进行手消毒;	2	现场查看。一处不符合要求扣 0.5 分
	2.氧气湿化瓶用后消毒处理,干燥保存,超过一周未用重新消毒备用。连续吸氧时每天需更换湿化瓶内蒸馏水;	2	
	3.压脉带一人一用,用后集中消毒备用;	1	
	4.体温表一用一消毒,干燥保存;	2	
	5.含氯消毒液每日更换一次,并测试;	2	
	6.雾化吸入管道一人一用一消毒,超过一周未用重新消毒备用;	2	
	7.换药器械用后初步消毒处理与供应室兑换;	2	
	8.病床湿式清扫,一床一套,一桌一抹布;	2	
	9.床单、被套、枕套每周更换 1 次,如有污染情况及时更换,病人出院、转科或死亡后,终末消毒处理符合要求;	3	
	10.治疗室、办公室、值班室、病室、厕所、走廊、应拖把专用、有明显标记,悬挂晾干备用、地面如有污染时用含氯消毒剂 500mg/L 消毒(传染病人加倍)	2	

表 23-2 医院感染管理考核标准

项目	内容	扣分	原因
一次性物品管理 10 分	1.一次性无菌物品在有效期内使用,不得重复使用; 2.一次性无菌物品不得与高压无菌物品混放; 3.一次性输液器,注射器用后,用 1000mg/L 含氯消毒液浸泡 60 分钟,没有污染输液袋,加药针直接兑换(一对一); 4.一次性输液器、注射器、针头分离,放入防水耐刺的容器内	3 2 3 2	一处不符合要求扣 0.5 分
医疗废弃物处理 10 分	1.医疗废弃物分类放置,密闭保存,医用垃圾用黄色、生活垃圾用黑色、放射性垃圾用红色塑料袋盛装; 2.护理人员与回收人员双签字; 3.医疗废弃物容器警示标识明显	4 3 3	1. 一处不符合要求扣 0.5 分;2.容器无警示标识扣 1 分
紫外线循环风消毒管理 10 分	1.紫外线灯管表面保持清洁; 2.治疗室、换药室、处置室每天紫外线消毒 1 次,病室每周紫外线消毒 1 次,并做好记录; 3.紫外线消毒灯管累计时间超过 1000 小时更换灯管; 4.紫外线灯管每半年监测 1 次,并有记录; 5.不得使紫外线光源照射到人,以免引起损伤;6.使用循环风消毒机按要求记录,纱网每月清洗 1 次	2 2 1 2 2 1	1.无记录扣 2 分;2.无半年监测及记录扣 2 分;3.无累计时间扣 2 分;4.一处不符合要求扣 0.5 分
无菌物品及四室管理 15 分	1.医护人员进入室内,衣帽整洁,严格无菌操作; 2.治疗室、处置室、换药室、注射室布局合理,清洁区、污染区分区明确、有标志; 3.无菌物品专橱专用,按灭菌日期依次存放,注明名称、灭菌日期,不得过期; 4.无菌物品必须使用带侧孔容器,油剂、粉类采用干热灭菌; 5.无菌物品一人一用一灭菌。高压物品包皮完整,清洁、无污迹,使用"3M"胶带规范; 6.治疗盘、容器、换药室的膏缸每周灭菌 2 次,注明消毒液名称、更换日期; 7.无菌罐使用干罐不得超过 4 小时,并注明打开日期及时间; 8.使用的无菌敷料、棉签、棉球等一经打开,不得超过 24 小时; 9.抽出的无菌药液、开启的静脉输入用无菌液体须注明时间超过 2 小时不得使用,开启的各种溶液超过 24 小时不得使用	1 1 1 1 2 2 2 2 2	实地查看,一处不符合要求扣 0.5 分
医院环境卫生学监测 15 分	1.每月空气细菌培养 1 次,化验单填写项目齐全、规范; 2.I 类区域标准要求:空气细菌总数≤10cfu/m³,物体表面细菌总数≤5cfu/cm²,医护人员手≤5cfu/cm²; 3.II 类区域标准要求:空气细菌总数≤200cfu/m³, 物体表面细菌总数≤~5cfu/cm²,医护人员手细菌总数≤5cfu/cm²; 4.III 类区域标准要求:空气细菌总数≤500cfu/m³, 物体表面细菌总数≤10cfu/cm²,医护人员手细菌总数≤10cfu/cm²; 5.IV 类区域标准要求:物体表面细菌总数≤15cfu/cm²,医护人员手细菌总数≤15cfu/cm²; 6.以上各科室空气、物体表面、医护人员手不准检出乙型溶血性链球菌、金葡球菌、铜绿假单胞菌及其他致病菌。母婴同室、特护婴儿室的医护人员手不准检出沙门氏菌; 7.使用中的消毒液细菌含量小于 100cfu/ml,不得检出致病菌;灭菌剂,不得检出任何微生物;8.含氯消毒液每日浓度监测 1 次,戊二醛每周浓度监测 1 次	2 2 2 2 2 2 1	一处不符合要求扣 0.5 分
感染病历 10 分	1.感染病例应填写医院感染病例调查表; 2. 医院感染发病率标准要求 100 张床位、100~500 张床位、500 张床位以上的医院感染发病率依次分别为 7%、8%和 10%。≤10%; 3.一类切口手术部位感染率标准要求≤0.5%; 4.医院感染漏报率标准要求≤20%	3 2 2 3	一项达不到要求扣 2 分

第七节　医院感染管理保洁措施

一、口腔科保洁措施

（1）凡进入口腔的诊疗器械，必须进行消毒处理；拔牙、手术、镶牙器械，用后立即清水冲净，高压蒸汽灭菌。

（2）漱口杯一人一用，用后进行焚烧。

（3）血液、唾液、漱口水加 500mg/L 含氯消毒液浸泡 30 分钟后倾倒，被其污染的物品按医疗废弃物处理。

（4）工作人员必须穿工作服，戴口罩、帽子，必要时戴护目镜；每处理 1 例病人前后要洗手或手消毒。

二、产房的保洁措施

（1）进入产房前，须在规定的区域内更换衣裤、拖鞋，戴好帽子、口罩，口罩每次更换。

（2）分娩室每日通风，循环风紫外线消毒机进行空气消毒（按说明书使用）。每月空气细菌培养 1 次，细菌总数不超过 200cfu/m³，不得检出致病性微生物。保持环境清洁，空气新鲜。

（3）每日用浸有 500mg/L 含氯消毒液的抹布擦拭全部用具，每班用浸有 500mg/L 含氯消毒液的拖把擦地 1 次。拖把、抹布等产室、分娩室、隔离室要分开使用，标识清楚。

（4）工作拖鞋要清洁，产房工作人员每人专用拖鞋一双，其他人员进入产房更换拖鞋，并不得穿出产房。本室拖鞋每日刷洗消毒 1 次。

（5）接触病人前后必须洗手或用手消毒液，接产前应严格洗手戴无菌手套进行操作。

（6）产床每次使用后，用浸有 500mg/L 含氯消毒液擦洗，消毒备用。

（7）凡特殊隔离者所用的物品均应在隔离产房内消毒处理后方可送出，进行清洁灭菌。

三、母婴同室保洁措施

（1）医务人员入室前戴好帽子、口罩和穿工作服，入室后先洗手或手消毒，再接触新生儿。

（2）室内光线充足，空气新鲜，每日通风 2~3 次。每次 15~30 分钟。室温保持在 24~26℃，相对湿度 55%~60%。

（3）隔离婴儿出院后，用消毒液擦床，并更换床上用品，进行空气消毒。

每日空气消毒 1~2 次（婴儿抱出喂奶时照射），每月空气细菌培养，细菌总数不超过 200cfu/m³，不得检出致病性微生物。

（4）每周用消毒液清洁消毒室内各种用具，用日光照射被褥 60 分钟。

（5）婴儿喂奶时要做到一人一瓶一奶嘴，用后洗净灭菌处理后再用。

（6）新生儿病房内空气细菌总数不得超过 200cfu/m³，并且病房内物体表面、食具和医护人员的手不得检出沙门氏菌。

（7）婴儿室每日擦地 3 次，每周大消毒 1 次。

（8）桌面、床、暖箱、输液架、治疗车等每天用消毒液擦拭，抹布专用。每日擦地 3 次，每周大消毒 1 次，每月空气细菌培养 1 次。

（9）衣、被、床褥被套有呕吐物随时更换，有感染的婴儿使用一次性尿布，用后焚烧。

（10）病房内不得有蚊蝇、蚂蚁、蟑螂与老鼠等。

四、手术室保洁措施

（1）进入手术室无菌区者，均须戴帽子、口罩、换手术专用工作衣裤。

（2）手术室每日通风，每晨各手术间用消毒液擦拭物体表面及地面，并用循环风紫外线消毒机（按说明书使用）进行空气消毒。

（3）每周彻底清扫消毒 1 次，每月空气细菌培养 1 次，手术间、无菌间细菌总数不得超过 200cfu/m³，不得检出致病性微生物。

（4）所用消毒液容器必须灭菌处理，每周更换 2 次，必要时立即更换，使用中的消毒液细菌总数不超过 100cfu/mL，不得检出致病性微生物。

（5）更衣柜、鞋及鞋柜每周用 500mg/L 含氯消毒液擦拭 1 次，手术台每季度整理 1 次，加油、去除污迹及污物。

（6）严格控制参观人数，参观者应在指定的区域内活动，不得任意穿行出入，

（7）库房各种未经灭菌处理的物品，应用肥皂水清洗后打包灭菌。

（8）每日手术完毕，应彻底清扫消毒，并用循环风紫外线消毒机进行消毒（按说明书使用）。

五、换药室的保洁措施

（1）换药室应做到环境整洁、空气新鲜、室内应定时通风换气，每天可用 500mg/L 含氯消毒液喷洒消毒 2 次。定期做空气培养。细菌数 500cfu/m³，不得检出致病性微生物。

（2）换药时，必须采取一切减少细菌污染的措施，不宜有风及灰尘，避免开窗、关门等动作，减少室内空气流动。

（3）地面宜湿扫，或用 500mg/L 含氯消毒液擦拭。清洁工作 30 分钟后方可开始换药，并严禁在室内抽烟或随地吐痰。

（4）换药室及室内用物应用 500mg/L 含氯消毒液擦拭每日 2 次。

（5）换药室应有专人负责管理，人员应相对固定。

（6）凡参与换药的医务人员，必须戴好口罩、帽子、并穿好工作服，换药人员的手指甲应剪短，不能戴戒指等饰物，定期对工作人员的手进行监测。

（7）操作时应严格遵守无菌操作规程，所有接近伤口的物品均须灭菌。

（8）取用无菌物品的持物钳及容器每周灭菌 2 次，使用干缸时每 4 小时更换 1 次，并重新灭菌。

（9）在打开盛放无菌物品的无菌盖或瓶塞时，应倒置，用后立即盖好。

（10）无菌物品开包后超过 24 小时，应重新灭菌后再用。

（11）换药时，污染敷料和无菌敷料不得放在同一器皿中，污染敷料等物品，应分类放人污物桶中，污物桶每日倾倒 2 次，并用 500mg/L 含氯消毒液消毒，每周 1~2 次。

（12）注意伤口情况，分析伤口性质，先换清洁伤口，后换感染伤口。

（13）物品用后立即清洗。

（14）换药前后应进行手清洗或消毒。

（15）撕胶布时，要用清洁的手，在每次开始换药前先按需要将胶布撕后粘在换药盘上备用。

（16）换药时给病人放手、脚、四肢的支架，与病人接触面应用塑料布包好，可用 500mg/L 含氯消毒液每日擦洗消毒 1 次，有脓血者应及时处理。

（17）遇有金葡菌、厌氧菌、绿脓杆菌感染的传染性伤口，应注意以下几点：①换药时工作人员应穿隔离衣；②换药时间相对集中可放在最后换药；③换药需在隔离室中进行；④尽量使用一次性换药器械，用后焚烧。复用的换药器械、物品用后应先消毒后清洗，再灭菌；⑤肿瘤病人用过的器械、物品处理同上。

六、治疗室保洁措施

（1）进入治疗室的工作人员必须衣帽整洁，操作时戴口罩、严格洗手，必要时手消毒。

（2）治疗室应有专用清扫工具，每日至少湿扫 2 次，保持环境清洁。

（3）每日通风 2~3 次，每次 15~30 分钟，保持空气新鲜。

（4）每日用紫外线灯照射两次，并根据紫外线灯的强度可照射 30~60 分钟。每周大清扫消毒 1 次，每周擦拭紫外线灯管 1 次，发现污物及时擦拭。

（5）每月进行空气细菌培养监测 1 次，消毒后的细菌总数不超过 500cfu/m³，不得检出致病性微生物。

（6）严格区分清洁区和污染区，物品定位、分类放置，私人物品不得带入室内。

（7）消毒液每周更换并消毒容器 2 次，以保持使用浓度及防止污染。

（8）使用一次性输液输血器，传染病人用过的注射器、输液器等应按医疗废弃物要求处理。

七、ICU、CCU 保洁措施

1.医务人员

（1）医务人员工作时穿规定的清洁工作服，不得戴首饰，不得在监护室抽烟。进出 ICU 和 CCU 应进行手消毒及更衣、换鞋。

（2）进行侵袭性操作及查体、治疗、护理每个病人前后均应洗手或手消毒。

2.常规措施

（1）限制人员出入，谢绝探视。

（2）及时鉴别和确诊感染病例，以便随即隔离，医生每日检查各种治疗或穿刺部位有无炎症发生，并及时送检标本。

（3）静脉输液应严格按照静脉导管护理常规进行。

（4）尽量使用一次性用品，如注射器、注射针头、输液装置、气管插管、手套等。

（5）住院较久的病人应定时进行尿、痰、伤口及粪的细菌培养，按病情需要做血培养。

（6）有感染流行时，应对ICU中的接触者和环境进行流行病学调查，以及时控制感染。

（7）空气、地面、空调应定时清洁消毒和进行细菌学监测。

八、洗衣房的保洁措施

（1）严格划分清洁区与污染区，清洁物品与污染物品在相应的区域通过，不得逆行。

（2）布类要分类浸泡消毒，用500mg/L含氯消毒液浸泡30分钟。病房内的被服与工作人员的工作服应分机洗涤，传染病房的被服及工作服应专室专机洗涤并与一般被服分开收送。

（3）洗涤后的被服经检查合格后，入被服站，由专人负责发放。

（4）感染管理科负责对洗衣房洗净的布类进行抽查，监测消毒效果，不合格者重新消毒。

（5）每日用500mg/L含氯消毒液擦地2次，定时开窗通风。

第八节　重点部门的医院感染管理

一、门诊、急诊的医院感染管理

（1）县以上医院和床位数≥300张的其他医院急诊科（室）、儿科门诊应与普通门诊分开，自成体系，设单独出入口和隔离诊室，建立预检分诊制度，发现传染病人或疑似传染病者，应到指定隔离诊室诊治，并及时消毒。

（2）传染科门诊、肝炎、肠道门诊等应做到诊室、人员、时间、器械固定；挂号、候诊、取药、病历、采血及化验、注射等与普通门诊分开。肠道门诊必须设立专用厕所。

（3）建立健全日常清洁、消毒制度。

（4）各诊室要有流动水洗手设备，或备有手消毒设施。

（5）门诊、急诊治疗室、换药室的医院感染管理参照本章本节中第三条；观察室的医院感染管理参照本章本节中第二条病房的医院感染管理；ICU 的医院感染管理参照本章本节中第五条：ICU 的医院感染管理；手术室的医院感染管理参照本章本节中第七条手术室的医院感染管理。

（6）急诊抢救室及平车、轮椅、诊察床等应每日定时消毒，被血液、体液污染时应及时消毒处理。

（7）急诊抢救器材应在消毒灭菌的有效期内使用，一用一消毒或灭菌。

二、病房的医院感染管理

1.普通病房的医院感染管理应达到以下要求：

（1）遵守医院感染管理的规章制度。

（2）在医院感染管理科的指导下开展预防医院感染的各项监测，按要求报告医院感染发病情况，对监测发现的各种感染因素及时采取有效控制措施。

（3）患者的安置原则应为：感染病人与非感染病人分开，同类感染病人相对集中，特殊感染病人单独安置。

（4）病室内应定时通风换气，必要时进行空气消毒，地面应湿式清扫，遇污染时即刻消毒。

（5）病人衣服、床单、被套、枕套每周更换 1~2 次，枕芯、棉褥、床垫定期消毒，被血液、体液污染时，及时更换；禁止在病房、走廊清点更换下来的衣物。

（6）病床应湿式清扫，一床一套（巾），床头柜应一桌一抹布，用后均需消毒。病人出院、转科或死亡后，床单元必须进行终末消毒处理。

（7）弯盘、治疗碗、药杯、体温计等用后立即消毒处理。

（8）加强各类监护仪器设备、卫生材料等的清洁与消毒管理。

（9）餐具、便器应固定使用，保持清洁，定期消毒和终末消毒。

（10）对传染病患者及其用物按传染病管理的有关规定，采取相应的消毒隔离和处理措施。

（11）传染性引流液、体液等标本需消毒后排入下水道。

（12）治疗室、配餐室、病室、厕所等应分别设置专用拖布，标记明确，分开清洗，悬挂晾干，定期消毒。

（13）垃圾置塑料袋内，封闭运送。医用垃圾与生活垃圾应分开装运；感染性垃圾置黄色或有明显标识的塑料袋内，必须进行无害化处理。

2.传染病房的医院感染管理在普通的医院感染管理的基础上还应达到以下要求：

（1）应设在建筑物的一端，远离儿科、新生儿、母婴室、ICU 等病房，设单独的出入口。有条件的医院设单独的传染病区，与普通病房之间设隔离区，有供传染病人活动、娱乐的场所。

（2）病房内污染区、半污染区、相对清洁区应分区明确；应设工作人员值班室、通过间（包括更衣室、浴室及厕所等卫生设施）；应设消毒室或消毒柜（箱）及消毒员浴室；各病室应有流动水洗手设施。

（3）不同传染病人应分开设置，每间病室不超过 4 人，床间距应大于 1.1m；严重隔离病室人口应设缓冲间，室内设卫生间（含盥洗、浴、厕设施），卫空间应有单独的出人口。

（4）严格执行各病种消毒隔离制度。医务人员在诊查不同病种的病人间应严格洗手与手消毒，教育病人食品、物品不混用，不互串病房，病人用过的医疗器械、用品等均应先消毒、后清洗，然后根据要求再消毒或灭菌，病人出院后严格终末消毒。

（5）空气、物体表面及地面应常规消毒，方法见《医院消毒技术规范》。

（6）病人的排泄物、分泌物及病房污水必须经常消毒处理后方可排放；固体污物应进行无害化处理或焚烧。

（7）严格陪住探视制度。陪住者应穿隔离衣及鞋套；探视者应穿一次性鞋套及用一次性坐垫，根据病种隔离要求及有条件医院的探视者可穿隔离衣。

三、治疗室、处置室、换药室、注射室的医院感染管理

治疗室、处置室、换药室、注射室的医院感染管理应达到以下要求：

（1）室内布局合理，清洁区、污染区分区明确，标志清楚。无菌物品按灭菌日期依次放人专柜，过期重新灭菌；设有流动水洗手设施。

（2）医护人员进入室内，应衣帽整洁，严格执行无菌技术操作规程。

（3）无菌物品必须一人一用一灭菌。

（4）抽出的药液、开启的静脉输人用无菌液体须注明时间，超过 2 小时后不得使用；启封抽吸的各种溶媒超过 24 小时不得使用，最好采用小包装。

（5）碘酒、酒精应密闭保存，每周更换 2 次，容器每周灭菌 2 次。常用无菌敷料罐应每天更换并灭菌；置于无菌储槽中的灭菌物品（棉球、纱布等）一经打开，使用时间最长不得超过 24 小时，提倡使用小包装。

（6）治疗车上物品应排放有序，上层为清洁区，下层为污染区；进入病室的治疗车、换药车应配有快速手消毒剂。

（7）各种治疗、护理及换药操作应按清洁伤口、感染伤口、隔离伤口依次进行，特殊感染伤口如：炭疽、气性坏疽、破伤风等应就地（诊室或病室）严格隔离，处置后进行严格终末消毒，不得进入换药室；感染性敷料应放在黄色防渗漏的污物袋内，及时焚烧处理。

（8）坚持每日清洁、消毒制度，地面湿式清扫。

四、产房、母婴室、新生儿病房（室）的医院感染管理

产房、母婴室、新生儿病房（室）的医院感染管理在病房医院感染管理基础上应达到以下要求：

（1）产房周围环境必须清洁、无污染源，应与母婴室和新生儿室相邻近，相对独立，便乎管理。

1）布局合理，严格划分无菌区、清洁区、污染区，区域之间标志明确，无菌区内设置正常分娩室、隔离分娩室、无菌物品存放间；清洁区内设置洗手间、待产

室、隔离待产室、器械室、办公室；污染区内设置更衣室、产妇接收区、污物间、卫生间、车辆转换处。

2）墙壁、天花板、地面无裂隙，表面光滑，有良好的排水系统，便于清洗和消毒。

3）应根据标准预防的原则实施消毒隔离。现阶段对患有或疑似传染病的产妇，还应隔离待产、分娩，按隔离技术规程护理和助产，所有物品严格按照消毒灭菌要求单独处理；用后的一次性用品及胎盘必须放入黄色塑料袋内，密闭运送，无害化处理；房间应严格进行终末消毒处理。

(2) 母婴室内每张产妇床位的使用面积不应少于 5.5~6.5m²，每名婴儿应有一张床位，占地面积不应少于 0.5~1m²。

1）母婴一方有感染性疾病时，患病母婴均应及时与其他正常母婴隔离。产妇在传染病急性期，应暂停哺乳。

2）产妇哺乳前应洗手、清洁乳头。哺乳用具一婴一用一消毒，隔离婴儿用具单独使用，双消毒。

3）婴儿用眼药水、扑粉、油膏、沐浴液、浴巾、治疗用品等，应一婴一用，避免交叉使用。遇有医院感染流行时，应严格执行分组护理的隔离技术。

4）患有皮肤化脓及其他传染性疾病的人员，应暂时停止与婴儿接触。

5）严格探视制度，探视者应着清洁服装，洗手后方可接触婴儿。在感染性疾病流行期间，禁止探视。

6）母婴出院后，其床单元、保温箱等，应彻底清洁、消毒。

(3) 新生儿病房（室）应相对独立，布局合理，分新生儿病室、新生儿重症监护室（NICU）、隔离室、配奶室、沐浴室、治疗室等，严格管理。

1）病房（室）入口处应设置洗手设施和更衣室，工作人员入室前应严格洗手、消毒、更衣。

2）每张床占地面积不得少于 3m²，床间距不得少于 90cm，NICU 每张床占地面积不得少于一般新生儿床位的 2 倍。

五、ICU 的医院感染管理

ICU 医院感染管理在病房医院感染管理基础上应达到以下要求：

(1) 布局合理，分治疗室（区）和监护区。治疗室（区）内应设流动水洗手设施，有条件的医院可配备净水工作台；监护区每床使用面积不少于 9.5m2。每天进行空气消毒，消毒方法见《医院消毒技术规范》。有条件的医院应配备空气净化装置。

(2) 病人的安置应将感染病人与非感染病人分开，特殊感染病人单独安置。诊疗和护理活动应采取相应的隔离措施，控制交叉感染。

(3) 医护人员进入 ICU 要穿专用工作服、换鞋、戴帽子、口罩、洗手，患有感染疾病者不得进入。

(4) 严格执行无菌技术操作规程，认真洗手或消毒，必要时戴手套。

(5) 加强对病人各种留置管路的观察、局部护理与消毒，加强医院感染监测。

（6）加强对抗菌药物应用的管理，防止病人发生菌群失调，加强细菌耐药性的监测。

（7）加强对各种监护仪器设备、卫生材料及病人用物的消毒与管理。

（8）严格探视制度，限制探视人数；探视者应更衣、换鞋、戴帽子、口罩，与病人接触前要洗手。

（9）对特殊感染或高度耐药菌感染的病人，严格消毒隔离措施。

六、手术室的医院感染管理

手术室的医院感染管理应达到以下要求：

（1）合理，符合功能流程和洁污分开的要求：分污染区、清洁区、无菌区，区域间标志明确。

（2）天花板、墙壁、地面无裂隙，表面光滑，有良好的排水系统，便于清洗和消毒。

（3）手术室内应设无菌手术间、一般手术间、隔离手术间；隔离手术间应靠近手术室入口处。每一手术间限置一张手术台。

（4）手术器具及物品必须一用一灭菌，能压力蒸汽灭菌的应避免使用化学灭菌剂浸泡灭菌。备用刀片、剪刀等器具可采用小包装压力蒸汽灭菌。

（5）手术用器具、物品的清洁和消毒灭菌要求见第六节消毒灭菌与隔离，手术室内设消毒供应间的管理，加强消毒灭菌质量的监测。

（6）麻醉用器具应定期清洁、消毒，接触病人的用品应一用一消毒；严格遵守一次性医疗用品的管理规定。

（7）洗手刷应一用一灭菌。

（8）医务人员必须严格遵守消毒灭菌制度和无菌技术操作规程。

（9）严格执行卫生、消毒制度，必须湿式清洁，每周固定卫生日。

（10）严格限制手术室内人员数量。

（11）隔离病人手术通知单上应注明感染情况，严格隔离管理。术后器械及物品双消毒，标本隔离要求处理，手术间严格终末消毒。

（12）接送病人的平车定期消毒，车轮应每次清洁，车上物品保持清洁。接送隔离病人的平车应专车专用，用后严格消毒。

（13）手术废弃物品须置黄色或有明显标识的塑料袋内，封闭运送，无害化处理。

七、消毒供应室的医院感染管理

消毒供应室的医院感染管理应达到以下要求：

（1）执行卫生部（88）卫医字第6号《医院消毒供应室验收标准》。

（2）周围环境无污染源。

（3）内部布局合理，分污染区、清洁区、无菌区，三区划分清楚，区域间应有实际屏障；路线及人流、物流由污到洁，强制通过，不得逆行。天花板、墙壁、地面等应光滑、耐清洗，避免异物脱落。

（4）有物品回收、消毒、洗涤、敷料制作、组装、灭菌、存储、发送全过程所需要的设备和条件。

（5）压力蒸汽灭菌操作程序按《医院消毒技术规范》要求执行，灭菌效果的监测要求。灭菌合格物品应

有明显的灭菌标志和日期，专室专柜存放，在有效期内使用。下收下送车辆，洁污分开，每日清洗消毒，分区存放。

（6）一次性使用无菌医疗用品，拆除外包装后，方可移入无菌物品存放间，其使用和管理见消毒器械的管理。

（7）有明确的质量管理和监测措施：对购进的原材料、消毒洗涤剂、试剂、设备、一次性使用无菌医疗用品等进行质量监督，杜绝不合格产品进入消毒供应室。

（8）对消毒剂的浓度、常水和精洗用水的质量进行监测；对自身工作环境的洁净程度和初洗、精洗、组装、灭菌等环节的工作质量有监控措施；对灭菌后成品的包装、外观及内在质量有 检测措施。

八、口腔科的医院感染管理

口腔科的医院感染管理应达到以下要求：

（1）设器械清洗室和消毒室。

（2）保持病室内清洁，每天操作结束后应进行终末消毒处理。

（3）每位病人操作前后必须洗手；操作时必须戴口罩、帽子，必要时佩戴防护镜。

（4）器械消毒灭菌应按照"去污染—清洗—消毒灭菌"的程序进行。

（5）凡接触病人伤口和血液的器械（如手机、车针、扩大针、拔牙钳、挺子、凿子、手术刀、牙周刮治器、洁牙器、敷料等）每人用后均应灭菌；常用口腔科检查器、充填器、托盘等每人用后均应消毒。

（6）器械尽量采用物理灭菌，有条件的医院可配备快速压力蒸气灭菌器；如使用化学灭菌剂，每日必须进行有效浓度的测定。

（7）麻药应注明启用日期与时间，启封后使用时间不得超过24小时，现用现抽，尽量使用小包装。

（8）修复技工室的印模、蜡块、石膏模型及各种修复体应使用中效以上消毒方法进行消毒。

（9）X线照相室应严格控制拍片中的交叉感染。

（10）用后的敷料等医用垃圾的处理见《医疗废物管理条例》。

九、洗衣房的医院感染管理

洗衣房的医院感染管理应达到以下要求：

（1）布局合理，洁污分开，通风良好；分为洗涤区，压烫、折叠区，清洁衣物存放区。物流由污到洁，顺行通过，不得逆流。

（2）指定地点收集污物，避免在病房清点，专车、专线运输。运送车辆洁污分开，每日清洗消毒。

（3）认真执行衣物清洗的规章制度，分类清洗。被血液、体液污染的衣物应单独消毒、清洗。消毒采用含氯消毒剂，消毒时间不少于 30 分钟；消毒一般物品有效氯含量 250mg/L，消毒污染物品有效氯含量 ≥500mg/L，煮沸消毒为 20~30 分钟。洗涤剂的洗涤时间为 1 小时。传染病污染的衣物，封闭运输，先消毒后清洗。

（4）清洁被服专区存放。

（5）工作环境保持卫生，每日清洁消毒，每周大扫除。

（6）工作人员做好个人防护，每日洗澡更衣，接触污物后洗手。

十、医院污物的管理

医院污物的管理应达到以下要求：

（1）废弃物分类收集处理，感染性废弃物置黄色塑料袋内密闭运送、无害化处理（见表 1-3）。

（2）锐器（针头、穿刺针等）用后应放入防渗漏、耐刺的专用容器内，无害化处理。

（3）医院应根据当地环保部门的规定设置焚烧炉、废气排放符合国家环境保护部门颁布的标准。

（4）有条件的地区可由卫生行政部门及环保部门建立医疗废物处理中心，对医院污物进行集中处理。

（5）医院污水排放执行国家《污水排放标准》。

表 23-3　医疗废物分类目录

类别	特征	常见组分或者废物名称
感染性废弃物	携带病原微生物具有引发感疾病传播危险的染性医疗废物	1.被病人血液、体液、排泄物污染的物品，包括：①棉球、棉签、引流棉条、纱布及其他各种敷料；②一次性使用卫生用品、一次性使用医疗用品及一次性医疗器械；③废弃的被服；其他被病人血液、体液、排泄物污染的物品 2.医疗机构收治的隔离传染病病人或者疑似传染病病人产生的生活垃圾。3.病原体的培养基、标本和菌种、毒种保存液。4.各种废弃的医学标本。5.废弃的血液、血清。6.使用后的一次性使用医疗用品及一次性医疗器械视为感染性废物
病理性废弃物	诊疗过程中产生的人体废弃物和医学实验动物尸体等	1.手术及其他诊疗过程中产生的废弃的人体组织、器官等。2.医学实验动物的组织、尸体。3.病理切片后废弃的人体组织、病理腊块等
损伤性废物	能够刺伤或者割伤人体的废弃的医用锐器	1.医用针头、缝合针。2.各类医用锐器，包括：解剖刀、手术刀、备皮刀、手术锯等。3.载玻片、玻璃试管、玻璃安瓿等
药物性废弃物	过期、淘汰、变质或者被污染的废弃的药品	1.废弃的一般性药品，如：抗生素、非处方类药品等。2.废弃的细胞毒性药物和遗传毒性药物，包括：①致癌性药物，如硫唑嘌呤、苯丁酸氮芥、萘氮芥、环孢霉素、环磷酰胺、苯丙氨酸氮芥、司莫司汀、三苯氧氨、硫替派等；②可疑致癌性药物，如：顺铂、丝裂霉素、阿霉素、苯巴比妥等；③免疫抑制剂。3.废弃的疫苗、血液制品等
学性废弃物化	具有毒性、腐蚀性、易燃易爆性的废弃的化学物品	1.医学影像室、实验室废弃的化学试剂；2.废弃的过氧乙酸、戊二醛等化学消毒剂；3.废弃的汞血压计、汞温度计

说明：一次性使用卫生用品是指使用一次后即丢弃的，与人体直接或者间接接触的，并为达到人体生理卫生或者卫生保健目的而使用的各种日常生活用品。一次性使用医疗用品是指临床用于病人检查、诊断、治疗、护理的指套、手套、吸痰管、阴道窥镜、肛镜、印模托盘、治疗巾、皮肤清洁巾、擦手巾、压舌板、臀垫等接触完整黏膜、皮肤的各类一次性使用医疗、护理用品。一次性医疗器械指《医疗器械管理条例》及相关配套文件所规定的用于人体的一次性仪器、设备、器具、材料等物品。

医疗卫生机构废弃的麻醉、精神、放射性、毒性等药品及其相关的废物的管理，依照有关法律、行政法规和国家有关规定、标准执行。

第九节　一次性使用无菌医疗用品的管理

一次性使用无菌医疗用品的管理应达到以下要求：

（1）医院所用一次性使用无菌医疗用品必须由设备部门统一集中采购，使用科室不得自行购入。

（2）医院采购一次性使用无菌医疗用品，必须从取得省级以上药品监督管理部门颁发《医疗器械生产企业许可证》、《工业产品生产许可证》、《医疗器械产品注册证》和卫生行政部门颁发卫生许可批件的生产企业或取得《医院器械经营企业许可证》的经营企业购进合格产品进口的一次性导管等无菌医疗用品应具有国务院药品监督管理部门颁发的《医疗器械产品注册证》。

（3）每次购置，采购部门必须进行质量验收，订货合同、发货地点及货款汇寄账号应与生产企业/经营企业相一致，并查验每箱（包）产品的检验合格证、生产日期、消毒或灭菌日期及产品标识和失效期等，进口的一次性导管等无菌医疗用品应具灭菌日期和失效期等中文标识。

（4）医院保管部门专人负责建立登记账册，记录每次订货与到货的时间、生产厂家、供货单位、产品名称、数量、规格、单价、产品批号、消毒或灭菌日期、失效期、出厂日期、卫生许可证号、供需双方经办人姓名等。

（5）物品存放于阴凉干燥，通风良好的物架上，距地≥20cm，距墙壁≥5cm；不得将包装破损、失效、霉变的产品发至使用科室。

（6）科室使用前应检查小包装有无破损、失效、产品有无不洁净等。

（7）使用时若发生热原反应、感染或其他异常情况时，必须及时留取样本送检，按规定详细记录，报告医院感染管理科、药剂科和设备采购部门。

（8）医院发现不合格产品或质量可疑产品时，应立即停止使用，并及时报告当地药品监督管理部门，不得自行作退、换货处理。

（9）一次性使用无菌医疗用品后，须进行消毒、毁形，并按当地卫生行政部门的规定进行无害化处理，禁止重复使用和回流市场。

（10）医院感染管理科须履行一次性使用无菌医疗用品的采购、管理和回收处理的监督检查职责。

第十节　抗菌药物的合理应用

一、抗菌药物作用机制及应用基本原则

【基本概念】

（1）抗微生物治疗：包括抗病毒治疗、抗细菌治疗、抗真菌治疗、抗立克次体治疗、抗衣原体治疗、抗支原体治疗及抗原虫治疗。

（2）抗生素：是指在高稀释度下对一些微生物有杀灭或抑制作用或具有抗肿瘤、抗寄生虫等作用的微生物产物，还包括用化学方法合成的抗生素的半合成衍生物。

（3）抗菌药物：是指具杀菌或抑菌活性，主要供全身应用（包括口服、肌肉注射、静脉注射、静脉滴注等，部分也可用于局部）的各种抗生素、磺胺类药、抗结核类、咪唑类、硝咪唑类、喹诺酮类、呋喃类化学药物。

（4）药物代谢动力学：简称药代动力学，是用数学方程式研究和描述药物在体内的吸收、分布、代谢与消除过程的科学。

（5）药时曲线：是反映药物进入人体后其浓度随时间变化的时间-浓度曲线。

（6）药时曲线下面积（AUC）：其大小表示经血管外给药后药物的吸收程度，即生物利用度。口服或肌肉注射药物的生物利用度表示有活性的药物进入血液循环的量及速度，吸收完全者生物利用度高，反之生物利用度低。

（7）生物半衰期（t1/2）：药物自体内消除半量所需时间，简称半衰期，包括吸收半衰期（t1/2ka）、消除半衰期（t1/2kel）。消除半衰期长的药物在体内消除缓慢；主要经肾脏排泄的药物在肾功能受损时消除半衰期明显延长并可造成积蓄，甚至中毒。

（8）治疗药物监测（TDM）：指通过测定病人治疗用药的血或其他体液中的浓度，以药代动力学原理和计算方法拟订最佳的适用于不同病人的个体化方案，包括药物剂量、给药途径、给药间期，以提高疗效，降低不良反应，达到有效而安全治疗为目的。

（9）抗菌药物敏感试验：简称药敏试验，是测定抗菌药物在体外对病原微生物有无抑制作用的方法。有的以抑制细菌生长为评定标准，常用最低抑菌浓度即 MIC（minimal inhibitory concentration）表示；有的也以杀灭细菌为评定标准，即能使活菌数减少 99% 或 99.9% 以上，称为最低杀菌浓度即 MBC（minimal bacterieidal concentition）。MIC50 是指在同一批实验中能抑制 50% 的受试菌株生长所需的 MIC，而在同一批实验中能抑制 90% 受试菌株所需 MIC，称为 MIC90。

【抗菌药物的作用机制】

（一）干扰细菌细胞壁的合成

细胞壁是细菌细胞的最外层结构，无论是革兰阳性或革兰阴性菌，均有细胞壁，只是前者厚而致密，后者薄而疏松。细胞壁坚韧而有弹性，其主要功能是维持菌体固有的外形，并保护细菌抵抗低渗起到屏障作用。细菌细胞壁的主要成分是肽聚糖（又称粘肽或胞壁质）。肽聚糖由聚糖骨架、四肽侧链及交联桥 3 部分组成（革兰阴性菌无交联桥），为原核生物细胞所特有。聚糖骨架由 N-乙酰葡糖胺与 N-乙酰胞壁酸交替间隔排列，经 β-l、4 糖苷键连接而成链状，四肽侧链连接在胞壁酸上，相邻聚糖骨架的四肽侧链又交叉连接而呈网状结构。干扰细菌细胞壁合成的抗菌药物主要有 β-内酰胺类、万古霉素、磷霉素、环丝霉素及杆菌肽；而溶菌酶则切断 N-乙酰葡糖胺与 N-乙酰胞壁酸之间的 β-1、4 键分子连接。随着对细菌细胞膜研究的深入，人们发现细菌细胞膜上有能与青霉素或头孢菌素结合的特殊蛋白质，称为青霉素结合蛋白，是 β-内酰胺类抗生素的结合靶位。青霉素结合蛋白（penicillin binding。protein，PBP）为细菌的存活、生长、繁殖所必需，尤其是 PBP1、2、3。β-内酰胺类抗菌药物与 PBP 结合，先引起细菌形态上的改变，最终导致细菌死亡。

（二）损伤细胞膜

细菌细胞膜位于细胞壁内侧，紧包住细胞浆，具有选择性输送营养物质及催化重要生化反应、代谢过程的作用。细胞膜的基本结构为平行的脂质双层，脂类分子呈双相性，其亲水性极性基团朝向膜的两侧，而疏水性的非极性基团则朝向膜内。多粘菌素类抗菌药物分子具有二极性，亲水性的一极与细胞膜上的蛋白质分子结合，亲脂性的一极与膜内磷脂结合而使细胞膜裂开，导致胞内重要物质的外泄与细菌死亡，特别是对胞壁及胞膜中脂质含量较多的革兰阴性杆菌作用更强。两性霉素 B、制霉菌素等多烯类抗生素则能与细胞膜上的麦角固醇结合使其膜的通透性增加。咪康唑、酮康唑类则抑制真菌胞膜中固醇类的生物合成影响其通透性而导致细菌死亡。

（三）影响细菌蛋白质合成

核蛋白体是游离存在于胞浆中的小颗粒，数个核蛋白体由 mRNA 串成多聚核蛋白体成为蛋白质合成的场所。细菌核蛋白体的沉降系数为 70S，分别由 50S 与 30S 大小的 2 个亚基组成（而人等真核生物为 80S，由 60S 与 40S 构成），链霉素等氨基甙类、四环素、红霉素、林可霉素、氯霉素及夫西地酸能与 30S 小亚基结合，影响蛋白质的起始、延长、终止阶段，干扰细菌蛋白质的合成，影响细菌的生长繁殖与存活而杀灭细菌。

（四）抑制细菌核酸合成

喹诺酮类抗菌药物主要作用于细菌 DNA 复制过程中的 DNA 旋转酶（或拓扑异构酶 II），从而抑制细菌繁殖；利福平则抑制 mRNA 的转录；氟胞嘧啶进入真菌细胞后，经脱氢作用形成氟尿嘧啶而取代尿嘧啶进入真菌 RNA，干扰其功能。

（五）其他作用机制

抗菌药物的其他作用机制包括抑制细菌叶酸代谢（如磺胺类药、TMP），抑制结核分枝杆菌中的结核环脂酸的合成（如异烟肼）等。

【抗菌药物使用原则】

根据使用目的不同，分为抗菌药物治疗性应用的基本原则和预防性应用的基本原则。抗菌药物作为抗微生物治疗的有力武器，可以防病治病，但也可引起各种不良反应，严重者可使病人致残（如耳聋）、致死（如青霉素过敏性休克）；为细菌耐药性的产生提供选择压力。因此，合理用药显得尤为重要。合理使用抗菌药物是指在明确指征下选用适宜的抗菌药物，并采用适当的剂量与疗程，以达到杀灭致病微生物，控制感染的目的；同时又防止各种不良反应的发生。其先决条件是确定正确的诊断，特别是病原学诊断。有效控制微生物感染，尽量避免引起宿主体内菌群的微生态失调，防止药物毒副作用，避免耐药菌株的产生是抗微生物治疗中应遵守的原则。

（一）抗菌药物治疗性应用的基本原则

（1）诊断为细菌性感染者方有指征应用抗菌药物。

（2）尽早查明感染病原，根据病原种类及药敏试验结果选择抗菌药物。住院病人必须在开始抗菌治疗前，先留取相应标本，立即送细菌培养，以尽早明确病原菌和药敏试验结果；门诊病人可以根据病情需要开展病原体检测及药敏试验工作。

（3）按照药物的抗菌作用特点及其体内过程特点选择用药。

（4）抗菌药物治疗方案应综合病人病情、病原菌种类及抗菌药物特点制定。①品种选择：根据病原菌种类及药敏试验结果选用抗菌药物；②给药剂量：按各种抗菌药物的治疗剂量范围给药。治疗重症感染（如败血症、感染性心内膜炎等）和抗菌药物不易达到的部位的感染（如中枢神经系统感染等），抗菌药物剂量宜较大（治疗剂量范围上限）；而治疗单纯性下尿道感染时，由于多数药物尿药浓度远高于血药浓度，则可应用较小剂量（治疗剂量范围下限）。

（5）给药途径：轻症感染可接受口服给药者，应选用口服吸收完全的抗菌药物，不必采用静脉注射或肌肉注射给药。重症感染、全身性感染病人初始治疗应予静脉给药，以确保药效；病情好转能口服时应及早转为口服给药。抗菌药物的局部应用只限于少数情况，例如全身给药后在感染部位难以达到治疗浓度时可加用局部给药作为辅助治疗。此情况见于治疗中枢神经系统感染时某些药物可同时颅内给药；包裹性厚壁脓肿脓腔内注入抗菌药物以及眼科感染的局部用药等。

（6）给药次数：为保证药物在体内能最大地发挥药效，杀灭感染灶病原菌，应根据药代动力学和药效学相结合的原则给药。青霉素类、头孢菌素类和其他β-内酰胺类、红霉素、克林霉素等消除半衰期短者，应1日多次给药。喹诺酮类、氨基甙类等可1日给药1次（重症感染者例外）。

（7）疗程：抗菌药物疗程因感染不同而异，一般宜用至体温正常、症状消退后72~96小时，特殊情况要妥善处理。

（8）抗菌药物的联合应用要有明确指征：单一药物可有效治疗的感染，不需联合用药，仅在下列情况时有指征联合用药。

1）病原菌尚未查明的严重感染，包括免疫缺陷者的严重感染。

2）单一抗菌药物不能控制的需氧菌及厌氧菌混合感染，2种或2种以上病原菌感染。

3）单一抗菌药物不能有效控制的感染性心内膜炎或败血症等重症感染。

4）需长程治疗，但病原菌易对某些抗菌药物产生耐药性的感染，如结核病、深部真菌病。

5）由于药物协同抗菌作用，联合用药时可将毒性大的抗菌药物剂量减少，如两性霉素B与氟胞嘧啶联合治疗隐球菌脑膜炎时，前者的剂量可适当减少，从而减少其毒性反应。

联合用药时宜选用具有协同或相加抗菌作用的药物联合，如青霉素类、头孢菌素类等其他B—内酰胺类与氨基苷类联合，两性霉素B与氟胞嘧啶联合。联合用药通常采用2种药物联合，3种及3种以上药物联合仅适用于个别情况，如结核病的治疗。此外必须注意联合用药后药物不良反应将增多。

（二）抗菌药物预防性应用的基本原则

1.内科及儿科预防用药

（1）用于预防1种或2种特定病原菌入侵体内引起的感染，如目的在于防止任何细菌入侵，则往往无效。

（2）预防在一段时间内发生的感染可能有效；长期预防用药，常不能达到目的。

（3）病人原发疾病可以治愈或缓解者预防用药可能有效。原发疾病不能治愈或缓解者（如免疫缺陷者），预防用药应尽量不用或少用。对免疫缺陷病人，宜严密观察其病情，一旦出现感染征兆时，在送检有关标本作培养的同时，首先给予经验治疗。

（4）通常不宜常规预防性应用抗菌药物的情况：普通感冒、麻疹、水痘等病毒性疾病，昏迷、休克、中毒、心力衰竭、肿瘤、应用肾上腺糖皮质激素的病人等。

2.外科手术预防用药

（1）外科手术预防用药目的：预防手术后手术部位感染，清洁—污染或污染手术后手术部位感染及术后可能发生的全身性感染。

（2）外科手术预防用药基本原则：根据手术野有否污染或污染可能，决定是否预防使用抗菌药物。

（三）常见的不合理使用抗菌药物的情况

（1）选用的药物对病原体或感染无效或疗效不强。

（2）剂量过大或过小或给药途径不当。

（3）停药过早或感染已控制多日仍继续用药。

（4）对耐药菌株未用敏感药物。

（5）未观察使用中出现的不良反应或产生了毒副作用而不停药。

（6）抗菌药物联合应用不当。

（7）无指征或指征不强的预防用药。

（8）病毒感染等非细菌感染使用抗细菌药物。

(9) 对二重感染处理不当。

二、抗菌药物的不良反应与预防

抗菌药物是治疗感染性疾病的有力武器，应用者往往看重其治疗作用而忽视不良反应，有时甚至导致治疗失败或严重不良反应的发生，增加病人的痛苦与费用，严重者甚至危及病人的生命。常见的抗菌药物不良反应包括毒性反应、过敏反应、二重感染与细菌耐药性，以毒性反应最常见。

【毒性反应】

抗菌药物毒性反应是指药物引起的生理、生化和（或）组织、器官等的病理改变，其严重程度随剂量增大与疗程延长而增加。发生机制包括药物的化学刺激，人体自身蛋白质或酶的功能受阻，也可因宿主原有遗传缺陷或病理状态而被诱发或加重。是药物不良反应中最常见的一种，主要表现在肾、神经系统、肝、血液、胃肠道、局部给药部位等。

（一）肾脏毒性反应

发生肾脏毒性反应的抗菌药物主要有：氨基甙类、多粘菌素类、两性霉素 B、万古霉素、头孢菌素类、青霉素类、磺胺类、四环素等。发生机制是这些药物主要经肾脏排泄，肾药物浓度高。当药物在肾皮质内浓度高时，可以抑制蛋白质与酶系统的功能与离子交换，以肾小管病变最常见。间质性肾炎多由免疫反应引起，此外药物形成结晶，肾血流减少也有一定作用。临床表现轻重不一，可表现为单纯蛋白尿和（或）血生化的改变，肾功能减退，甚至肾衰竭或尿毒症。

氨基甙类易与肾小管刷状缘结合，造成局部药物长时积聚。肾毒性常与药物积聚量成正比，直接损伤肾小管，严重者引起肾小管坏死及急性肾衰竭，可表现为蛋白尿，血中尿素氮、肌酐升高。尤其易发生于老年人、脱水等肾血流不足者，两种以上肾毒性药物联用者。庆大霉素肾毒性比阿米卡星、奈替米星多见。多粘菌素类均有肾毒性，常用量即可引起，用药后肌酐清除率下降。约 20% 的病人在用药 4 日内发生蛋白尿、血尿、尿少，约 20% 的病人可出现肾小管坏死。一代头孢菌素中的头孢噻吩、头孢唑林若用量过大也有肾毒性，与氨基甙类或强利尿药合用时尤应注意。甲氧西林主要引起间质性肾炎，发生率 10%~15%，与免疫有关而与剂量无关。一般用药 7~10 日后发生皮疹，发热，嗜酸性粒细胞增多，血尿；严重时导致进行性肾衰竭。氨苄西林偶可引起类似反应。

两性霉素 B 可引起多种肾损害，几乎每一使用者都有。它可以改变肾小管的通透性，导致排氢障碍而增加尿钾排出；还可影响浓缩功能而引起肾性尿崩症；引起肾血管收缩，导致肾皮质缺血与肾小球滤过率减少，大剂量时可引起不可逆性急性肾衰竭。磺胺类药由于在肾小管内结晶可引起血尿，梗阻性肾病，少尿或急性肾衰竭；还可通过免疫反应引起间质性肾炎，肾小球肾炎，坏死性血管炎等。四环素或土霉素在肾功能中、重度减退时可因其抗代谢作用而加重氮质血症及酸中毒。利福平可引起间质性肾炎且常伴流感样综合征。万古霉素主要损害肾小管，发生率约

5%，若与庆大霉素合用可达 30%。以原形从肾排泄的阿奇霉素也可造成肾损害。氨基甙类、两性霉素 B 及万古霉素等的肾毒性的最早表现为蛋白尿与管型尿，继而尿中出现红细胞、尿量减少或增加、pH 值由酸变碱、氮质血症、尿毒症、尿钾排出增加。上述表现多于用药后 3~6 日发生，停药 5 日后消失或逐渐恢复。少数病人可出现严重肾损害，发生急性肾衰竭，甚至引起死亡。

（二）肝脏毒性反应

能引起肝脏损害的抗菌药物主要有：四环素类、红霉素酯化物、磺胺类药、抗结核药、呋喃唑酮等。青霉素、头孢菌素类及两性霉素 B 也可损害肝脏。发生肝损害的机制主要有：药物代谢中毒，过敏，药物对代谢酶的作用。已有慢性或急性肝炎或肝病者更易发生，选用抗菌药物尤应注意。

大剂量静脉注射或长期口服四环素可引起急性或亚急性肝脂肪变性，尤其在妊娠后期多见。红霉素酯化物特别是红霉素月桂酸盐（如无味红霉素）可引起胆汁淤积性黄疸症。磺胺类、酮康唑引起类似肝炎的表现，甚至导致急性或亚急性肝坏死。异烟肼、利福平、PAS、吡嗪酰胺等抗结核药是引起肝损害的常见药物，损伤轻重不一，有些仅有丙氨酸氨基转移酶升高或一过性升高；有的出现黄疸、肝大等多种肝炎表现，严重者将危及生命。两性霉素 B 由于疗程长，使用中可出现转氨酶升高，黄疸，肝大。

（三）血液系统毒性反应

抗菌药物对血液系统的毒性作用主要为贫血，白细胞下降，凝血机制障碍。引起贫血者主要是氯霉素。它可引起红细胞生成抑制性贫血，再生障碍性贫血（氯霉素为最易引起再生障碍性贫血的抗菌药，与剂量无关，发生率低，但病死率高于50%），葡萄糖-6-磷酸脱氢酶（G-6-PD）缺乏所致的溶血性贫血。磺胺类及呋喃类也可引起或诱发 G-6-PD 缺乏者溶血。两性霉素 B 也可与红细胞膜上的固醇结合改变其通透性而溶血。部分抗菌药物可引起白细胞和血小板减少，如氯霉素、磺胺类、β-内酰胺类、氟胞嘧啶、氨基甙类、四环素类、两性霉素 B、灰黄霉素等，以氯霉素多见。这种情况发生率较低，多与药物剂量有关，故多易于恢复。凝血机制障碍多由头孢菌素类及青霉素类引起，与其作用强、抗菌谱广，对肠道内产生维生素 K 的菌群影响大有关。

（四）神经系统毒性反应

（1）颅神经：据 20 世纪 90 年代统计，我国由于药物致聋、致哑儿童达 180 余万人，药物致耳聋占的 60%，约 100 万人并每年以 2~4 万人数递增。原因主要是抗生素致耳聋，氨基甙类（包括庆大霉素，卡那霉素等）占 80%，新霉素滴耳，冲洗伤口也可致耳聋。红霉素、万古霉素、多粘菌素、阿司匹林等均可发生耳毒性。第八对颅神经损害或耳毒性是氨基甙类的主要毒性之一，若与其他耳毒性药物呋喃苯胺、利尿酸等强利尿剂，水杨酸类、长春新碱等抗癌药，万古霉素、多粘菌素及奎宁、砷、汞等合用时毒性反应将协同加剧；失水、缺氧、噪声及肾功能减退均可诱发，老年人及婴幼儿易发。因此对高敏者及有家族史者应特别注意，对肾功能不全者应密切观察氨基甙类的耳毒性。氨基甙类有一定的耳毒性，新霉素、卡那霉素主要损害耳蜗，先兆表现有耳饱满感、头晕、耳鸣；也可无先兆，高频听力先减退，继之耳聋。应注意孕妇应用氨基甙类药物时可通过胎盘而影响胎儿耳蜗。链霉素、庆大霉素主要损害前庭，先兆表现为眩晕、头痛，急剧动作时发生恶心、呕吐、眼颤，甚至平衡失调、步态不稳、共济失调；但多为暂时性，少数可持续较长时间，对老年人更应警惕。奈替米星的耳毒性较弱，万古霉素、多粘菌素、米诺环素、卷曲霉素均有一定的耳毒性；红霉素、氯霉素偶有耳毒性。视神经损害可见于长期口服氯霉素或用氯霉素滴眼剂，可引起视神经炎，视神经萎缩，甚至失明。服乙胺丁醇 2~6 个月可发生视神经炎、视网膜出血、色素变化，大剂量时更易发生。

（2）神经肌肉接头：由于氨基甙类与钙离子竞争结合位点使神经末梢释放乙酰胆碱受阻，当大剂量静脉快速注射该类药物，或接受麻醉剂、肌肉松弛剂的手术病人在胸、腹腔内应用该类药物时，有引起肌肉麻痹的可能。临床表现为四肢软弱，周围血管性血压下降，心肌抑制状态，或可因呼吸肌麻痹而危及生命。多粘菌素亦可引起类似情况；林可霉素、四环素偶可引起。

（3）周围神经：庆大霉素、链霉素、多粘菌素类、异烟肼、硝基呋喃类、乙胺丁醇等可引起周围神经炎。这与钙离子缺乏、维生素 B6 缺乏、药物直接刺激周围神经等因素有关。链霉素、多粘菌素及庆大霉素注射液引起口周及手足麻木，重者伴头昏、面部及头皮麻木与舌颤。异烟肼与乙胺丁醇可因维生素缺乏发生周围神经炎，先有趾、足的感觉异常，渐及上肢，进而出现肢体远端肌力减退与腱反射消失。

（4）中枢神经系统：青霉素类特别是青霉素的全身用药剂量过大或注射过快或伴有肾损害时，可直接刺激大脑皮质而出现肌阵挛、惊厥、癫痫、昏迷等严重反应，"青霉素脑病"，可于用药后 24~72 小时内出现（8 小时至 9 日内），有尿毒症、脑膜炎时更多见。此外异烟肼、环丝氨酸等剂量过大，亦导致癫痫。亚胺培南可引起癫痫发作，不宜用于中枢神经系统疾患。

青霉素类、氨基甙类、两性霉素 B 及多粘菌素 B 等颅内或脑室内给药时，即便为常用量，也可引一些脑膜刺激症状如头痛、颈轻度强直及呕吐、感觉过敏、背及下肢疼痛、尿频与发热等症状。反应于注射后或数小时内发生。多次注射后还可发生蛛网膜下组织粘连。注射剂量过大可发生高热、惊厥、昏迷、尿潴留、呼吸循环衰竭或死亡。

（5）精神症状：氯霉素、青霉素、异烟肼、呋喃唑酮、喹诺酮类、环丝氨酸等有时可引起精神症状，如幻听、幻视、定向力丧失、狂躁、吵闹、失眠、猜疑，也可表现为抑郁症，甚至有自杀企图。碳青霉烯类药物与奥美拉唑同时用也可发生精神症状如多言多语等。认定药物毒性反应所致精神症状应仔细删除原发病所致。

（五）胃肠道反应

以四环素类的胃肠道反应最常见，如多西环素；大环内酯类中以红霉素（碱）最常见。症状包括恶心、上腹不适、腹泻、腹胀、呕吐，多由抗菌药物的化学刺激所致，少数与胃肠道菌群失调有关。氯霉素、氨基甙类、磺胺类口服后也有一些胃肠反应。

（六）局部反应

以局部疼痛、硬结、血栓性静脉炎为主。常用的气溶胶吸入药物氨基甙类，两性霉素 B 若吸入浓度过高易出现咽痛、呛咳等呼吸道症状。臀部肌肉注射青霉素 G 除引起局部疼痛外，还有可能发生坐骨神经损伤。

（七）其他

（1）如四环素类引起乳齿黄染及牙釉质发育不全。早产儿或新生儿应用较大剂量氯霉素引起灰婴综合征。婴幼儿应用四环素可引起良性颅内高压症。万古霉素快速静脉滴注可致心血管系统反应和心脏损害，后者多见于万古霉素及两性霉素 B 由于制剂不纯引起的发热反应。青霉素治疗梅毒、钩体病，氯霉素治疗伤寒，四环素、氯霉素治疗布氏杆菌病导致病原体大量破坏释放内毒素可致"治疗休克"等。

（2）第 3 代头孢菌素的不良反应：①凝血缺陷与出血，尤其是胃肠道出血；血凝血酶原过少，与肠道菌群的改变影响维生素 K 代谢有关，尤其常见于结构中含 MTT 侧链的拉氧头孢、头孢哌嗪和头孢曲松。MTT 侧链结构可致维生素 K 代谢障碍和影响血小板功能，它们抑制肝脏的微粒体羧化酶，后者催化活性维生素 K 的产生，头孢哌酮与头孢曲松等由胆道排泄者使维生素 K 生成减少。血小板功能不良，出血时间延长常见于使用羧苄西林、拉氧头孢、替卡西林后，它们抑制血小板的凝集作用，病人需输新鲜血小板才能纠正；②过敏反应，任何一名有青霉素过敏反应史的病人，在用头孢菌素时约有 5% 发生类似反应；免疫介导的血液学异常反应，头孢菌素作为半抗原和细胞蛋白质反应形成全抗原，引起抗体反应产生免疫复合物，导致溶血性贫血、血小板减少等，Coomb's 试验阳性者达 3%；③胃肠道反应、肝肾毒性、二重感染、神经毒性。部分病人可出现戒酒样反应；④假胆石或新生儿黄疸，头孢曲松可引起假胆石，停药 2 周即可消失；因其有高的蛋白结合率，与胆红素竞争清蛋白而使血清胆红质轻度增多，新生儿应慎用。

（3）喹诺酮类不良反应平均 5%，但有少见的严重反应：神志改变、抽搐、癫痫、复视、色觉改变等神经系统毒性；幻觉、幻视等精神症状；人类可出现严重关节痛；大剂量时可出现结晶尿（诺氟沙星）；培氟沙星等可出现光感性皮炎；增加茶碱、咖啡因、抗凝药的血药浓度而出现相应副作用。另外，动物试验影响幼龄动物的软骨发育，因此，生长发育期儿童慎用。

（八）毒性反应的预防和处理

（1）用药前了解药物毒性，尽量用最小有效量与最短有效疗程。

（2）用药前和用药中定期检查肝、肾功能和血、尿、大便常规；仔细观察病情与体格检查，及时发现毒副作用并及时停药。

（3）根据病情选药。

（4）氨基甙类所致神经肌肉接头阻滞可采用新斯的明处理，每次 0.125~1.0mg 静脉注射或肌肉注射。链霉素注射后的口周及手足麻木可用氯化钙或葡萄糖酸钙等减轻症状。异烟肼等引起的周围神经炎可用较大剂量的维生素 B6 治疗。药物引起的血小板减少及出血可考虑输血及血小板。抗菌药物不宜与氢氧化铝或牛奶同服。氯霉素等引起精神症状或有自杀企图者应严加防范。

【过敏反应】

过敏反应是应用抗菌药物后的常见不良反应之一，几乎所有的抗菌药物均可引起一些过敏反应，最常见者为皮疹，此外还有过敏性休克、血清病样反应、药物热、血管神经性水肿、嗜酸性粒细胞增多症、溶血性贫血、再生障碍性贫血及接触性皮炎等。

（一）过敏性休克

以青霉素最为多见，发生率0.004%~0.015%，病死率5%~10%。过敏性休克的发生极为迅速，甚至在皮试或注射针头尚未拔出时即可发生。各种给药途径如注射、口服、滴眼、滴鼻、皮试、气溶胶吸入时均可引起，以注射途径最多。约半数病人发生于注射后5分钟内，30分钟内发生者占90%，个别病人可于数小时内或连续用药过程中（甚至3周后）发病。多见于20~40岁的成年人，女性比男性多，年老者和12岁以下者少见，但也有78岁老人和1个月婴儿发生者。

过敏性休克症状：因喉头水肿，气管、支气管痉挛，肺水肿所致的呼吸道梗阻症状如胸闷、心悸、喉头阻塞感、呼吸困难、脸色潮红等，伴有濒死感、口干、头晕及四肢麻木；由于微血管扩张所致烦躁、苍白、畏寒、出冷汗、血压下降、脉搏微弱等；脑缺氧所致意识丧失、昏迷、抽搐、大小便失禁；皮肤过敏、瘙痒、荨麻疹等；此外还可有腹痛、恶心呕吐、腹泻、喷嚏、咳嗽、发热；重者可于数小时内死亡。

抢救过敏性休克应争分夺秒，切忌远道运送，以肾上腺素为首选药物，可立即肌肉注射0.1%肾上腺素0.5~1.0ml，病情严重者静脉内给药，必要时重复应用。还可选用其他药物如血管活性药物、扩容剂、肾上腺糖皮质激素、抗组胺药、葡萄糖酸钙等。喉头水肿严重引起窒息时，应及时行气管切开术。

除青霉素与氨基甙类（链霉素、庆大霉素等）外，磺胺类、四环素类、林可霉素类、大环内酯类、氯霉素、利福平偶可发生过敏性休克。头孢菌素与青霉素之间有交叉过敏反应，虽发生率不高，仍应密切注意。

为防止发生过敏性休克，应用抗菌药物特别是应用青霉素、链霉素之前应仔细询问：①以往用药史；②应用后有无荨麻疹、瘙痒、胸闷及发热等反应；③对其他药物有无过敏；④个人及家庭中有无支气管哮喘，过敏性鼻炎等过敏反应性疾病；⑤要充分认识皮试的重要性。青霉素给药后应观察30分钟。

（二）皮疹

以荨麻疹、斑丘疹、麻疹样皮疹比较常见，而以剥脱性皮疹、大疱表皮松解萎缩性皮炎、渗出性红斑的预后较严重。此外尚有红斑、猩红热样皮疹、天疱疮样皮疹、湿疹样皮疹、结节性红斑、多形性红斑及紫癜等。多出现于治疗开始后10日左右，有过同类药物应用史者则可于用药后数小时到1~2日内迅速出现，轻者一般持续5~10日，停药1~3日内迅速消退。

每一抗菌药物均可引起皮疹，但以氨苄西林、磺胺类及链霉素、青霉素多见。氨苄西林多引起斑丘疹或荨麻疹；链霉素所致者多为广泛性斑丘疹；磺胺类所致者多为麻疹样皮疹，固位药疹；青霉素则以荨麻疹与麻疹样皮疹多见。抗菌药物发生皮疹后，轻且需继续用药者可在采用抗过敏药物等措施下严密观察；若伴有其他过敏反应及发热者应立即停药，同时加强抗过敏治疗。

（三）药物热

药物热具有如下特点：①潜伏期一般为 7~12 日（1 日至数周），以弛张热与稽留热居多，可同时或先有皮疹，停药后 2~3 日内大多热退；②应用抗菌药物后感染得到控制，体温下降后又上升；③即使原来感染所致的发热未被控制，但应用抗菌药物后体温反较用药前升高者；④发热或热度增高不能用原有感染解释，又无继发感染证据；⑤虽有发热而一般情况良好且毒血症状不明显；⑥有时伴有其他过敏反应，如皮疹、嗜酸性粒细胞增多等；⑦停用抗菌药物后热度迅速下降或消退。

【二重感染】

二重感染即菌群交替症，是指抗菌药物应用过程出现的新的感染。常为耐药细菌感染。其发生与抗菌药物抑制敏感菌造成机体微生态平衡失调、机体免疫功能低下、外来菌侵入有关。病原菌主要有革兰阴性杆菌、金黄色葡萄球菌、真菌。临床上可发生口腔及消化道感染、肺部感染、泌尿道感染，甚至败血症等。

（一）假膜性肠炎

假膜性肠炎由艰难梭菌的外毒素引起。常见于胃肠道大手术后、肠梗阻、恶性肿瘤、尿毒症、糖尿病、再生障碍性贫血等病人应用抗菌药物的过程中，老年人多发；以氨苄西林、林可霉素、克林霉素等多见。可发生在抗菌药物应用过程中或抗菌药物停药后 2~3 周内。诊断主要依靠临床表现、抗菌药物用药史、大便中检查特异性毒素。

（二）菌群交替性肠炎

菌群交替性肠炎患者的肠道优势菌发生变化，原有优势菌受到抑制，少数菌繁殖增加，产生毒素，如金黄色葡萄球菌、白假丝酵母菌、变形杆菌属等。金黄色葡萄球菌肠炎常表现为急性发病，急性胃肠炎，腹痛及里急后重，水样便或蛋花样便，脱水或休克等；大便革兰染色可见大量革兰阳性球菌或革兰阳性球菌与革兰阴性球菌比例失调，培养可得金黄色葡萄球菌。治疗主要依靠早期识别，及时停用原来的抗菌药物，加用抗革兰阳性球菌药物如苯唑西林、万古霉素等。

（三）肺部二重感染

肺部二重感染的病原菌有革兰阴性杆菌，尤其是肠杆菌，革兰阳性球菌如金黄色葡萄球菌、肺炎链球菌、肠球菌属等，真菌性肺炎也不少见，如假丝酵母菌属（特别是白假丝酵母菌）、曲霉属等。诊断需作痰涂片染色、痰培养，有时需反复检查。

【抗菌药物不良反应的预防】

预防抗菌药物不良反应应注意以下几点：①有指征者可合理应用抗菌药物，抗菌药物疗程与剂量必须适当，避免抗菌药物不良反应；②了解病人的用药史，是否发生过抗菌药物不良反应，特别是药物过敏史与肝肾功能；了解所使用抗菌药物可能发生的不良反应及对策，特别是新上市的抗菌药物的不良反应；③严密观察使用抗菌药物病人的临床表现，及时发现抗菌药物的不良反应，必要时需进行有关检验、检查，如检查肝、肾功能，尿常规，血常规，电测听等；④掌握特殊病理生理状态下的用药，如妊娠、年老、婴幼儿、肝肾功能损害时，慎用毒性较大的抗菌药物，如氨基甙类、万古霉素、两性霉素B、利福平、多粘菌素、氯霉素等；⑤详细了解不同抗菌药物的用法用量，尤其是在婴幼儿、儿童、老年人、肝肾功能损害者用药时，要遵照药物说明书使用或及时查阅有关治疗调整抗菌药物的剂量与给药间隔；了解抗菌药物之间、抗菌药物与其他药物之间的药物相互作用，尽量避免毒性相同或较大的抗菌药物联合使用，避免联合用药时毒性明显加大或出现药效降低；掌握抗菌药物联合使用的指征；⑥认真参与抗菌药物不良反应的监测，发现抗菌药物不良反应时积极向药物不良反应监测机构报告，在医院可报告药剂科，也可以及时报告药品食品监督管理局的药物不良反应监测机构，一些严重的不良反应或群发性不良反应更应及时报告，以便及时采取措施防止更多的病人受到危害；⑦认真做好消毒隔离与抗菌药物的合理使用，减少医院感染；⑧加强抗菌药物临床应用的管理，减少无指征的预防性使用抗菌药物、不合理的治疗用药尤其是联合使用抗菌药物。

三、抗菌药物应用管理

抗菌药物是临床应用面广，品种繁多的一大类药物。当需要抗菌药物治疗时，选择何种药物应根据药物的抗菌谱、安全性、既往临床经验、价格因素以及某些潜在耐药菌的产生和二重感染危险性等因素来考虑，同时要根据疾病严重性以及用药目的，如预防用药，经验治疗或针对已知病原菌的治疗等。抗菌药物的合理应用体现在药物品种、剂量、给药时间、给药途径、疗程、病人情况及与治疗目标相宜，为此，医生使用抗菌药物必须掌握适应证，并遵循安全、有效、经济的原则，医疗机构应有严格管理措施，促进和保证抗菌药物的合理应用。根据卫生部全国医院感染监控管理培训基地组织全国医院感染监控网医院，在2001年进行的197所医院住院病人横断面抗菌药物使用率调查显示：横断面抗菌药物使用率达到56.93%，最高达97.33%，联合用药比例达到40.68%；床位数<300张的医院横断面抗菌药使用率达到64.57%，也就是说住院病人中1/3使用一种抗菌药物，1/4使用两种或两种以上抗菌药物，尤其是儿科、综合ICU、呼吸内科等使用率较高。2003年类似调查结果相似，使用率降低两个百分点。两次调查结果显示我国住院病人抗菌药物使用率较高，更显加强抗菌药物管理的重要性与紧迫性。

【使用抗菌药物的基本原则】

（1）抗菌药物用于治疗细菌、支原体、衣原体、立克次体、螺旋体、真菌等微生物所致的感染性疾病，非上述感染在原则上不用抗菌药物。

（2）在使用抗菌药物治疗前，应尽可能正确采集有关标本，及时送病原学检查及药敏试验，作为选用药物的依据。未获结果前或病情不允许耽误的情况下，可根据临床诊断推测最可能的病原菌，进行经验治疗；一旦明确病原菌，应根据临床用药效果并参考药敏试验结果，调整用药方案，进行目标治疗。临床无感染表现而病原检查获阳性结果者，应排除污染菌、正常菌群和定植菌的可能。

（3）对轻症社区获得性感染或初治病人，可选常用抗菌药物。对医院感染、严重感染、难治性感染应根据临床表现及感染部位，推断可能的病原菌及其耐药状况，选用抗菌活性强、安全性好的杀菌剂，必要时可以联合用药。

（4）根据病原菌种类和感染情况选择抗菌药物，尽量选用对病原菌作用强、感染部位药物浓度高的品种，并综合考虑以下因素：

1）病人的基础病情况如感染严重程度，机体生理、病理、免疫功能状态等。

2）抗菌药物的特性包括抗菌药物的药效学特点（抗菌谱、抗菌活性等）、药物动力学特点包括药物的吸收、分布、代谢与排泄，如血浆半衰期、血药浓度、组织浓度、细胞内浓度等，以及不良反应等。

3）参考各医疗机构及病区细菌耐药状况，选用适当的抗菌药物。

4）给药途径：轻中度感染尽量选用生物利用度高的口服制剂；病情较重者可采用注射剂。

5）有多种药物可供选用时，应优先选用窄谱、不良反应少或不良反应小的抗菌药物；制订抗菌药物治疗方案时，还应考虑药物的成本-效果比。

6）其他药物的相互作用、供应情况等。

（5）根据抗菌药物的药代动力学和药效动力学（PK/PD）特点确定给药方案。

（6）抗菌药物的调整：一般感染病人用药72小时（重症感染48小时）后，可根据疗效或临床病原检查结果，决定是否需要调整所用抗菌药物。

（7）抗菌药物疗程：一般感染时，待症状、体征及实验室检查明显好转或恢复正常后再继续用药2~3日，即考虑停药。感染性心内膜炎的疗程常为6~8周，且最好使用杀菌剂；败血症一般用至症状消失后2~3周，金黄色葡萄球菌败血症疗程需延长；乙型溶血性链球菌咽喉炎的疗程不少于10日；伤寒病人用药至退热后2周。

（8）联合使用抗菌药物：

1）掌握联合用药指征，以期达到协同抗菌作用，减少药物 不良反应，减少细菌耐药性的产生。

2）联合用药一般为两种作用机制不同的抗菌药物联合应用。

除上述8项外，还需注意：①严格控制抗菌药物的预防性使用；②应尽量避免将全身用抗菌药物作为皮肤黏膜局部用药，以防产生耐药菌株或过敏反应。常见局部使用的抗菌药物有新霉素、磺胺嘧啶银、磺胺米隆、杆菌肽、莫匹罗星等一般不用于全身给药的药物。只于全身用药在局部感染灶难以达到有效浓度时，才考虑局部应用。抗菌药物一般不用于呼吸道预防给药；⑧在抗菌药物治疗的同时不可忽视综合治疗。局部病灶需同时进行局部引流等治疗；④加强抗菌药物的不良反应监测，及时发现其不良反应并妥善处置，认真执行药物不良反应报告制度。

【抗菌药物管理要求】

（1）各医疗机构应严格管理抗菌药物的使用，制定抗菌药物合理应用的规章制度和规范。医院应有专人负责全院抗菌药物应用的指导、咨询工作。对抗菌药物的使用率进行统计，力争控制在 50%以下。

（2）二级医院应力争建立微生物实验室，进行感染病人病原函的分离、鉴定及药敏试验，并按卫生部要求进行质量控制，有条件时应开展细菌耐药性监测。三级医院除应具备二级医院微生物实验室的功能外，应开展细菌耐药性监测，并定期公布医院各科室常见病原菌及其耐药情况，供临床医生选用药物时参考。

（3）抗菌药物的分级管理根据抗菌药物的临床疗效、不良反应、价格、可获得性等因素，将其分为一线、二线、三线抗菌药物，进行分级管理。

1）对一般感染病人应首先选用一线抗菌药物治疗，如果严重感染、免疫功能低下者合并感染或病原菌只对二线或三线抗菌药物敏感时，可直接使用二线以匕药物治疗。

2）病人病情需要二线药物治疗时，应经具有主治医师以上任职资格的医生同意。

3）病人病情需要三线药物治疗时，应经具有副主任医师以上任职资格的医生或科主任同意。

（4）抗菌药物使用的查证与反馈：医院和科室定期或不定期组织临床科室或抗感染药物专家根据医院制定的抗菌药物使用的规章制度和规范，对临床抗菌药物使用情况进行检查评价，及时将检查结果反馈给主管床位的医生，报告主管院领导，在医院会议进行抗菌药物使用情况通报。抗菌药物使用正确与否与医疗质量挂钩，对于无指征用药，无指征联合用药等严重情况扣医疗质量分。检查评价可以分科进行，也可以全院铺开，如每个病室随机检查 10~20 份在架病历，或在病案室检查出院病历。检查内容包括登记检查病历号，病人姓名，诊断，感染部位名称和治疗用药情况，预防用药指征和用药情况，是否进行病原学检查及检查结果，药物选择是否合理（主要针对感染和特殊宿主），给药方式、剂量、疗程是否合理等。对外科病人还需检查手术前预防使用抗菌药物的情况。每检查 1 份病历，应该对该病历的抗菌药物使用情况进行综合评价，根据情况分为合理、基本合理、不合理、严重不合理等，并记录存在的问题。难以确定时，可在检查人员内部讨论，也可以邀请主管医生参加，或提请医院有关专家讨论。分科室评价结果反馈给科主任，全院评价结果报告主管领导，个案存在的问题以保密方式反馈给主管医生，提请注意。

（5）定期总结和公布医院微生物室的细菌鉴定报道和药敏结果统计分析资料。有条件开展微生物检查和药敏实验的医院，应该定期总结和公布医院微生物室的细菌种类报道和药敏结果统计分析资料，如医院分离细菌的分布，多见的细菌有哪些，不同部位感染如下呼吸道感染的常见分离菌，尿道感染的常见分离菌等，以及细菌药敏结果；重要细菌耐药的监测结果，如耐甲氧西林金黄色葡萄球菌、耐万古霉素肠球菌、产超广谱 β-内酰胺酶的革兰阴性细菌等。病原检查做得好的医院甚至可以分科室统计公布，更有针对性和指导意义。公布的资料可以发到科室，也可以发到临床医生个人，除临床医生外，药剂科、检验科也要充分利用监测资料，确定购进抗菌药物的选择和细菌药敏选择与报道。

第十一节　医院感染监测

医院感染监测是指系统地收集一定人群中的医院感染发生和分布及其各种影响因素的资料，经过分析将信息及时反馈，以便采取或改进防治措施，并对防治措施进行评价，以达到控制医院感染的目的。医院感染监测的最终目标是减少医院感染及其造成的损失。因此，医院感染的监测要有一个系统性的监测计划。监测计划并不是一成不变的，新技术的引进、新病原体的出现以及病人的抵抗力降低、易感性增加、老年病人增多等，需要通过有效地改进监测计划来监控不断变化的感染危险性。

一、医院感染病例监测

病人的医院感染率是检验一个医院的医疗保健质量和安全程度的一项重要指标。监测医院感染率是降低医院感染发生率的有效方法。

（一）医院感染监测的目的

开展医院感染监测必须有明确的目的，这些目的包括：

（1）降低医院感染率，减少获得医院感染的危险因素：最好是充分利用监测过程取得预期的结果，控制医院感染。

（2）提供医院感染的本底率，.建立医院的医院感染发病率基线；90%~95%的医院感染都是散发而不是流行，因此监测的主要目的除及时发现流行或暴发流行苗头外，就是降低医院感染散发率。有许多报道认为，感染控制人员经常出现在病房，可以降低病房的医院感染率。绝大多数医院报道他们的医院感染的散发基本都是来自于监测。

（3）鉴别医院感染暴发：一旦确定散发基线，可以据此判断暴发流行。5%~10%的医院感染属暴发流行。需要注意的是局部暴发流行更多的是依靠临床和微生物实验室的资料，而不是常规监测。

（4）利用调查资料说服医务人员遵守感染控制规范与指南：用监测资料说话，增强临床医务人员和其他医院工作人员（包括管理者）有关医院感染和细菌耐药的警觉，可以使医务人员理解并易于接受推荐的预防措施，降低医院感率。

（5）评价控制措施：不管采取什么控制措施，只有通过持续的监测，才能判断控制措施的效果。有的措施看起来应该有效，但通过监测发现是无效的，如对插尿管的病人每日进行尿道护理预防尿路感染。

（6）满足管理者的需要：监测可以发现新的预防措施的不足，发现病人护理过程中需要改进的地方，调整和修改感染控制规范。

（7）为医院在医院感染方面受到的指控辩护：有时医院会接到病人在医院感染方面的投诉或法律指控，完整的监测资料能反映医院感染存在与否，以及是否违反相关的法律、法规、操作规范，为医院进行辩护。

（二）监测的类型

医院感染监测大致分为全面综合性监测和目标性监测两类。

（1）全面综合性监测：全面综合性监测是连续不断地对医院所有单位、所有病人和医务人员的所有感染部位及其有关因素进行综合性监测。通过监测可以看出各科室、病房的感染率，各部位的感染率，各种感染的易感因素，病原体及其耐药性。这种监测不仅可提供一所医院的总体情况，而且能早期鉴别潜在的医院感染的聚集性。这种监测的不足是费用成本高和劳动强度大，所有的时间花费在收集资料和分析资料上，而在监测方面没有更多的改进，并且许多感染可能是难以预防的。主要有发病率调查和现患率调查两种监测方法。

1）发病率调查：这一方法是对一定时期内医院感染的发生情况进行调查，是一个长期的、连续的过程，可采用前瞻性调查和回顾性调查两种方式。它可提供本底感染率以及所有感染部位和部门的资料，而且前瞻性调查能早期辨认医院感染暴发流行；但费用昂贵、费时、费力，对收集的大量数据，很少有时间进行分析。发病率调查的主要计算指标是发病率。

2）现患率调查：又称现况调查或横断面调查，它利用普查或抽样调查的方法，收集一个特定的时间内，即在某一时点或短时间内，有关实际处于感染状态的病例的资料，从而描述医院感染及其影响因素的关系。现患率调查可以在很短时间内完成，节省人力、物力和时间，耗资相对较少。这种全院范围的活动，增强了临床工作人员医院感染的意识，提高了感染控制小组的工作透明度。定期或不定期的现患率调查，可以了解某地区医院感染情况；反复进行现患率调查，可以看出医院感染的长期趋势；可用于效果评价。现患率调查主要计算现患率，以此估计发病率，由于包括新、老病例，所以总是大于发病率。现患率受病人住院日数和感染天数的影响。在小医院或小病房，病人人数太少，计算出的现患率不确切，不能进行有意义的统计学分析。

（2）目标性监测：

1）优先监测：这是一种以感染的相对重要性确定优先监测的方法。感染的相对重要性从感染的发病率和病死率、住院时间、治疗感染的费用、可防止感染的百分比等方面加以考虑，常以感染带来的经济损失的多少判定感染的相对重要性。例如，据报道归因于医院内菌血症和肺炎的病死率在10%~38%，高的病死率可决定这两类感染优先控制。与之相比，尿路感染的病死率较低，然而尿路感染多数是可预防的，因此可决定为中等优先控制。在SENIC研究中，按感染构成的百分比判定尿路感染是最重要的，其次是外科手术部位感染和肺炎等；但外科手术部位感染造成的经济损失最大，其次是肺部感染和尿路感染；仅考虑医院感染的花费，那么1/2的时间和资源将用于外科手术部位感染，1/3的时间用于肺部感染，1/10的时间用于其他感染。

此监测方法缺乏本底感染率，对暴发流行难于发现，可通过与全院综合性监测和轮转式监测相结合加以弥补。

2）感染部位监测：是集中于特殊感染部位的监测，如外科手术部位、下呼吸道、泌尿道等。与优先监测不同，不需要评价感染的相对重要性。这种监测具有很好的灵活性，针对不同的部位可用不同的方法进行监测，各种监测方法可同时存在，这种监测的缺点是没有强的针对性，难以提供各医院的本底率，不便于分析各医院的情况，感染流行可能被忽视。

3）部门监测：针对高危险的特殊科室或区域进行监测，如监护室、血液科等。这种方法将重点放在最危险的部门，对于感染控制人员不足的医院特别适用。常常，这种监测也关注感染危险不断增加的病人，如接受多种抗菌药物治疗、承受多种侵入性操作的病人。这种监测方法的缺点是监测集中在较少病人的少数部门，而全院的大多数部门的医院感染问题得不到顾及。

4）轮转监测：周期性地、有组织地在一个特殊时期监测一个特殊部门，医院的所有区域在连续的周期性时间间隔内被监测，医院中的每个部门一年应被评估一次。这种监测方法比较其他的方法，有花费较少时间获得较大效果的优点，然而在没有被监测区域的流行，可能没有发现。这一缺陷的弥补方法是对护理部门的人员加强教育，培养其对医院感染的兴趣，使之留心医院感染的潜在聚集性，减轻感染控制专职人员的压力。

5）暴发监测：暴发监测需要留意医院工作人员报道的任何不寻常的聚集。以监测资料为评价基础时，应超过医院或部门的感染率限度之上；也可以实验室的结果为基础进行评价。

(3) 其他的监测方法有些研究人员提出了一些其他的监测方法，这些监测方法可看成是全院综合性监测和目标性监测的不同组合。

1）有限度的周期性监测：这种监测方法主张全院综合性监测每季进行一次，其他时间采用目标性监测，它能减少花费在执行全院综合性监测上的时间，间歇的全院综合性监测有利于减少遗漏暴发发现的可能性，同时感染率也能在不同的机构和地区间进行比较。

2）选择性监测：这种监测方法是在高危病人组和某些感染部位采取连续监测，而其他的部门和部位采用轮转监测。这一系统包括：高流行率人群中的普遍研究、前瞻I生研究和低流行率中的回顾性研究。

(三) 医院感染监测方法

医院感染监测包括资料的收集、整理、分析和解释，对预防干预措施的反馈，以及对这些干预措施进行评价。医院感染监测在医院中实施，需要建立医院感染监测系统、制定监测计划、统一监测方法。

1.医院感染监测系统

(1) 良好监测系统的特征：

1）及时、简单、灵活。能及时反映出医院感染的发生情况及变化；能及时反馈，促进各科室参与医院感染控制；能使调查方案容易实施；能根据医院情况和条件的改变而适时变化。

2）可接受、成本合理。可接受性是指人们愿意执行监测，及时提供正确资料的程度，可接受性取决于对监测工作重要性的认识及调查方法的可接受性和对敏感问题的保密性。成本合理是指能将成本和工作负担减少到合理限度。

3）具有灵敏性、一致性和专一性。保证适当的发现病例的灵敏度，有时尽管查找病例方法的灵敏度低，但只要灵敏度在多次调查中保持一致，并且发现的病例具有代表性，则仍能满足监测的要求。精确定义医院感染病例，培训调查人员，保证发现病例的特异度。在调查方法上，采用统一的方法。

（2）监测系统的评价：对已建立的监测系统的质量需要定期评价，以保持监测系统的持续发展。主要评价指标有如下几种：

1）有用性：评价监测系统是否有用，要看它能否反映医院感染的变化，能否确定优先重点防治的感染，能否对改进监测系统的工作和资源分配作出相应的决策。

2）及时性、简单灵活性、可接受性。

3）成本：包括资料的收集、分析及反馈所需的直接和间接成本，并进行成本一效益分析。

4）代表性：可通过随机样本或部分监测人群的结果与整个人群的情况比较，以了解监测系统的代表性。

5）准确性：是指监测结果与实际结果符合的程度，将医院感染病人与非医院感染病人正确区分的能力。主要有敏感度和特异度。敏感度是指监测系统能测出真正医院感染事件的能力。特异度是测量监测系统测出真正非医院感染事件的概率。

2.监测计划

监测计划是开展任何监测项目的基础，监测计划通常是感染控制委员会报告给医院管理部门，必须投入一定预算以支持实施。监测计划应包括监测目的、受监测人群（病人和病房）、监测内容、计算指标、感染类型和病例的定义以及调查项目的定义、监测频率和持续时间、资料收集的方法和人员的培训、资料分析方法（特别是对危险因素进行分层分析）、信息的反馈方式等。监测计划应向所有参加者说明。

为便于比较，在整个监测期间对某一部分或科室的监测强度或深度应保持一致；监测的所有内容自始至终应保持一致，包括监测的定义和发病率的计算方法。应根据监测的类型合理配备调查人员。应对监测数据和过程进行定期评价和总结，以保证质量和准确性。最佳监测计划的制订和实施取决于医院自身特征、要求目标、可应用的资源和医院工作人员的支持程度。

3.监测方法

（1）资料的来源：医院中监测资料的来源很多，为保证监测质量，需要训练有素的调查人员收集多种信息，包括以病人为基础的和以实验室为基础的信息。

以病人为基础的信息来源包括查房、医疗护理记录、实验与影像学报告、与医护人员交流讨论病例、来源于其他部门（包括药房、住院部、急诊室、手术室、保健室等）的信息。需要特别注意：①已明确具有感染危险陛的器械使用情况或操作情况（留置导尿管、血管内置管、机械通气、手术操作）；②发热的记录或其他与感染有关的临床体征；③抗微生物药物治疗情况。

以实验室为基础的信息来源包括细菌学、病毒学和血清学报告、细菌对抗菌药物耐药性报告。由于不是所有的感染都会送培养，标本采集可能不合要求，有些感染病原体可能无法分离（如病毒），分离的病原体可能是定植而不是感染（如手术部位感染、肺炎），因此微生物实验室的报告敏感度较低。然而，实验室对泌尿道感染、血液感染和多重耐药细菌的监测报告是可靠的，因为对这些感染进行诊断主要依据微生物学报告。

感染专职人员、实验室人员和临床医务人员的持续合作，可促进信息交流，提高资料质量。除病人在整个住院期间接受监测外，甚至在某些情况下还应对出院后的情况进行监测（如手术部位感染）。

（2）监测的内容和病例的登记：医院感染监测的内容根据监测方法和目的的不同而有差异，通常包括监测病人的一般情况、医院感染情况、有关危险因素、病原体及病原菌的耐药性，有时也包括抗菌药物的使用情况。在我国现行的医院感染发病率调查中，只有感染病例（分子）需填写登记表，而分母由出院人数代替，这种方式使得许多侵袭性操作缺乏分母，不能计算相应的器械相关感染率。另一种填写方式是每个被调查的病人都填写一份登记表，不论其是否发生医院感染，可得到侵袭性操作的分母，在我国现患率调查中采用的就是这种方式。

填写病例登记表时应注意每种变量的精确定义（不仅是感染的定义），录入计算机时应有每种变量的代码列表，包括遗漏资料的特殊代码。并且需要将资料进行核实，包括在资料整理前进行核实，保证资料的完整性；录入计算机前核实，计算机录入后的录入检查，保证录入的准确性。

（3）医院感染监测的主要计算指标：

1）医院感染发病率：是指一定时间内处于一定危险人群中新发医院感染病例的频率。

$$医院感染病人发病率 = \frac{同期新发医院感染病例数}{观察期间危险人群人数} \times 100\%$$

分母一般以同期出院病人数代替。在医院感染监测中，有些病人发生多次或多种感染，应计算医院感染例次发病率，因例次发病率一般高于医院感染发病率，所以在医院感染的研究报道中应注明是何种计算方法。

$$医院感染例次发病率 = \frac{同期内发生的医院感染病例次数}{观察期间危险人群人数} \times 100\%$$

在调查医院感染发病率时，漏报感染病例是难免的，因此定期进行漏报调查是一项很重要的工作，可计算出漏报率，校正原先的发病率。

$$漏报率 = \frac{漏报病例数}{漏报病例数 + 已报病例数} \times 100\%$$

$$估计（实际）发病率 = \frac{原先报告的发病率}{1 - 漏报率} \times 100\%$$

2）病人日医院感染发病率：病人日医院感染发病率是指单位观察时间内住院病人的发病率，分母通常用100个病人住院日或1000个病人住院日表示。

$$病人日发病率=\frac{观察期间内医院感染新发病例数}{同期住院病人住院日总数}\times100\%或1000‰$$

3）医院感染罹患率：罹患率是用来衡量处于危险的人群中新发生医院感染的频率，多用于小范围或短时间的暴发或流行，观察时间可是1日、几日或1周、1月等，分母必须是易感人群数。

$$医院感染罹患率=\frac{同期新发医院感染病例数}{观察期间处于危险中的人群人数}\times100\%$$

4）医院感染患病率：又称现患率是指在一定时期内，处于一定危险人群中实际感染病例（新、旧病例）的百分率。

$$医院感染患病率=\frac{同期存在的新旧医院感染病例数}{观察期间处于危险中病人数}\times100\%$$

5）医院感染病死率：医院感染病死率是指某种医院感染的全部病例中因该感染死亡的病例数的比值，反映了医院感染的严重程度。

$$医院感染病死率=\frac{因该感染而死亡的例数}{某种医院感染的病例数}\times100\%$$

6）构成比：说明某一事物内部各组成部分所占的比重或分布，常用百分数表示。

$$构成比=\frac{某一组成部分的观察单位数}{同一事物各组成部分的观察单位总数}$$

（五）医院感染的目标性监测

1.外科手术后病人医院感染监测

通过对外科手术后病人发生的所有医院感染或外科部位感染的监测，了解各类手术的医院感染发病率及危险因素，采取措施，控制手术后感染。

2.ICU医院感染监测

ICU是医院感染的高危科室，有必要加强监测。我国医院中ICU的建制不统一，可选择某种或某几种ICU进行监测。

（1）监测对象：被监测的病人必须是住进ICU进行观察、诊断和治疗的病人；感染必须是发生在ICU，即病人住进ICU时，感染不存在也不处于潜伏期；ICU病人转移到其他病房后，48小时内确定的感染仍属ICU感染。

1）ICU病人发生感染时填写"医院感染病例登记表"。

2）每个被监测的ICU，每日填写"ICU病人日志"。

"新住进病人数"指当日新住进ICU的病人数；"在住病人数"，指当日住在ICU的病人数，包括新住进和已住进ICU的病人；留置导尿管、动静脉插管和使用呼吸机的病人数，指当日应用该器械的病人数。月终对其进行总结。

3）根据ICU病人日志形成"ICU月总结"，它可提供处在某种危险因素（即ICU）的人群资料，在计算各种概率时使用。

二、医院消毒灭菌效果监测

1.压力蒸汽灭菌效果监测方法

（1）化学监测法：

1）化学指示卡（管）监测方法：将既指示蒸汽温度，又能指示温度持续时间的化学指示管（卡）放入大包和难以消毒部位的物品包中央，经一个灭菌周期后，取出指示管（卡），根据其颜色及性状的改变判断是否达到灭菌条件。

2）化学指示胶带监测法：将化学指示胶带粘贴于每一待灭菌物品包外，经一个灭菌周期后，观察其颜色的改变，以指不是否经过灭菌处理。

3）对预真空和脉动真空压力蒸汽灭菌，每日进行一次 B-D 试验。

4）结果判定：检测时，所放置的指示管（卡）、胶带的型状或颜色均变到规定的条件，判为灭菌合格；若其中之一未达到规定的条件，则灭菌过程不合格。

5）注意事项：监测所用化学指示物须经卫生部批准，并在有效期内使用。

（2）生物监测法

1）指示菌株：指示菌株为耐热的嗜热脂肪杆菌芽孢（ATCC7953 或 SSIK31 株），菌片含菌量为 5.0×10^5 cfu/片~5.0×10^5 cfu/片，在 $121℃ \pm 0.5℃$ 的条件下，D 值为 1.3~1.9 分钟，杀灭时间（KT 值）≤19 分钟，存活时间（ST 值）为 ≥3.9 分钟。

2）培养基：试验用培养基为溴甲酚紫葡萄糖蛋白胨水培养基。

3）检测方法：将两个嗜热脂肪杆菌芽孢菌片分别装入灭菌小纸袋内，置于标准试验包中心部位。

在下排气压力蒸汽灭菌器灭菌柜室内，排气口上方放置一个标准试验包（由 3 件平纹长袖手术衣，4 块小手术巾，2 块中手术巾，1 块大毛巾，30 块 10cm×10cm 8 层纱布敷料包裹成 25cm×30cm×30cm 大小），在预真空和脉动真空压力蒸汽灭菌器内置一个标准测试包（由 16 条全棉手术巾每条 41cm×66cm 将每条手术巾的长边先折成 3 层，短边折成 2 层然后叠放，作成 23cm×23cm×15cm 大小的测试包）；手提压力蒸汽灭菌器用通气贮物盒（22cm×13cm×6cm）代替标准试验包，盒内盛满中试管，指示菌片放于中心部位的两只灭菌试管内（试管口用灭菌牛皮纸包封），将贮物盒平放于手提压力蒸汽灭菌器底部。

经一个灭菌周期后，在无菌条件下，取出标准试验包或通气贮物盒中的指示菌片，投入溴甲酚紫葡萄糖蛋白胨水培养基中，经 $56℃ \pm 1℃$ 培养 7 天（自含式生物指示物按说明书执行），观察培养基颜色变化。检测时设阴性对照和阳性对照。

4）结果判定：每个指示菌片接种的溴甲酚紫蛋白胨水培养基都不变色，判定为灭菌合格；指示菌片之一接种的溴甲酚紫蛋白胨水培养基，由紫色变为黄色时，则灭菌过程不合格。

5）注意事项：监测所用菌片须经卫生部认可，并在有效期内使用。生物监测应 1 月 1 次。

2.干热灭菌效果监测方法

（1）化学检测法：

1）检测方法：将既能指示温度又能指示温度持续时间的化学指示剂 3~5 个分别放入待灭菌的物品中，并置于灭菌器最难达到灭菌的部位。经一个灭菌周期后，取出化学指示剂，据其颜色及性状的改变判断是否达到灭菌条件。

2）结果判定：检测时，所放置的指示管的颜色及性状均变至规定的条件，则判为达到灭菌条件；若其中之一未达到规定的条件，则判为未达到灭菌条件。

3）注意事项：检测所用的化学指示剂需经卫生部认可，并在有效期内使用。

（2）物理检测法（热电偶检测法）：

1）检测方法：检测时，将多点温度检测仪的多个探头分别放于灭菌器各层内、中、外各点。关好柜门、将导线引出，由记录仪中观察温度上升与持续时间。

2）结果判定：若所示温度（曲线）达到预置温度，则灭菌温度合格。

（3）生物检测法：

1）指示菌株：枯草杆菌黑色变种芽孢（ATCC9372），菌片含菌量为 5.0×10^5 cfu/片~ 5.0×10^5 cfu/片。其抗力应符合以下条件：在温度160℃±2℃时，其 D 值为1.3~1.9 分钟，存活时间≥3.9 分钟，死亡时间≤19 分钟。

2）检测方法：将枯草杆菌芽孢菌片分别装入灭菌中试管内（1 片/管）。灭菌器与每层门把手对角线内、外角处放置 2 个含菌片的试管，试管帽置于试管旁，关好柜门，经一个灭菌周期后，待温度降至80％时，加盖试管帽后取出试管。在无菌条件下，加入普通营养肉汤培养基（5ml/管），以 36℃±1℃培养 48 小时，观察初步结果，无菌生长管继续培养至第七日。

3）结果判定：若每个指示菌片接种的肉汤管均澄清，判为灭菌合格，若指示菌片之一接种的肉汤管混浊，判为不合格，对难以判定的肉汤管，取 0.1ml 接种于营养琼脂平板，用灭菌 L 棒涂匀，放 36℃±1℃培养 48 小时，观察菌落形态，并做涂片染色镜检，判断是否有指示菌生长，若有指示菌生长，判为灭菌不合格；若无指示菌生长，判为灭菌合格。

4）注意事项：检测所用的指示菌片需经卫生部认可，并在有效期内使用。

3.环氧乙烷（EO）灭菌效果监测

（1）灭菌效果监测：每次灭菌均应进行程序监测。每个灭菌物品的外包装应贴包外化学指示胶带，作为灭菌过程的标志；包内放置化学指示卡，作为灭菌效果的参考。每月应做生物监测，移植物必须等生物监测结果为阴性时方可使用。具体做法，环氧乙烷测试包分挑战性测试包和常规测试包，前者主要用于对灭菌的考核，后者作为平时的常规生物监测之用。挑战性测试包是将一生物指示剂放于一个 20ml 注射器内，去掉针头和针头套，生物指示剂带孔的塑料帽应朝注射器针头处，再将注射器芯放在原位（注意不要碰及生物指示物）；另选一成人型气管插管或一个塑料注射器（内含化学指示卡），一个琥珀色乳胶管（25.4cm 长，0.76cm 内径，1.6mm管壁厚）和 4 条全棉清洁手术巾（46cm×76cm）每条巾单先折叠成 3 层，再对折，即每条巾单形成 6 层，然后将叠好的巾单从下至上重叠在一起，再将上述物品放于巾单中间层，最后选两条清洁布或无纺布包裹，用化学指示胶带封扎成一个测试包。常规测试包的制备方法类似，先将一生物指示剂放于一个注射器内（同前），再用一条全棉小毛巾两层包裹，一起放人一剥离式包装袋内。

（2）仪器监测法：按照 G.B8368（9）2005 年 7 月 13 日发布医疗器械，环氧乙烷灭菌确认和常规控制附录执行。

（3）化学监测法：每次消毒过程均用化学指示物监测，只有当消毒工艺符合要求，化学指示物变色符合规定标准色要求的情况下，产品才可放行。

（4）生物指示物监测法：一般每月用生物指示物监测一次。生物指示物用枯草杆菌黑色变种芽孢（ATCC9372），抗力要求为：菌量在 $5.0×10^5$cfu/片~$5.0×10^5$cfu/片，在环氧乙烷剂量为 $600±30$mg/L，作用温度为 $54℃±2℃$，相对湿度 $60\%±l0\%$ 条件下，其杀灭 90% 该微生物的 D 值为 2.6~5.8 分钟，存活时间应>17.8 分钟，死亡时间≤58 分钟。

在消毒效果用该微生物学监测时，菌量为 $5×10^5$cfu/片~$5×10^5$cfu/片。放置菌片的数量应足够多。根据通常做常规微生物监测的实践经验，采用以下数量的生物指示物较为适宜：①灭菌器柜室可用体积小于 $5m^3$ 时，至少放置 10 个菌片；②灭菌器柜室可用体积为 $5~10m^3$ 时，每增加 $1m^3$，增加 1 个菌片；③灭菌器柜室可用体积大于 $10m^3$ 时，每增加 $2m^3$ 时，增加 1 个菌片。

生物指示物应放在那些在性能鉴定时发现是最难灭菌的部位，并均匀分布于整个灭菌物品中。生物指示物应在预处理之前放入被灭菌物品内或被灭菌物品的试件内。应尽量在灭菌周期完成后立即将生物指示物从被灭菌物品中取出并进行培养。应确定任何延迟复苏，特别是暴露于残留 EO 气体中的影响。所以，取出的指示菌片接种于含有复方中和剂的 0.5% 的葡萄糖肉汤培养基管中，以未经处理的阳性菌片做相同接种，两者均置于 36" $℃±1℃$培养。

（5）每次灭菌都应进行灭菌过程监测。

（6）结果判定：经培养，阳性对照在 24 小时内有菌生长；监测样品若连续培养观察 5 天，全部无菌生长，可报告生物指示物培养阴性，灭菌合格。

（7）注意事项：检测所用化学和微生物指示必须经卫生部批准，并在有效期内使用。

4.紫外线消毒效果的监测

（1）紫外线灯管辐照度值的检测方法：

1）紫外线辐照计测定法：开启紫外线灯 5 分钟后，将测定

波长为 253.7nm 的紫外线辐照计探头置于被检紫外线灯下垂直距离 l m 的中央处，待仪表稳定后，所示数据即为该紫外线灯管的辐照度值。

2）紫外线强度照射指示卡监测法：开启紫外线灯 5 分钟后，将指示卡置紫外灯下垂直距离 lm 处，有图案一面朝上，照射 1 分钟（紫外线照射后，图案正中光敏色块由乳白色变成不同程度的淡紫色），观察指示卡色块的颜色，将其与标准色比较，读出照射强度。

3）结果判定：普通 30W 直管型紫外线灯，新灯辐照强度≥$90μW/cm^2$ 为合格；使用中紫外线灯辐照强度≥$70μW/cm^2$ 为合格；30W 高强度紫外线新灯的辐照强度≥$180μW/cm^2$ 为合格。

4）注意事项：测定时电压 $220V±5V$，温度 20~25℃，相对湿度<60%，紫外线辐照计必须有计量部门检定的有效期内使用；指示卡应获得卫生许可批件，并在有效期内使用。

（2）生物监测法：

1）空气消毒效果监测：按空气消毒效果监测的原则执行。

2）表面消毒效果监测：按物品和环境表面消毒效果监测的原则执行。

3）注意事项：紫外线消毒效果监测时，采样液（平板）中不加中和剂。

5.医疗器械灭菌效果的监测

（1）采样时间：在灭菌处理后，存放有效期内采样。

（2）无菌检验：无菌检验是指检查经灭菌的敷料、缝线、一次性使用的医疗用品、无菌器械以及适合于无菌检查的其他品种是否无菌的一种方法。

无菌检验应在洁净度为 100 级单向流空气区域内进行，应严格遵守无菌操作，避免微生物污染；对单向流空气区域及工作台面，必须进行洁净度验证。

（3）注意事项：

1）送检时间不得超过 6 小时，若样品保存于 0~4℃，则不得超过 24 小时。

2）被采样本表面积<100cm² 取全部表面；被采样本表面积≥100cm²，取 100cm²。

3）若消毒因子为化学消毒剂，采样液中应加入相应中和剂。

6.皮肤黏膜消毒效果监测

（1）采样时间：在消毒后立即采样。

（2）采样方法：

1）手的采样：被检人五指并拢，用浸有含相应中和剂的无菌洗脱液的棉拭子在双手指屈面从指根到指端往返涂擦 2 次（一只手涂擦面积约 30cm²），并随之转动采样棉拭子，剪去操作者手接触部位，将棉拭子投入 10ml 含相应中和剂的无菌洗脱液试管内，立即送检。

2）皮肤黏膜采样：用 5cm×5cm 的标准灭菌规格板，放在被检皮肤处，用浸有含相应中和剂的无菌洗脱液的棉拭子 1 支，在规格板内横竖往返均匀涂擦各 5 次，并随之转动棉拭子，剪去手接触部位后，将棉拭子投入 10ml 含相应中和剂的无菌洗脱液的试管内，立即送检。不规则的黏膜皮肤处可用棉拭子直接涂擦采样。

（3）结果判定：

Ⅰ、Ⅱ类区域工作人员：细菌总数≤5cfu/cm²，并未检出金黄色葡萄球菌，大肠杆菌、铜绿假单胞菌为消毒合格。

Ⅲ类区域工作人员：细菌总数≤10cfu/cm²，并未检出金黄色葡萄球菌、大肠杆菌为消毒合格。

Ⅳ类区域工作人员：细菌总数≤15cfu/cm² 时，并未检出金黄色葡萄球菌、大肠杆菌为消毒合格。

母婴同室、婴儿室、新生儿室及儿科病房的工作人员手上，不得检出沙门菌、大肠杆菌、溶血性链球菌、金黄色葡萄球菌为消毒合格。

（4）注意事项：皮肤黏膜采样处，若表面不足 5cm×5cm 可用相应面积的规格板采样。

7.物品和环境表面消毒效果的监测

（1）采样时间：在消毒处理后进行采样。

（2）采样方法：用 5cm×5cm 的标准灭菌规格板，放在被检物体表面，采样面积≥100cm² 时，连续采样 4 个，用浸有含相应中和剂的无菌洗脱液的棉拭子 1 支，在规格板内横竖往返均匀涂擦各 5 次，并随之转棉拭子，剪去手接触部位后，将棉拭子投入 10ml 含相应中和剂的无菌洗脱液试管内，立即送检。

门把手等不规则物体表面用棉拭子直接涂擦采样。

（3）结果判定：

Ⅰ、Ⅱ类区域：细菌总数≤5cfu/cm²，并未检出致病菌为消毒合格。

Ⅲ类区域细菌：总数≤10cfu/cm²，并未检出致病菌为消毒合格。

Ⅳ类区域细菌：总数≤15cfu/cm²，并未检出致病菌为消毒合格。

母婴同室、早产儿室、婴儿室、新生儿及儿科病房的物体表面不得检出沙门菌。

（4）注意事项：

（1）采样时间：消毒处理后。

（2）样本量及处理：按无菌检验执行。

8.空气消毒效果的监测

（1）采样时间：在消毒处理后、操作前进行采样。

（2）采样方法：平板暴露法。

1）布点方法：室内面积≤30m²，设内、中、外对角线 3 点，内、外点布点部位距墙壁 1m 处；室内面积>30m²，设 4 角及中央 5 点，4 角的布点部位距墙壁 1m 处。

2）采样方法：将普通营养琼脂平板（直径为 9cm）放在室内各采样点处，采样高度为距地面 1.5m 采样时将平板盖打开，扣放于平板旁，暴露 5 分钟，盖好立即送检。

（3）结果判定：

Ⅰ类区域：细菌总数≤10cfu/m³（或 0.2cfu/平板），未检出金黄色葡萄球菌、溶血性链球菌为消毒合格；

Ⅱ类区域：细菌总数≤200cfu/m³（或 4cfu/平板），未检出金黄色葡萄球菌、溶血性链球菌为消毒合格；

Ⅲ类区域：细菌总数~<500cfu/m³（或 10cfu/平板），未检出金黄色葡萄球菌、溶血性链球菌为消毒合格。

（4）注意事项

采样前，关好门、窗，在无人走动的情况下，静止 10 分钟进行采样。

（孙淑华　王振颖　商显敏　孙琴　娄毛毛　褚玉清）

第二十四章　临床常见疾病护理

第一节　内科系统疾病护理常规

一、心血管系统疾病一般护理常规

1.执行内科疾病一般护理常规。

2.将病危病人病情通知家属。做好入院介绍。

3.心功能一级者适当休息，避免过重体力活动；心功能二级病人体力活动稍受限制，应注意休息。心功能三级者体力活动明显受限制，应以卧床休息为主；心功能四级者体力活动完全丧失，须绝对卧床休息，并注意精心护理，避免不良刺激。

4.测量脉率、心率、心律，一般测1分钟，如脉搏不规则，应连续测2分钟，有脉搏短绌时，需2人同时测心率与脉搏，并作好记录。

5.呼吸困难者给予氧气吸入并采取半卧位。肺水肿病人可吸入经50%~70%酒精湿化的氧气。

6.给无盐或低盐饮食，严重水肿者应限制摄水量。少食多餐，多吃新鲜蔬菜，保持大便通畅。禁烟、酒、浓茶、咖啡及其他刺激性食物。

7.病室要安静、清洁并减少探视。

8.严密观察心率、心律、血压、体温、呼吸、尿量、体重、咳痰量及性质的变化，记录出入量。

9.长期卧床及全身水肿的病人，应加强皮肤护理。床铺要平整，定时翻身，动作轻柔，避免病人用力而加重心脏负担。

10.用洋地黄类或喹尼丁药物时，应严格掌握给药时间及药物剂量。每次给药前应数心率。遇心律突然变化、变慢或不规则时，应考虑洋地黄、喹尼丁药物中毒。如心率<60次/min，可先停药并通知医师，观察有无恶心、呕吐、头晕、视物不清、黄视、耳鸣、心律不齐等中毒表现。

11.备好各种与急救有关的器械和药物，如心电图机、除颤器、血液动力学检查装置、氧气、吸痰器、强心剂、镇静剂、抗凝剂、升压药及抗心律失常药等。仪器要放在规定位置，药品要齐全，并经常检查，保持足量。

12.掌握心肺复苏术和一般心电图知识，熟悉各种心血管疾病的处理原则。

13.做好出院前卫生宣教工作。讲明怎样巩固疗效，如何预防复发及定期复查等。

二、心力衰竭护理常规

(一)执行心血管系统疾病一般护理常规。

(二)Ⅲ度心力衰竭须绝对卧床休息,并取半卧位或伏桌卧位,两腿下垂,以减轻肺淤血,减少肺部挤压,改善呼吸。

(三)对急性肺水肿病人,须分秒必争,配合医师立即处理。

1.专人守护,并给予精神安慰,使病人情绪稳定,消除恐惧感。

2.高流量吸入经 50%~70%酒精湿化的氧气(可达 6~8L/min),以降低肺泡内泡沫的表面张力,使泡沫破裂,易咳出。注意及时吸痰。

3.根据医嘱可给吗啡或杜冷丁,便于病人安静及减轻呼吸困难。但对休克、老年慢性支气管炎、肺内感染者忌用。

4.应用洋地黄类注射剂时,注意速度应缓慢,同时观察病人的心率、心律的变化。

5.根据医嘱给血管扩张剂及糖皮质激素药,并注意观察血压。

6.用止血带轮流扎四肢近端。先扎三个肢体,5~10 分钟轮换一个,以减少回心血量,减轻症状。注意勿使肢体变紫或坏死。

(四)皮下水肿时,注意勿擦破皮肤,保持床铺平整干燥,避免发生褥疮。

(五)了解洋地黄制剂的作用、用法及副作用。

1.毛地黄系钠钾 ATP 酶抑制剂,抑制细胞内外钠钾交换,以钠钙交换代替,使细胞内高钙低钾,以致在增加心肌收缩力的同时,引起心律紊乱,特别是室性心律失常。同时,亦可直接通过兴奋迷走神经或间接作用,降低窦房结的自律性。因此,每次服用毛地黄药物前,应测心率,若低于 60 次/min 应立即停药,并通知医师。

2.早期中毒症状为食欲减退、恶心、呕吐、腹泻、头痛、头晕、色视的改变。一旦发生中毒反应,除立即停药外,可口服 10%氯化钾 10ml,每天 3 次,也可按医嘱静脉点滴 10%葡萄糖 500ml,内加适量氯化钾,对频发期前收缩或室性心动过速,按医嘱给予利多卡因、苯妥英钠治疗。

(六)用利尿剂时,记录 24 小时尿量,观察有无水电解质紊乱。

三、风湿热护理常规

1.执行心血管系统疾病一般护理常规。

2.风湿活动时应适当休息,心肌炎或心脏病须绝对卧床休息,待体温、血沉、心率正常及症状基本消失后,可逐渐活动。如活动后心率明显增快,表示病情不稳定,仍应绝对卧床休息。

3.给予高蛋白、高维生素饮食。

4.水杨酸合剂及阿司匹林等药物宜在饭后服用,因此类药物对胃有刺激,也可与氢氧化铝凝胶同服。严密观察过敏作用,如耳鸣、头晕、恶心、呕吐、出血倾向、凝血酶原时间延长等。

5.向病人及家属解释应用青霉素的重要性，按医嘱注射此药，不可自行中断。病情稳定后改为长效青霉素，每月注射 1 次，服用激素者，在病情达到控制后应逐渐减量。

6.关节红肿严重时可用支架，以免关节受压。整理床铺应避免震动，以防引起疼痛。对舞蹈病病人须防止坠床。

7.发热病人鼓励多饮水。注意体温与脉搏的比例变化。一般心率快，体温不很高。经常更换内衣并避免感冒，及时清除呼吸道病灶。

四、风湿性心脏病护理常规

（一）执行心血管系统疾病一般护理常规。

（二）注意休息。本病病程长，早期无症状。心功能一至二级可以轻度活动，有风湿活动及并发症者应卧床休息，并给予安慰。

（三）预防感冒。

（四）根据病情需要配合医师做血流动力学监测。应用洋地黄时禁用钙剂，以免发生协同作用，导致洋地黄中毒。

（五）一旦有风湿活动，如发热、红肿、血沉快，应按医嘱给抗风湿治疗及休息。

（六）严密观察体温、心率、心律、血压、呼吸、咳嗽及咳血痰，注意有无并发症出现。服用洋地黄或喹尼丁时，密切观察疗效及副作用。作用利尿剂时准确记录出入量，观察有无低钾或水电解质紊乱症状。

（七）单纯二尖瓣狭窄需做二尖瓣球囊扩张的病人，应做好术前准备及术后护理。

（八）并发症护理

1.心力衰竭执行心力衰竭护理常规。

2.心房纤颤给此类病人数脉搏时，按脉搏短绌数计算。服用喹尼丁治疗时，应观察心率及心电图 Q-T 间期的变化，并注意休息。电除颤治疗时，要了解电除颤的全过程。密切配合医师成功转复。术后注意神志、心率、心律、血压的变化。护理病人至清醒、防止坠床。

3.亚急性细菌性心内膜炎执行心内膜炎护理常规。

4.栓塞后的护理

（1）脑栓塞按偏瘫护理。勤翻身，预防褥疮。

（2）协助病人肢体活动。

（3）饮食以流质为主，逐渐改半流质。

（4）用血管扩张剂时应观察疗效。

（5）两周后可行针灸治疗。

（6）观察有无腰疼、血尿和蛋白尿，突然出现的上腹剧疼和脾肿大，突然出现的剧烈胸痛、气急、发绀、咯血、休克、肢体剧痛、动脉搏动消失和局部皮肤苍白、发凉、发绀甚至坏死等肾栓塞、脾栓塞、肺栓塞、四肢动脉栓塞的症状，绝对卧床预防栓塞大血管而突然死亡。

（7）对栓塞后病人要做好心理护理。

（8）对肾栓塞病人需加强尿液的观察；肢体栓塞病人局部可施以热敷（或冷敷），也可早晚温水浸泡；肺栓塞出现休克病人，应对症应急处理。部分病人须抗凝治疗或手术摘除栓子，应注意出血倾向及有关护理。

（九）做好出院前卫生宣教工作。按时服药，定期复查，建议风湿稳定后切除扁桃体，生育期女病人应避孕或节育等。

五、高血压病护理常规

（一）执行心血管系统疾病一般护理常规。

（二）轻度高血压可做一般日常工作；中度高血压适当休息；严重高血压尤其舒张压在 14.6kPa（110mmHg）以上者宜卧床休息。

（三）舒适安静的环境与良好的服务，可使病人保持平静的心情。根据病人不同性格予以指导，训练自我控制能力。

（四）饮食应以低动物脂肪、低胆固醇为主，超体重者应控制饮食量。多吃蔬菜、水果，限制钠盐，忌烟酒。

（五）熟悉各种降压药物的使用方法及副作用，其中有利尿剂、中枢性降压药、交感神经抑制剂、血管扩张剂，血管紧张素转换酶抑制剂和复方制品类。如中枢性降压药可乐定可致口干、软弱、嗜睡、心动过缓，长期服用可致糖尿；甲基多巴可致嗜睡、昏沉、药物热及肝功能损害；血管扩张药敏乐啶可引起水肿、毛发增多；交感神经抑制剂胍乙啶和血管扩张药均可致体位性低血压等。如出现副作用，应及时通知医师。

（六）严密观察病情，注意合并心、脑、肾病的护理，观察有无头痛、头晕、恶心、呕吐、气促、面色潮红、视物模糊、肺水肿等。

1.高血压心脏病病人如有心力衰竭出现，按心力衰竭护理，伴有冠状动脉硬化者，常突然心绞痛，应立即通知医师，协助处理。

2.高血压危象时，绝对卧床休息。按医嘱给予降压、解痉、脱水剂、镇静剂，并加床档以防意外。注意皮肤及口腔护理。用硝普钠降压时，注意该药溶液对光敏感，需新鲜配制，黑布包裹，并做好血压监护。大剂量或应用时间较长者，可发生硫氰酸中毒，应酌情应用。

3.合并脑溢血和脑血栓形成时，执行脑出血和脑血栓护理常规。

4.出现尿毒症时，执行尿毒症护理常规。

六、心绞痛护理常规

1.执行心血管系统疾病一般护理常规。

2.心绞痛发作时，就地停止活动，严重者需给半卧位，绝对静息。注意保暖，给氧气吸入，按医嘱给硝酸酯类药物，缓解心绞痛。

3.避免诱发因素，如过度活动、精神紧张、饱餐、寒冷、饮酒、狂欢、生气、大便干燥等。

4.限制动物脂肪与胆固醇饮食，可用植物油及清淡饮食。保持大便通畅，少食多餐，忌烟酒及浓茶。

5.观察心率、心律、血压、疼痛性质及胸痛发作时心电图的改变。如疼痛程度发生变化或发作频繁，ST段有改变，服药后效果不佳，应及时通知医师。观察抗心绞痛药物的不良反应，如头胀、头昏、面红等，对心绞痛药物敏感者可发生体位性低血压，平卧或减量可好转。

6.指导病人正确用药，随身常备保健盒，预防复发。做力所能及的体育锻炼，劳逸结合，定期复查等。

七、心肌梗死护理常规

（一）执行心血管系统疾病一般护理常规。

（二）绝对卧床休息1周，保持环境安静，减少探视，防止不良刺激。解除焦虑。第二周可在床上做四肢活动，第3~5周可协助病人离床站立，逐渐在室内缓步走动。病重合并严重并发症者，卧床时间可延长。

（三）最初几日可间断或持续吸氧。

（四）在冠心病监护室监测心电图、血压和呼吸5~7日，必要时监测肺毛细血管压和静脉压。做好插漂浮导管的术前准备和术后护理。

（五）给予低钠、低脂肪、易消化的饮食为宜。开始流质，逐渐改为半流质饮食，切忌饱餐。多吃水果、蔬菜，保持大便通畅。避免用力大便，如便秘可给缓泻剂。

（六）及早解除疼痛。按医嘱给予杜冷丁、可待因、罂粟碱、硝酸甘油等药物。对顽固性疼痛可用人工冬眠疗法，但要密切监测血压。

（七）起病3~6小时的病人可行静脉内溶栓，要观察出血倾向。经常化验病人的尿、大便、凝血时间及凝血酶原时间。尿中出现红细胞往往是出血的早期征象，及时通知医师。

（八）输液速度勿过快，根据病情每分钟15~40滴，观察有无肺水肿出现。

（九）观察有无三大并发症出现。

1.严重观察示波器上的心电图变化，如有室性早搏或室性心动过速，立即用利多卡因50~100mg静脉注射，继以1~3mg/min的速度静脉滴注维持。发生室颤时，尽快配合医师采用非同步直流电除颤。心率低于50次/min，可用阿托品治疗。当高度房室传导阻滞药物治疗无效时，应配合医师安装临时起搏器。

2.密切观察血压、神志、表情、面色、出汗、心率、尿量、口渴、末梢循环等。如有休克发生，每10~15分钟测血压、呼吸、心率一次。记录尿量。取休克卧位，注意保暖。根据休克的不同原因，按医嘱采取不同疗法：如补充血容量，给升压药、血管扩张药、糖皮质激素，纠正酸中毒等。有条件者可采用主动脉内气囊反搏术辅助循环，然后做坏死心肌切除等手术。若用升压药时应防止液体外渗，以免引起组织坏死。

3.严密观察心率、呼吸、肺部啰音的变化。如有心力衰竭（主要是急性左心衰竭），要安慰病人，使其安静，按医嘱给予吗啡或杜冷丁、利尿剂与血管扩张剂。

无低血压、呼吸困难病人可选用半卧位。备好各种药物与器械，积极配合治疗。

（十）出院时告知病人，注意劳逸结合，避免诱发因素；按时服药，随身常备扩张冠脉药物；定期复查；当病情突然变化时应采用简易的应急措施等。

八、心肌病护理常规

1.执行心血管系统疾病一般护理常规。

2.适当休息。如有心力衰竭、严重心律失常及栓塞症状，应绝对卧床休息，以免活动引起突然心跳停止等。

3.低钠、高蛋白、高维生素饮食，少量多餐。高热时给营养丰富的流质或半流质饮食。

4.呼吸困难时给予氧气吸入，半卧位。烦躁不安者应用镇静剂，心律失常、心力衰竭、心源性休克者参阅有关章节的护理。

5.注意观察心率、心律、脉搏、血压、呼吸、体温、尿量等变化。注意有无水肿及其程度以及栓塞症状等。如有异常，及时通知医师，并协助处理。

6.根据医嘱给予细胞代谢促进药，如三磷酸腺苷、辅酶 A、细胞色素 C、维生素 C，加入 5%~10%的葡萄糖内静滴，每日 1 次，10~14 日为一个疗程。给强心剂、抗生素、抗凝剂或溶栓剂及 β-受体阻滞剂、极化液及低分子右旋糖酐等。严密观察药物的副作用与毒性反应。

7.心肌病病人对洋地黄较敏感，易中毒，应使用短效制剂为妥，并严格掌握剂量。

8 出院前指导病人预防感冒，按时服药，注意休息，避免劳累，防止情绪激动，定期复查。

九、房性早搏护理常规

1.执行心血管系统疾病一般护理常规。

2.根据病情适当休息。

3.多数房早没有症状，尤其无器质性心脏病者，一般不需要特殊护理。应耐心向病人解释房早的无害性，消除其顾虑，劝告病人戒酒、戒烟，避免情绪激动和体力过劳等诱发房早的因素。

4.房早频繁可配合示波器或动态心电图进行观察。

5.无诱因者遵医嘱试用温和的镇静剂或 β-受体阻滞剂，如无效可选用喹尼丁、普鲁卡因胺或其他同类药。

6.用药治疗期间要观察药物的不良反应及心率、心律的变化。

7.如有器质性心脏病，按有关心脏病的护理常规进行。

十、阵发性室上性心动过速护理常规

1.执行心血管系统疾病一般护理常规。

2.卧床休息，安慰病人，避免恐惧及用力动作。

3.观察血压。如无低血压，刺激迷走神经，尤其是按摩颈动脉窦，能使80%的病人发作终止。方法有：①用压舌板刺激悬雍垂，诱发恶心、呕吐；②深吸气后屏气，用力做呼气动作；③按摩颈动脉窦，病人取仰卧位，先按摩右侧5~10秒，如无效则按摩左侧，切不可两侧同时按摩，以免引起脑缺血；④压迫眼球，病人取平卧位，闭眼并向下看，用拇指在一侧眶下适度压迫眼球上部，每次10秒，青光眼或高度近视者禁忌。配合医师观察病情，如发现心率突然减慢，立即告诉医师停止刺激。

4.上述方法无效时可按医嘱用下列药物：新斯的明，有器质性心脏病或支气管哮喘者忌用；抗心律失常药等。应用升压药者应注意疗效和副作用。

5.对洋地黄毒性作用所致的房性心动过速伴有房室传导阻滞的病人，可给钾盐、苯妥英钠、普鲁卡因胺、胺碘酮、普罗帕酮、奎尼丁等。

6.药物无效时，及时通知医师，进行同步电复律。备好物品，并注意观察病情变化。

7.发作终止后，指导病人避免情绪激动，禁烟酒。遵医嘱按时服地高辛、奎尼丁、异搏定、心得安等药物，以预防复发。嘱病人定期复查。

8.有器质性心脏病者仍按原心脏病护理。

9.反复发作且药物治疗无效需做射频消融术者，应做好术前准备与术后护理。

十一、阵发性室性心动过速护理常规

1.执行心血管系统疾病一般护理常规。

2.绝对卧床休息。严密观察病人的心率、血压、呼吸，必要时行心电监护。严防病人发生休克、心力衰竭和心室纤颤。

3.做好精神护理，必要时给予镇静剂。

4.发病危通知。立即氧气吸入。

5.准备好除颤器，必要时电除颤。

6.按医嘱给予利多卡因，绝大多数病人有效。利多卡因易引起低血压，应严格观察血压变化，滴速要调整好，不超过3mg/min。

7.准备好器械和药物，如发生室颤，立即通知医师，并配合抢救。做好观察记录。

十二、心房扑动和颤动护理常规

1.执行心血管系统疾病一般护理常规。

2.心室率显著增快及有心力衰竭者应绝对卧床休息。阵发性或心室率不快者，可适当休息。必要时给镇静剂或氧气吸入。

3.严密观察心率、心律、心功能和栓塞症状等。由于心房颤动有脉搏短绌现象，故脉率不代表心率，心率数以听诊为准。两人同时测心率和脉率1分钟，按脉搏短绌记录在体温单上。

4.如心房扑动，心律突然不规则或出现二联率，或心室率突然规则地增快1倍，应及时描记心电图，并通知医师处理。

5.心律极不规则的房颤病人，在用洋地黄过程中，心律突然变为规则，多提示严重洋地黄中毒，应立即描记心电图，并通知医师。

6.应用喹尼丁治疗中应密切观察有无头晕、晕厥、呼吸困难、呕吐、腹泻及心电图上 QRS 间期及 Q-T 期间增宽等，每次服药前应测心率及血压。如心率减慢，血压明显下降，应暂缓给药，通知医师处理。

7.配合医师进行电转复，做好术前准备、术后配合与术后处理。

8.出院前指导病人如何预防复发、怎样用药，如何识别药物副作用及定期复查等。

十三、房室传导阻滞护理常规

1.执行心血管系统疾病一般护理常规。

2.I 度房室传导阻滞，无自觉症状者，可适当休息。一般由急性心肌炎、急性心肌梗死、药物中毒引起者，不论阻滞程度轻重，均需绝对卧床休息。

3.II 度以上的阻滞应用心电监护观察心率、心律、血压、呼吸的变化。心率如减慢至 20~40 次/min，收缩压偏高，舒张压偏低，脉压差大时，要及时报告医师，预防阿-斯综合征发生，并做好抢救准备。

4.因洋地黄或喹尼丁中毒引起者立即停用有关药物。

5.II 度以上阻滞的病人给予吸氧。

6.给予营养丰富易消化的饮食，少量多餐。

7.长期服用阿托品、异丙肾上腺素治疗房室传导阻滞时，应注意观察药物的疗效和副作用。

8.严重房室传导阻滞治疗最有效的方法是安装心脏起搏器，做好术前准备、术中配合及术后护理。

9.风湿病引起的房室传导阻滞，出院后应避免感冒，建议病情稳定后切除扁桃体。

十四、病态窦房结综合征护理常规

（一）执行心血管系统疾病一般护理常规。

（二）心率较慢或较快的病人，应卧床休息。病情严重者需绝对卧床休息。给予精神安慰和生活护理。

（三）氧气吸入。

（四）给予营养丰富易消化的饮食，少量多餐。

（五）观察病人的心率、心律、血压、呼吸、尿量的变化并做好记录。如心室率由慢突然明显增快（即心动过缓与心动过速交替发生），应通知医师，查明是否出现慢-快综合征。

（六）注意有无头晕、抽搐、胸闷、心悸、心绞痛、尿少等。如有上述症状，常提示心排血量不足引起心、脑、肾等血流量减少所致，应立即通知医师。

（七）配合医师做窦房结功能试验，如阿托品试验、食管心房调搏等，以明确诊断。

（八）对严重病例可按医嘱静脉推注阿托品或静脉滴注异丙基肾上腺素，注意观察治疗反应及有无副作用。

（九）对已经证明有症状的病窦综合征病人，应选择起搏治疗。做好安放起搏器术前准备和术后护理。

1.术前准备

（1）向病人说明安放起搏器的目的、适应症及起搏器的价格等，取得病人合作。

（2）备皮。做青霉素、链霉素、普鲁卡因过敏试验。

（3）洗澡、更衣。

（4）术晨禁食，术前 30 分钟给予安定 10mg 肌肉注射。

（5）更换床单，紫外线照射房间及床铺。

（6）携带病历、药品、物品护送病人到导管室。

2.术后护理

（1）安置病人，保持输液通畅。

（2）平卧或左侧 300°卧位，3~7 日后可坐起或下床轻微活动。

（3）观察伤口有无出血、渗血，定期换药。

（4）观察心律、心率、血压、呼吸的变化，有条件者用心电监护。熟悉起搏心律的特征。如示波器上出现自主心律，说明起搏频率慢于自主心律，起搏冲动受到抑制。

（5）给营养丰富易消化的饮食。

（6）根据医嘱应用抗生素治疗，以防伤口感染。

（7）出院前嘱病人禁去磁、屯场。定期复查。

十五、心肌炎护理常规

1.执行心血管系统疾病一般护理常规。

2.急性期卧床休息，注意营养。

3.向病人做有关本病的常识介绍，使之能正确对待疾病，配合治疗和护理。

4.观察体温、心律、心率、血压的变化，并作好记录，为诊断和治疗提供依据。

5.对心力衰竭和心源性休克的病人执行心力衰竭和心源性休克的护理常规。

6.对房室传导阻滞的病人执行房室传导阻滞的护理常规。

7.根据医嘱给予改善心肌营养与代谢的药物，如静脉点滴大剂量维生素 C、极化液、复方丹参、细胞色素 C、ATP 等药物，糖皮质激素不宜早用，洋地黄制剂慎用。

8.病人在患病期间处于过劳或睡眠不足，可能在短时间内病情急剧恶化甚至死亡。应保证病人充分休息和睡眠，减少探视，保持环境安静，必要时给予镇静剂。

9.做好出院前卫生宣教工作，如避免过劳、复发与定期复查。

十六、心源性休克护理常规

1.执行心血管系统疾病一般护理常规。

2.将头与腿分别抬高 30°~40°，以防膈肌及腹腔脏器上移，影响心肺功能，病人也较舒适。

3.给予精神安慰，必要时给予镇静剂。

4.高流量吸氧 4~6L/min。

5.保持静脉通道通畅，便于治疗抢救。

6.密切观察神志、面色、皮肤、呼吸、血压、心率、尿量及中心静脉压变化，做好记录。有条件者可置于监护室观察。

7.注意保暖，避免受凉，禁用热水袋保温，宜加盖被子。做好口腔和皮肤护理，预防褥疮和肺部并发症发生。

8.根据医嘱给血管活性药，如间羟胺、多巴胺等提升血压。收缩压恒定维持在12~13.3kP。或稍高。根据血压随时调整滴速和浓度，滴速不宜超过每分钟 30 滴，以防加重心力衰竭或引起肺水肿。

9.熟悉各种抢救药品和器械的使用方法与注意事项，及时有效地进行抢救。

十七、慢性肺原性心脏病护理常规

1.执行循环系统疾病一般护理常规。

2.卧床休息。心肺功能衰竭时，应绝对卧床休息，呼吸困难者取半卧位，并持续低流量吸氧。

3.给予高热量、高蛋白、易消化的饮食，心力衰竭时给低钠、低盐饮食。

4.保持室内空气流通，开窗通风时避免直接吹风，以防受凉、室内交叉感染。

5.密切观察呼吸、血压、脉搏、体温及神志变化。

6.留痰观察并做痰培养及细菌药物敏感试验。

7.注意口腔卫生，全身水肿时，做好皮肤护理，预防褥疮，用利尿剂时，严格记录出入量，防止电解质紊乱。

8.保持呼吸道通畅。鼓励病人咳嗽及排痰，经常变换体位并轻拍背部，有利于痰液的排出，对咳嗽反射弱、无力排痰者，应经常吸痰。

9.痰液黏稠时，应用雾化吸入，以解除支气管痉挛，稀释痰液，有利痰液排出。

10.气管切开者，执行气管切开护理常规。

11.应用呼吸兴奋剂时，不要用量过大或给药过快，以免出现呼吸过快、烦躁不安、面色潮红、出汗、呕吐、肌肉颤动等副作用。

12.观察消化道出血和血管内凝血情况，如出现腹胀、呕吐咖啡样液体或柏油样便、牙齿出血、渗血、皮肤紫斑、血尿和阴道出血等，应立即通知医师。

十八、支气管肺癌护理常规

1.执行呼吸系统疾病一般护理常规。

2.晚期病人需卧床休息。呼吸困难取半卧位。

3.给予高蛋白、高热量、多维生素、易消化饮食，鼓励病人多进食，增强抗病能力。

4.观察咳嗽是否有进行性加重和以高音调金属音为特征的阻塞性咳嗽。

5.做好精神护理，鼓励病人正确对待疾病，树立战胜疾病的信心。随时了解病人思想情况，严格交接班，以防意外。

6.病人咯血时执行咯血护理常规。

7.做纤维支气管镜窥视和活组织检查、胸腔穿刺放液和胸水离心沉淀脱落细胞检查时，护士应做好术前准备和术中配合。标本及时送检。

8.痰液脱落细胞检查时，痰液标本必须新鲜并送检，否则细胞溶解，不得辨认，影响检出率。

9.进行放疗或化疗时，应注意放射线和化学药物的反应。如出现乏力、食欲减退、恶心、呕吐、白细胞减少等，应对症护理。应了解化学药物的用量、方法和药理作用，遵照医嘱准确给药。

10.晚期病人发生胸痛时，以精神鼓励为主，劝告病人少用麻醉止痛，以免成瘾。

11.保持床铺干燥，注意皮肤护理，预防褥疮发生。

12.如有呼吸、发绀者，及时给予氧气吸入。

十九、支气管哮喘护理常规

1.执行呼吸系统疾病一般护理常规。

2.病室环境力求简单、清洁、安静。禁放花草，禁用毛毯等，以免诱发哮喘病。

3.密切观察病情和发作先兆。如出现喉部发痒、胸部闷胀，呼吸不畅、干咳、精神紧张等症状，应立即给予少量解除支气管痉挛药，制止哮喘发作。

4.哮喘发作时病人烦躁不安，应安慰病人，缓解紧张情绪，并给予氧气吸入。适量给予安定或利眠宁等镇静药，禁用吗啡和大剂量的镇静剂，以免抑制呼吸。

5.取半卧位，或在床上放一个小桌，让病人伏桌而卧，已减少疲劳。出汗多时，及时擦干并更换内衣，避免受凉。

6.哮喘发作时按医嘱迅速给药，尽快减轻病人痛苦。注意观察药物反应。

7.严密观察病情变化，积极寻找发病规律和发作诱因。了解病人发病前的诱因，以便寻找过敏源。

二十、上消化道出血护理常规

（一）病情观察

1.观察血压、体温、脉搏、呼吸的变化。

2.在大出血时，每15~30分钟测脉搏、血压。

3.观察神志、末梢循环、尿量、呕血及便血的色、质、量。

4.有头晕、心悸、出冷汗等休克表现，及时报告医师对症处理并做好记录。

（二）对症护理

1.出血期护理

（1）绝对卧床休息至出血停止。

（2）烦燥者给予镇静剂，门脉高压出血患者烦躁时慎用镇静剂。

（3）耐心细致地做好解释工作，安慰体贴患者的疾苦，消除紧张、恐惧心理。

（4）污染被服应随时更换，以避免不良刺激。

（5）迅速建立静脉通路，尽快补充血容量，用5%葡萄糖生理盐水或血浆代用品，大量出血时应及时配血、备血，准备双气囊三腔管备用。

（6）注意保暖。

2.呕血护理

（1）根据病情让患者侧卧位或半坐卧位，防止误吸。

（2）行胃管冲洗时，应观察有无新的出血。

（三）一般护理

1.口腔护理：出血期禁食，需每日清洁口腔。呕血时应随时做好口腔护理，保持口腔清洁，无味。

2.便血护理：大便次数频繁，每次便后应擦净，保持臀部清洁、干燥，以防发生湿疹和褥疮。

3.饮食护理出血期禁食：出血停止后按序给予温凉流质、半流质及易消化的软饮食；出血后3天未解大便患者，慎用泻药。

4.使用双气囊三腔管压迫治疗时，做好双气囊三腔管的护理。

5.使用特殊药物，如施他宁、垂体后叶素时，应严格掌握滴速不宜过快，如出现腹痛、腹泻、心律失常等副作用时，应及时报告医师处理。

（四）健康指导

1.保持良好的心境和乐观主义精神，正确对待疾病。

2.注意饮食卫生、合理安排作息时间。

3.适当的体育锻炼、增强体质。

4.禁烟、浓茶、咖啡等对胃有刺激的食物。

5.在好发季节注意饮食卫生，注意劳逸结合。

二十一、代谢性内分泌系统

疾病一般护理常规

1.按内科疾病一般护理。

2.轻者休息或卧床休息，危重或做特殊检查者绝对卧床休息。

3.给予各种治疗饮食，注意饮食是否符合规定，并劝其严格遵守膳食制度。

4.按时测量身高，体重并记录。

5.严密观察病情变化，发现异常及时与医师联系。

6.了解、掌握内分泌疾病常用各种检查的目的、方法、注意事项及临床意义。并做好各种检查的准备工作，按时收集各种化验标本。

7.加强宣教，保健指导，使患者熟悉防病治病的常识，了解随访意义，主动定期复查。

二十二、消化系统疾病一般护理常规

（一）病情观察

1.及时了解有无呕吐、便血、腹痛、腹泻、便秘等。

2.呕吐、呕血、便血、严重腹泻时，应观察血压、体温、脉搏、呼吸、神志，并详细记录次数、量、性质。

3.腹痛时，注意观察其部位、性质、持续时间及与饮食的关系，如有病情变化及时汇报医师处理。

（二）一般护理

1.危重及进行特殊治疗的患者，如上消化道出血、肝硬化晚期、肝昏迷、肝脓肿、急性胰腺炎等，应绝对卧床休息。轻症及重症恢复期患者可适当活动。

2.饮食护理对溃疡病、肝硬化腹水、急性胰腺炎、溃疡性结肠炎等患者，指导食用易消化、高蛋白、低盐或无盐、低脂肪无渣的治疗膳食。

3.当需要进行腹腔穿刺术、肝脾穿刺活检、纤维内镜、经皮肤肝穿刺介入疗法等检查者，应做好术前准备、术中配合、术后护理工作。

4.备齐抢救物品及药品。

5.加强心理护理，做好患者及家属的安慰工作，避免不良因素的刺激。

6.严格执行消毒隔离制度，参照消毒无菌技术常规。

（三）健康指导

1.调节饮食质量及饮食规律和节制烟酒。

2.指导慢性消化系统疾病患者掌握发病的规律性，防止复发和出现并发症。

3.向患者阐述一些与疾病有关的医疗知识。

4.说明坚持长期服药的重要性。

5.指导患者保持情绪稳定。

二十三、胰腺炎护理常规

（一）病情观察

1.严密观察体温、脉搏、血压的变化，严格记录出入量。

2.观察腹痛性质和部位有无变化。腹痛多位于上腹正中或稍偏左，呈刀割样剧痛。

3.急性出血坏死型胰腺炎，观察有无休克发生，如面色苍白、皮肤湿冷、发绀、脉细、尿少、血压下降等。

4.皮肤或巩膜黄染时，观察黄疸情况。

（二）一般护理

1.绝对卧床休息，取侧卧位，并发休克时，安置休克卧位。

2.行胃肠减压时，保持引流管通畅，记录引流液的性质和量。

3.禁食期间每日给予口腔护理。

4.疼痛减轻或消失后可进流食，少量多餐，忌蛋白，脂肪和酸性食物。

（三）健康指导

1.向患者讲解疾病注意事项，避免精神紧张。

2.生活规律、劳逸结合，避免暴食、暴饮、酗酒，预防复发。

二十四、糖尿病护理常规

（一）病情观察

1.服用降糖药物时，观察有无恶心、呕吐、发热、皮疹、低血糖等反应。

2.胰岛素治疗期间，严密观察有无低血糖反应。

3.皮肤有无破溃，足部有无感染。

（二）一般护理

1.饮食护理：合理控制饮食量，每日按规定进食，了解病人是否另进规定以外的食物。每周测量体重1次，了解饮食是否合乎治疗标准。

2.足部和皮肤护理，每晚用温水泡脚，经常洗澡，勤换内衣，保持皮肤清洁，避免皮肤感染。

3.注射胰岛素时剂量准确，严格按时间，无菌操作，经常更换注射部位。

4.确诊为糖尿病酮症酸中毒时，执行酸中毒护理常规。

（三）健康指导

1.详细介绍控制饮食的意义，教会患者胰岛素的贮存、注射剂量、消毒部位等，胰岛素与低血糖的关系，低血糖的紧急处理。

2.随身携带糖尿病身份卡。

3.避免精神紧张和刺激，注意个人卫生，切勿受凉，生活规律，防止外伤。

4.合理运动。

二十五、脑出血护理常规

1.执行神经系统疾病一般护理常规。

2.急性期应绝对卧床休息，头部抬高30°，可放置冰袋，减少不必要的搬动，以免加重出血。

3.给予持续氧气吸入，保持呼吸道通畅，头偏向一侧。随时吸出口腔分泌物或呕吐物。

4.密切观察血压、呼吸、脉搏、神志、瞳孔的变化，以便及时了解病情变化，直到病情稳定为止。

5.遵医嘱给予降压药，但不宜降得过低，以防供血不足。一般维持在150~160/90~100mmHg。

6.遵医嘱给予脱水剂。注意水、电解质和酸碱平衡，注意心、肾功能，准确记录出入量。

7.每4小时测体温1次。如体温超过38℃，可头部、腋下放冰袋，降低脑代谢和颅内压。

8.病情危重者，发病24~48小时内禁食，起病后3日如神志仍不清楚，无呕吐及胃出血者，可鼻饲流质饮食，并做好口腔护理。

9.做好皮肤护理，按时翻身、拍背、预防褥疮。

10.恢复期要进行瘫痪肢体被动运动、按摩、针灸等，并加强语言训练，促进早日康复。

二十六、蛛网膜下腔出血护理常规

1.执行神经系统疾病一般护理常规。

2.绝对卧床休息 4~6 周，避免搬动和用力，头部置冰袋。

3.根据医嘱给足量的止痛、镇静剂，以保证病人安静休息，一定避免用抑制呼吸中枢的药物。

4.给高维生素、纤维素及营养丰富的饮食，保持大便通畅，适当限制入水量。

5.观察体温、脉搏、呼吸、血压、意识、头痛程度、瞳孔恶心、呕吐等变化，如有意识障碍，剧烈头痛，瞳孔大小不等，血压升高，呼吸和脉搏减慢，有发生再出血和脑疝的可能，应及时通知医师，做好抢救准备。

6.如有癫痫发作，根据医嘱给抗痉剂。

7.根据医嘱应用脱水剂，注意观察水、电解质平衡。急性期间可使用大量止血剂，以防止再出血。为防止继发性动脉痉挛，可口服钙通道阻滞剂尼莫平。

8.经造影证实有动脉瘤或脑血管畸形者，应力争手术治疗。

9.做好出院前指导，如不要情绪激动，过度劳累。女病人 1~2 年不要分娩等。

10.其他同脑出血护理。

二十七、脑血栓形成护理常规

1.执行神经系统疾病一般护理常规。

2.卧床休息，加强皮肤、口腔、呼吸道及排便的护理，预防各种并发症，头部禁用冰袋。

3.起病 24~48 小时，仍不能自行进食者可鼻饲流质饮食。轻度麻痹者，尽量让病人从口进食，但避免吸入性肺炎。

4.根据医嘱给脱水剂，注意水、电解质的平衡。

5.根据医嘱给抗血栓治疗。要观察出血倾向，如检查皮肤黏膜、结合膜有无出血点等，发现异常时通知医师处理。

6.做好生活护理和心理护理。

7.做好出院指导，如戒烟、戒酒，进高蛋白、高维生素、低盐、低糖饮食。加强瘫痪肢体的锻炼和语言的训练。

二十八、高血压脑病护理常规

1.执行神经系统疾病一般护理常规。

2.绝对卧床休息，头高位，向家属交代病情，通知病危，专人陪护。

3.备好各种抢救药物，迅速建立静脉通道，根据医嘱给药，按要求的速度滴注。

4.密切观察血压的变化，每 15~30 分钟测一次，不宜降压过低，以免发生脑或心肌梗死。血压稳定后每 1~2 小时测血压一次，详细记录。

5.注意神志、瞳孔、脉搏、呼吸及肢体肌力变化。

6.心功能不全者，应用脱水剂要注意控制给药速度。并观察心律、心率的变化与水、电解质平衡，严格记录出入量。

7.有癫痫发作者，执行癫痫护理常规。

8.应用解痉药物时观察心率、心律、呼吸变化，注意药物反应，记录所用药物名称、剂量、时间、抽搐情况及发作停止时间。

9.熟悉各种降压药的作用快慢、效果、持续时间及副作用。

10.原发病为子痫者，注意有无产兆、阴道流血等情况，及时通知医师。

11.危象解除后，嘱病人积极治疗原发病及控制高血压，预防复发。

二十九、周期性瘫痪护理常规

1.执行神经系统疾病一般护理常规。

2.发作时要卧床休息，观察呼吸、脉搏、血压的变化，避免过劳、感染和受寒等诱发因素。

3.低钾型病人宜进高钾低钠饮食，忌高碳水化合物饮食，避免大量饮水；高钾型病人以高氯化钠、高碳水化合物饮食为宜；正常钾型宜食高盐、高糖饮食，加速症状消失。

4.低钾型按医嘱给10%氯化钾溶液，每小时30ml口服，至开始好转为止。静脉补钾时滴速不宜过快，每小时不得超过1g，以免影响心脏功能。

5.观察心电图的变化，有无心肌劳累及传导阻滞。

6.及时抽空腹血，了解血钾情况。

7.合并甲状腺功能亢进或肾病时应治疗并发症，避免周期性瘫痪发作。

三十、肌营养不良症护理常规

1. 执行神经系统疾病一般护理常规。

2.适当休息，鼓励多活动。活动时从小量开始，逐渐增加，长期坚持锻炼。但要避免摔伤和过度劳累。

3.给予营养丰富的饮食，限制脂肪饮食的摄入，控制体重。

4.鼓励病人常做深呼吸运动，以延缓肺活量的减退。

5.以支持疗法为主，按摩和被动运动可以减少挛缩。

6.做好心理护理，帮助病人树立与疾病斗争的信心。

7.假性肥大型晚期，应观察心率、心律的变化。有心力衰竭和心律失常时，应执行有关护理，并绝对卧床休息。

8.应用胰岛素、碳水化合物疗法时，注射普通胰岛注射普通胰岛素剂量要准确，注射15分钟后口服葡萄糖粉，并观察有无低血糖反应。

9.做好出院指导，如生活要有规律，预防感染，加强锻炼等。

三十一、支气管炎的护理常规

1.执行呼吸系统疾病的一般护理常规。

2.著发热、吐脓痰、活动后气短时应卧床休息。热退、痰量减少和气急减轻后可轻度活动，逐渐恢复工作。老年、幼儿及体弱的病人应延长休息时间。

3.给予营养丰富、易消化的软食，鼓励病人多饮水，每天补给液体量不应少于3000ml。

4.室内空气要流通，保持一定温、湿度，避免烟雾、灰尘的刺激，注意保暖，随天气的变化随时增减衣服，防止受凉。

5.咳嗽剧烈、痰黏稠不易咳出时，给雾化吸入湿化痰液，声音嘶哑时应注意休息，减少交谈。

6.慢性支气管炎易于传染，应进行呼吸道隔离。

7.有吸烟习惯者，劝其戒烟。

8.慢性支气管炎的病人平时应加强体育锻炼，冬季要注意保暖，防止感冒，减少去公共场所的机会，避免与呼吸道感染的病人接触。

三十二、支气管扩张的护理常规

1.执行呼吸系统疾病的一般护理常规。

2.病人大量咳痰和咯血时应绝对卧床休息。

3.鼓励病人进富于营养的饮食。

4.室内空气要流通，保持一定温、湿度，避免灰尘和烟雾刺激。

5.观察痰的颜色、性质、量。留痰做细菌培养和药物敏感试验，选择有效抗生素治疗。如痰液黏稠不宜咳出，可给雾化吸入，稀释痰液。

6.注意口腔卫生。去除口臭，增进食欲。

7.了解病变部位，采取适当体位引流。

8.吸烟习惯者应劝其戒烟。

三十三、急性胃炎的护理常规

（一）执行消化系统疾病一般护理常规。

（二）轻者卧床1~2日，严重者应卧床休息，以免引起晕厥和休克。

（三）轻者可进流质饮食，如米汁、牛奶等，禁油腻。重者有剧烈呕吐或失水性酸中毒胃炎应暂禁食，可由静脉补液。强酸中毒性胃炎需饮蛋白水及牛奶，强碱中毒引起者可饮橘汁和柠檬汁，以起到中和作用。应少食多餐。

（四）急性胃炎，应严密观察体温、脉搏、呼吸、血压、尿量和皮肤颜色，以及有无脱水、酸中毒及休克表现。

（五）症状护理

1.呕吐　及时清除呕吐物，清水漱口。观察记录呕吐物的颜色、性质、量。必要时留取标本送检。

2.腹痛　严密观察腹痛的性质，必要时可用热水袋局部热敷，或遵医嘱给颠茄合剂口服。

3.脱水　严重病人可出现两眼凹陷、口干舌燥、皮肤弹性差、尿量减少等脱水征，应多饮水和淡盐水或口服补液盐。严格记录出入量。每日入液量为3000~4000ml。24小时尿量应为1000ml以上。重症病人应给予补液，并遵守先盐后糖、先快后慢、见尿补钾的原则。

（六）急性腐蚀性胃炎的病人，禁忌洗胃，以防穿孔。

（七）加强饮食卫生的宣传和指导。

三十四、胆囊炎的护理常规

1.执行消化系统疾病一般护理常规。

2.急性发作期应卧床休息。

3.急性发作期应暂禁饮食。发作后给予高糖、低脂肪易消化饮食。避免饱餐。

4.胆囊急性感染有高热时，可给物理降温或遵医嘱给降温药物。

5.右上腹胆绞痛发作时，局部可放热水袋或针灸止痛。密切观察有无胆囊穿孔症状，配合医师及时处理。

6.胆囊管或胆总管梗阻时，可出现黄疸，应观察黄疸的动态变化，并做好皮肤护理。

7.急性发作期严密观察体温、脉搏、呼吸、血压的变化，如出现体温不升、脉搏增快、血压下降等中毒性休克症状，应配合医师紧急处理。

三十五、肿瘤病人的护理常规

1.做好病人的心理工作，肿瘤病人求治的积极性是抗衡癌症的原动力，增强病人战胜疾病的信心。

2.加强人文关怀，不同病人患病的时间长短不一，对自身疾病认识差别很大，应根据每个人的心理承受能力，采取灵活，多样、有针对性的心理安抚方法。必要时请病人的亲属、朋友协助安排好生活，使患者以平静的心态配合治疗。

3.化疗期间注意病人的不良反应，及时对症处理，减轻病人痛苦。

4.用药时加强巡视，密切观察，防止液体外渗，一旦外渗，采取有效措施弥补。

5.注意合理饮食，给予高热量、高蛋白、高维生素、易消化的食物，同时注意饮食的多样性，注重色、香、味，增强病人的食饮。

6.注意患者症状处理，做好口腔护理，皮肤护理，给病人提供一个舒适的环境，尽可能减轻病人的痛苦，稳定病人的情绪。

7.加强康复期宣教，保持乐观的情绪，生活要有规律，适当体育锻炼，增强体质，增强抗癌能力，运动量以不感到疲劳为宜。

三十六、放疗护理常规

1.按中医科一般护理常规。

2.放疗前应耐心做好解释工作，告知患者治疗的重要性及其反应。

3.保护照射野皮肤，内衣宜柔软、宽大、吸湿性强；照射部位忌用肥皂和粗毛巾擦洗；避免冷热刺激，夏日外出要防止日光照射。

4.密切观察放射反应，出现乏力、头晕、头痛、恶心、呕吐时立即给予对症处理。

5.消化道照射者，应注意保持腔道清洁。口腔照射者，宜用软牙刷刷牙。食管癌放　疗后应注意饮食宜细软，忌粗糙、硬食；直肠癌放疗后应保持大便通畅。

6.面部照射时，应注意保护视力，治疗后用氢化可的松油膏涂眼，头面部及胸部照射　均应注意患者保暖，预防感冒，防止放射性皮炎的发生。

7.饮食宜给补阴益阳之食品。如甲鱼、百合、莲子肉、银耳等，鼓励患者多饮水，每日　2000~4000ml，多食甘润之瓜果。照射前、后半小时不可进食。

三十七、发热病人护理常规

1.绝对卧床，减少活动。

2.疑为传染病者，应先行隔离，以防交叉感染。

3.饮食：给予高热量、高维生素、可消化流质或半流质饮食；发热时鼓励病人每日饮　水 30ml 以上；对不能进食可按医嘱静脉补液，纠正水电解质紊乱。

4.测量体温、脉搏、呼吸：每 4 小时测量一次，待体温恢复正常 3 日后可改可为每日　测量 2 次。

5.体温达 38℃以上时行头部冷敷，体温达 39.5℃时给予物理降温，行温水或酒精擦　浴，降温后 30 分钟测量并记录于体温单上。

6.体温骤退者，注意保暖，防出汗过多而导致虚脱。

7.口腔护理：对不能进食或昏迷病人行口腔护理，每日 3 次。

8.皮肤护理：对出汗较多的病人应勤换内衣裤，加强皮肤护理，防褥疮发生。

三十八、血栓闭塞性脉管炎护理常规

1.执行中医科一般护理常规护理。

2.卧床休息。恢复期肢体伤口已愈时，患肢可适当活动，以利促进血液循环，防止肌肉萎缩。

3.出现发热、恶寒等毒血症状时，给予半流质、营养丰富的饮食。

4.密切观察病情，及时通知医师。

5.注意肢体卫生，常用温水和肥皂水清洗，用软毛巾拭干，防止受损。

6.鞋袜要合适，避免挤压患肢。注意肢体保暖。

7.局部形成溃疡者，按医嘱及时清创换药。

8.需要手术者，应做好手术前后的护理。

9.患肢疼痛严重，疗效缓慢，应多做解释。

三十九、溃疡病护理常规

1.执行中医科一般护理常规护理。

2.疼痛发作时，适当休息。呕血、便血时应卧床或绝对卧床休息。

3.根据病情给予流质或半流质饮食，少量多餐，定时定量，不宜过饥、过饱。禁食生冷，忌烟、酒、浓茶、辛辣、煎炸之品，少吃膏粱厚味。幽门梗阻和呕血病人暂禁食。

4.观察神态、面色、血压、脉象、舌象，以及呕吐物的颜色，腹痛的部位、性质及程度等。若出现面色外苍白、烦躁不安、出冷汗、四肢末梢发凉、吐血或便血、血压下降、脉细数等，提示有出血可能，及时通知医生，并按休克或出血护理。

5.病人呕吐时，应协助坐起。卧床不起的病人，将头偏向一侧，以免呕吐物吸入呼吸道引起窒息或导致吸入性肺炎。呕吐后用清水漱口。

6.出现呕吐、便血、穿孔、梗阻或癌变等并发症时，应根据病情准备抢救物品，并对症护理和协助医师处理。

7.记出入量，包括呕吐量、呕血、便血量和入量，及时通知医师，并留取标本送检。

8.出院时做好卫生宣教.如注意节食、保持情绪稳定。

四十、皮肤科疾病一般护理常规

1.向病人做好入院介绍，使其尽快熟悉病室环境。

2.根据病情适当休息或卧床休息，病情严重者需绝对卧床休息，并给予生活上的照顾。

3.入院后根据病情测试体温、脉搏、呼吸，每日 2 次或 4 小时一次。如腋下有糜烂，可用口表或肛表测体温。

4.入院后次晨留大、小便标本，送做常规检查。

5.饮食按医嘱，有过敏反应者禁食鱼、虾、蛋。如有湿疹、皮炎及其他瘙痒性皮肤病，应避免刺激性食物。

6.做好心理护理，使病人了解疾病的特点、治疗方法，解除病人思想顾虑，安心治疗。

7.保持床铺清洁干燥，随时更换脏床单。对全身有大面积损害者，应给予中单和油布保护床铺，每日消毒中单和大单，衣服每周换 2 次，预防感染。换药时室温应保持在 25℃，动作要迅速，避免受凉。

8.某些传染性皮肤病，如绿脓杆菌感染、脓疱疮、皮肤着色霉菌病等，要做好床边隔离，以防交叉感染。

9.保持个人卫生，病情允许者应经常洗澡。

10.观察药物的副作用，如抗组胺药可引起头昏、嗜睡、口干，个别引起精神症状；激素治疗易引起高血压、水肿、低钾血症、大便潜血、尿糖等。定时测体重、测血压、查尿糖及大便隐血等。

11.绝对禁用致敏或可疑致敏药物。静注葡萄糖酸钙速度要慢，药物不可渗入皮下，以免引起局部坏死。

12.护士要掌握冷湿敷、振荡水粉剂、糊膏、软膏的应用方法，指导和协助病人正确用药。

四十一、湿疹护理常规

1.执行皮肤科疾病一般护理常规。

2.精神因素可使疾病加重，应避免过度疲劳、精神紧张，必要时服镇静剂。

3.禁辛辣食物，对鱼、虾过敏者应禁止食用，但不盲目忌口。

4.保持皮肤清洁，避免过度洗烫，以及肥皂和各种有害因子的刺激。不得搔抓和摩擦皮肤，小儿可将双手约束。

5.急性湿疹有糜烂渗出时，可采用冷湿敷。湿敷后若渗液明显减少，可用糊剂包扎，无渗液糜烂者宜用洗剂。

6.根据医嘱选用组胺 H1 受体拮抗剂，也可静注 10%葡萄糖酸钙或硫代硫酸钠。一般不用皮质类固醇激素。

7.寻找病因，加以去除。如蛲虫病引起小儿肛周湿疹、白带过多引起女阴湿疹等。

8.婴儿湿疹易发生在肥胖者，因此喂奶要定时，不要过饱，以保持肠道功能良好；母 乳喂养者，母亲应少吃糖、辛辣、鱼、虾等食物。

9.局限性亚急性或慢性湿疹可行同位素敷贴治疗，一般用放射性同位素磷和锶。

第二节　外科系统疾病护理常规

一、关节镜术前后护理常规

（一）关节镜术前护理

1.调节好情绪，消除紧张心理，尽快适应病区环境，保证充足睡眠。

2.加强营养，多食高蛋白、高维生素、粗纤维食物，增加机体抵抗力。

（二）关节镜术后护理

1.返病房后，去枕平卧 6 小时，禁食、禁水 6 小时。

2.患肢垫皮枕抬高，一般 300，促进静脉血液回流，减轻肿胀。

3.术后第一天可在床上坐起，行屈伸膝关节，：直腿抬高锻炼。遵医嘱，第二天可下地行走不负重。

4.伤口保持清洁、干燥，12 天拆线。

（三）关节镜术后出院指导

1.心情愉快，生活规律，保证充分休息。

2.加强营养，增加机体抵抗力。

3.3 周内行走少负重，3 周后可弃拐行走。.

4.3 周后门诊复查。

二、石膏绷带固定后的护理常规

1.自然硬化才能搬动病人，肢体下垫软枕保持整洁卫生。

2.患肢抬高。

3.注意远端血液循环。

4.功能锻炼。

5.石膏拆除后清洗患肢。

三、牵引的护理常规

1.床尾或床头抬高 15~30cm。

2.皮牵引注意有无松弛、滑脱，肢体远端血运。

3.骨牵引针避免左右移动，每日 1~2 次 75%酒精滴于针孔，勿去除血痂。

4.保持重锤悬空及牵引绳无障碍。

5.鼓励肢体及全身功能锻炼。

6.定时翻身，防止褥疮、泌尿、呼吸系统并发症。

四、截瘫病人的护理常规

1.做好心理护理，解除病人思想顾虑，积极配合治疗与护理。

2.保持呼吸道通畅，及时清除呼吸道分泌物，必要时气管切开，减少肺部并发症。

3.对中枢性高热，首先调节室温，保持病室通风，鼓励病人多饮水，高热时采取物理降温。

4.对尿潴留病人需留置导尿管间歇放尿，鼓励病人大量饮水，每日会阴消毒两次。必要时更换尿管。

5.预防褥疮，保持床铺平整、清洁干燥，第 2 小时翻身一次，保持脊柱中立位翻转，防止脊柱扭曲造成损伤。

6.保持大便通畅，鼓励病人多进食粗纤维蔬菜及多饮水，3 天无大便者应给缓泻剂或灌肠等，饮食应定时定量，给予高蛋白、高营养饮食，进食时头偏向一侧以免食物误入气管，引起窒息死亡。

7.指导并协助病人功能锻炼。

五、先天性髋关节脱位术后护理常规

1.做好患儿全麻术后的护理，保持呼吸道通畅，严密观察生命体征的变化。

2.保持蛙氏固定架性能良好，密切观察患肢趾端血运（皮色、皮温、感觉、毛细血管反应、活动）。

3.严密观察刀口有无出血，保持敷料清洁固定，固定架边缘垫以防湿用品，避免大、小便污染。

4.协助病儿功能锻炼（主动及被动做屈髋功能练习，促进髋关节功能恢复，但须限制下肢的内收及外旋活动，防止再脱位）。

六、骨折护理常规

1.做好心理护理：关心体贴病人，耐心解释病情和治疗方式，使之正确对待疾病，积极配合治疗与护理。

2.采取合适的体位与肢体位置：卧位时，患肢抬高（略高心脏水平）；变换卧位时保持患肢对线和肢体的固定位置。关节内骨折治疗后,应维持患肢关节于功能位。

3.观察患肢远端血液循环(皮肤颜色、温度、感觉及肿胀情况),如有异常及时通知医师处理。

4.患肢不负重,鼓励病人多做床上运动及未固定关节的活动,防止肌肉萎缩和关节僵硬。

5.进食高蛋白、高热量、高维生素的食物,多吃蔬菜、水果,以增加营养,促进骨折愈合及组织修复。

七、普通外科疾病一般护理常规

1.病人入院后热情接待,做入院介绍,通知医师。

2.入院后即刻测体重、体温、脉搏、呼吸、血压(急症例外),并记录在体温单上。24小时内测体温、脉搏、呼吸,每4小时一次。无异常时24小时后改为每日测2次。体温在37.5℃以上者,仍需每4小时测一次。体温39℃以上者,根据医嘱给予药物或物理降温。

3.根据病情给予不同饮食。急腹症、胃肠道出血、危重、休克病人,均应根据医嘱禁饮食。

4.入院24小时内 定完成卫生处置,如洗头、更衣、剪指甲。

5.入院后协助做好辅助检查。

6.每日下午记录大便次数,如有腹泻、便秘给予适当处理。

7.对躁动不安或昏迷病人,床边置床档,以防坠床。

8.禁食、昏迷、鼻饲病人行口腔护理,每日2~3次。长期卧床病人应每2小时翻身一次。

9.幽门梗阻病人,遵医嘱给予洗胃。

10.根据医嘱需行胃肠减压,做好胃肠减压的护理。

11.需清洁肠道的手术,术前3日改流质饮食,遵医嘱应用抑菌药物,口服缓泻剂,以利于清洁肠道。

八、普外科手术后护理常规

1.安置病人,检查各种引流情况并妥善固定。测量血压、脉搏,查看麻醉记录单,处理医嘱,向手术者了解病人术中情况。

2.协助病人根据病情取合适卧位,全麻病人未醒前取平卧位,头偏向一侧。清醒后且血压稳定,取半卧位,硬膜外麻醉术后平卧4~6小时,然后取半卧位。

3.严密观察体温、脉搏、呼吸、血压,根据病情每30分钟至2小时测量血压一次,并记录。

4.按时完成特殊治疗,做好对症处理。

5.手术后24小时内病人疼痛,睡眠不好,酌隋应用镇痛剂、镇静剂,以保证充分的休息。

6.严密观察刀口有无出血，保持敷料干燥。

7.局麻或针麻病人，一般术后不禁食。椎管内麻醉的病人，肠蠕动恢复后即可进食。全麻病人，清醒后肠蠕动恢复即可进食。胃肠道手术应按医嘱禁食。病人饮食种类应按医嘱执行。

8.做好大小便护理。术后肠蠕动未恢复及禁食的病人，术后 3~4 日无大便，不需进行处理。观察有无小便，以防因术后卧床小便不习惯而导致排尿困难，使膀胱过度膨胀。

9.凡不能自行更换体位的病人，均应按时协助更换体位，预防褥疮发生。

10.凡禁食、高热、昏迷等术后病人，每日行口腔护理 3~4 次。

11.鼓励病人早期下床活动。

12.严密观察并发症，及早发现，及时通知医师。

九、肠梗阻护理常规

（一）术前护理

1.执行普通外科一般护理常规及术前护理常规。

2.禁饮食。禁饮食期间由静脉补充液体及电解质。适当应用广谱抗生素。

3.血压平稳者取半卧位。

4.密切观察血压、呼吸、脉搏及呕吐、腹痛、腹胀情况，必要时行胃肠减压。

5.未明确诊断前禁用止痛药物。

（二）术后护理

1.执行普外科手术后护理常规。

2.禁饮食。待肠蠕动恢复停用胃肠减压后，方能逐渐进半量流质或全量流质、半流质饮食。如无不适，可改为普通饮食。

3.保持胃肠减压通畅，保证有效的负压吸引，观察引流液量及性质，严格记录出入量。

4.术后 2~3 日即可鼓励病人下床活动，避免肺部并发症及肠粘连发生。协助病人咳嗽咳痰，痰液黏稠不易咳出时应行雾化吸入。

5.如果出现腹胀，应考虑是否有肠吻合口水肿及狭窄。如吻合口狭窄且经透视证实，可暂行保守治疗。必要时再行剖腹探查手术。

十、外科一般护理常规

（一）病人入院后应全面了解病情，严密观察体温、脉搏、呼吸、血压。

（二）了解病人对疾病的认识。根据病情向病人及其家属讲明手术前后应注意的事项。

（三）根据手术需要，指导病人在床上练习解大小便。

（四）改善病人的营养状况，维持水、电解质平衡。选择易消化、高热量、高蛋白饮食，并注意食物的色、香、味。

（五）有吸烟史的病人，入院后应指导其戒烟，以免呼吸道分泌物增多，术后导致肺部并发症。

（六）做好特殊病人的护理

1.心脏病病人 心脏病病人对手术耐受能力低，术前应了解心脏病的类型，心脏的代偿功能。对手术耐受力差、危险性大的心脏病病人，术前应严密监测，按医嘱准确用药治疗。

2.哮喘、肺气肿、呼吸功能障碍病人 必须经过充分的准备，才宜择期手术。有吸烟史者指导戒烟，并练习深呼吸、咳嗽。保持口腔清洁，必要时行口腔护理。

3.肝脏病病人 凡肝功能有较严重损害者，术前需经严格准备及处理方能手术；需经各种途径改善营养，维持水、电解质平衡，酌情择期手术。

4.肾脏疾患病人 根据肾脏功能损害程度，手术前的准备重点是最大限度地改善肾脏功能，条件得到改善后方可择期手术。

5.糖尿病病人 病人手术耐受性差，血糖如未能控制，手术危险性极大，且术后易继发感染。术前应在控制血糖的同时，酌情应用抗生素。

十一、食管癌护理常规

（一）术前护理

1.执行心胸外科手术前护理常规。

2.了解病人进食情况，能进食者给予高蛋白、高热量、高维生素饮食，不能进食者静脉补充液体，纠正水、电解质紊乱。

3.注意口腔护理，预防术后吻合口感染。

4.结肠代食管病人，术前晚、术日晨清洁灌肠，以保证肠道清洁，减少术后细菌感染。

5.有食物潴留者，手术前晚用生理盐水洗胃，减轻黏膜水肿，减少吻合口瘘发生的机会。

6.胃食管吻合术病人，术前安置胃管。

（二）术后护理

1.执行心胸外科术后护理常规。

2.密切观察血压、脉搏、呼吸，护理病人至清醒，保持呼吸道和胃肠减压通畅，观察胃液的性质和量。

3.补充营养。由静脉补充液体，维持正常水、电解质平衡。

4.胃、食管吻合术后，严格禁水、禁食，以防吻合口瘘与食管胸膜瘘。第 3 日开始，由营养管内滴入糖盐水 1000ml，70~80 滴/min，温度 40℃，第 4 日滴营养液 2500ml 注意观察有无上腹部适、腹胀等，若出现上述情况应减慢滴速，停止滴入，即可通知医生。

5.术后 3~7 日如有胸痛、胸闷、体温上升、脉搏增快、面色苍白、呼吸音低等表现，可疑为吻合口瘘或胸腔内感染，应及时找出原因.明确诊断，及时抢救处理。

6.密切观察胸腔引流液的量和性质。

十二、腹股沟疝护理常规

（一）术前护理

1.执行外科手术前护理常规及普通外科一般护理常规。

2.防止腹内压增高

（1）避免重体力劳动和活动。

（2）禁止吸烟并积极治疗支气管炎。

（3）防止因感冒、咳嗽、便秘、排尿困难而致腹内压增高。

3.进易消化的饮食，术前 12 小时禁饮食。

4.手术前嘱病人排小便，以免术中损伤膀胱。

（二）术后护理

1.执行外科手术后护理常规。

2.刀口处压沙袋 0.9kg l~2 日，并用提睾带将阴囊抬高，以防疝囊血肿形成。若发现切口下或阴囊内有血肿征象，先行试验性穿刺，将血抽尽，用冰袋压迫止血。出血多时，应施行手术止血。

3.术后 3 日内取平卧位，以减少局部胀力。5 日后刀口基本愈合，可下床活动，防止手术后肠粘连、肺炎、肺不张等并发症的发生。

4.术后 1 日进流质饮食，以后进高热量、高蛋白、高维生素的半流质饮食。多食蔬菜、水果，多饮水，以防便秘。

5.避免造成腹内压过高，预防感冒、咳嗽，避免活动过度、便秘等，必要时应用缓泻药物。

6.按医嘱应用广谱抗生素，防止刀口感染。

7.做好卫生宣教，手术后 14 日可恢复一般性工作，3 个月内避免重体力劳动。

十三、胸外伤疾病护理常规

1.立即通知医生，使用套管针建立两条以上静脉通路，给予氧气吸入。

2.保持呼吸道通畅，及时清理呼吸道分泌物。呕吐时头偏向一侧，避免误吸，观察呕吐物性质、量及颜色并记录。

3.密切观察患者神志、面色、口唇、指甲颜色。每 15~30 分钟测量体温、脉搏、呼吸、血压一次，病情稳定后 2 小时测量一次并记录。

4.如病人心跳停止，应立即进行心肺复苏术。

5.摩现有张力气胸，立即用粗针头从第二前肋间刺人排气，连接于水封瓶。

6.如病人因出血休克，应快速补液，抽血标本送查血红蛋白及配血，尽快输血。

7.协助医师尽快明确有否复合性损伤及其性质。在排除食管或腹部脏器损伤之前，禁忌给病人饮水。

8.配合医生放置胸腔闭式引流，观察引流液性质、颜色及量并记录。如持续引出不凝血块或持续大量溢气且肺难以复张，心率>120 次/min，血压<80/50mmHg，神志恍惚，四肢厥冷，说明患者出现失血性休克，应在抗休克同时，积极做好手术

准备。

9.患者病情危重时，平卧位，绝对卧床，稳定后改半卧位，及时更换污染被褥，保持病室安静、清洁、空气新鲜。

10.做好患者健康宣教，听取并解答患者或家属的疑问，使其有安全感，以减轻他们的恐惧和焦虑心情。

十四、泌尿外科疾病一般护理常规

（一）入院护理

1.鼓励病人多饮水，一般每日饮水量 2000~3000ml，尿少、睽闭、肾功能不良者和继发高血压、水肿者例外。

2.观察病人尿液量及性质，根据需要协助抽血查血生化。

3.有尿瘘或尿失禁者，注意保持病人会阴部清洁、干燥，预防并发症。

4.对老年病人，要观察心、肺功能的变化。

5.手术前训练病人卧床排尿。

6.做好持续导尿的护理，严格执行告之程序。

（二）术前护理

1.做好心理护理，解除思想顾虑，取得合作。

2.备皮。

3.术前 5 日开始进无渣半流质饮食，术前 1 日改流质饮食。手术前晚、术日晨清洁灌肠，术前 12 小时禁食，4~6 小时禁水，以免术中呕吐，并减轻术后腹胀。

（三）术后护理

1.严格病人交接程序。

2.了解手术过程及病情变化、手术名称等。

3.腰麻后病人平卧 6 小时后改半卧位。

4.立即监测各项生命体征，根据病情及时测量血压，并详细记录。

5.遵医嘱准确及时用药。

6.观察伤口是否有出血、渗血、漏尿等情况，出现异常查找原因并报告医生及时处理。

7.伤口疼痛者，根据医嘱给予止痛剂。

8.手术后 6–8 小时不能自行排尿者进行诱导排尿。无效时，行无菌导尿引流尿液。

十五、先天性心脏病护理常规

（一）术前护理

1.术前遵医嘱给予适量抗生素。

2.术前一日准确测体重，为术中、术后用药做准备。

3.正确给氧：常规发绀患者可低流量吸氧（1~2L/min）；完全性大动脉转位患者不需吸氧；动脉导管依赖性下肢血流灌注患者禁忌吸氧。

4.做好术前准备。

（二）术后护理

1.同心脏术后一般护理常规。

2.应严密观察神志、表情、瞳孔、感觉及四肢活动情况，每小时检查一次。

3.每 2 小时查电解质一次，维持血钾在 3.04~4.0mmol/L 之间，并注意补钙。

4.预防低血容量及肺水肿：补足失血，控制液量 50~100ml/（kg·d） （20kg 以下），婴儿术后第一个 24 小时给上述用量的 1/2；利尿剂从 3~5mg 开始应用。

1.疼痛与伤口有关。

2.潜在并发症—心律失常；心包填塞。

3.体液不足危险—与体外循环有关。

4.受伤危险—与机械通气有关。

十六、小儿外科疾病一般护理常规

1.病人入院后，热情接待，详细介绍病房环境、规章制度及陪护、探视制度等。

2.向家长了解病儿的生活、饮食习惯及用语，根据气候变化增减被服，适当安排休息与活动，以便病儿入院后很快适应医院生活环境。

3.入院后，不能私自外出，以免发生意外。

4.病儿不能准确诉说病情，故需要护士细心观察与了解，发现异常及时通知医师。

5.测体温、脉搏、呼吸每日 2 次，3 岁以下病儿免测脉搏、呼吸。对低体重、早产和体温不升者，置于保温箱内或用热水袋保暖。

6.入院时测体重、血压一次，6 个月以下或需要观察体重增长的病儿，如食道狭窄、营养不良Ⅱ或Ⅲ度，每周测体重一次，并记录在体温单上。

7.保持床铺及皮肤清洁，衣服应柔软、宽大、舒适。卧床病儿每 4~6 小时翻身一次，避免局部长期受压，发生褥疮。

8.若病儿哭闹不止，要及时寻找原因，发现异常通知医师处理。

9.在输液、输血及各种引流管插管等治疗过程中，妥善约束四肢，严密观察输液速度及引流液液量、颜色和性质。

10.备皮范围与成人相同。根据年龄及毛发多少决定是否剃毛。

11.新生儿术前 4 小时、婴幼儿术前 4~6 小时、学龄前病儿术前 6~8 小时禁饮食。有陪住者告知其术前禁食规定，以免病儿误食，术中发生意外。

十七、康复科疾病护理常规

1.病人入院后热情接待，介绍医院环境、主管医生、责任护士、呼叫器的使用及相关的规章制度，并通知医生。

2.入院后即测体重（不能站立者例外）、体温、脉搏、呼吸、血压，并记录在体温单上。24 小时内测 4 次体温、脉搏、呼吸，无异常改为每日 2 次，37.5℃以上者除 3am 外，连测 4 次正常后改为每日 2 次，体温 39℃以上者按医嘱给予药物或物理降温，并将降温后的体温绘制在体温单上。入院时体温 38.5℃或较前次升高 1.5℃或下降2℃应复试。

3.入院24小时内完成卫生处置：剪指（趾）甲，督促病人洗头、洗脚及每晚洗会阴。

4.入院后协助做三大常规化验（血、尿、大便），有其他化验检查的特殊交代注意事项，陪同外出检查。

5.每日下午记录大便次数，如有腹泻、便秘者给予适当处理。

6.随时做好健康指导，与病人及家属沟通，不断征求意见改进工作。

7.新入院病人当班完成护理记录，有特殊检查、治疗随时记录，无特殊情况每5天记录一次。

十八、颈椎病护理常规

1.执行康复科疾病护理常规。

2.保持室内空气新鲜，阳光充足，温、湿度适宜，安静、安全、舒适。

3.督促病人做理疗、推拿、针灸、牵引等治疗，并做好协调工作。

4.指导病人做颈背部肌锻炼；失眠者遵医嘱给予镇静药物。

5.交代注意事项：头晕者勿过猛转头，避免长时间低头工作，注意颈部保暖，避免损伤及着凉，选择合适的枕头。

6.髓型颈椎病可用保护性围领以减少颈部活动。

7.合并其他疾病者执行其他疾病护理常规。

十九、腰椎间盘突出症护理常规

1.执行康复科疾病护理常规。

2.保持室内阳光充足，温湿度适宜，安静、安全、舒适。

3.嘱病人卧硬板床休息，牵引后平卧3小时，上下肢可活动，3小时后在腰围保护下轴型翻身。第一次牵引卧床72小时，期间尽量少进饮食，进易消化含纤维素丰富的饮食。第二、第三次牵引卧床24小时。

4.嘱病人牵引24小时后腰围通电，每日2次，每次20~30分钟。

5.起床时扎紧腰围，先在床上适应5~10分钟，避免体位性低血压。

6.腹胀时鼓励多翻身，行腹部按摩，避免进产气食物，如牛奶、糖类等。

7.腹痛时按医嘱应用镇痛药物。

8.失眠时按医嘱应用镇静药物。

第三节　妇产科系统疾病护理常规

一、妇科疾病一般护理常规

1.病人入院后护士热情接待，安置床位，并做入院介绍，及时通知主管医师。

2.入院病人立即测体温、脉搏、呼吸、血压一次，测体重并记录。入院后24小时体温测试连续 3 次正常者改为每日 2 次。每日记录大便一次。发热病人每 4 小时测试一次,体温正常后连测 3 次仍正常,再改常规测试每日 2 次。体温在 39℃ 以上者,执行高热护理常规。

3.一般病人可给予普通饮食,急症病人可暂禁食。

4.入院 24 小时内酌情做好卫生处置。

5.有异常阴道流血者,注意观察出血量及排出物性质,必要时保留排出物,以备检查。

6.保持外阴清洁,每日擦洗外阴 1~2 次。

7.急、重症病人,应根据病情做好急救物品的准备。严密观察病情变化,并记好护理记录。

8.加强卫生宣教,根据病情给予具体指导。

二、妇科腹部手术护理常规

妇科腹部手术是指经腹部切口的女性生殖器官手术。包括卵巢肿瘤、异位妊娠、子宫肿瘤等。

【术前护理】

1.对病人做好解释工作及心理护理,消除思想顾虑。

2.手术前 1 日沐浴、更衣、备皮,特别注意脐部的清洁,并注意勿损伤皮肤。备皮范围:上至剑突,下到大腿上 1/3 及外阴部,两侧到腋中线。

3.手术前 1 日给半流质饮食,手术日晨禁食禁水。

4.手术前 1 日上午给番泻叶 l0g 冲水口服,使其自然排便。如未排便者,手术前 2 小时行肥皂水灌肠一次。

5.手术前 1 日晚,按医嘱口服镇静剂,保证病人充分睡眠。

6.手术日晨了解病人情况,有五月经来潮等不适宜手术的情况,有异常及时通知主管医师。

7.术前 30 分钟按医嘱给予麻醉辅助剂,按常规插无菌导尿管,并连接好无菌尿袋。

【术后护理】

1.护士接待及安置病人,并向医师了解手术过程。

2.执行麻醉术后护理常规。

3.平卧位 6 小时后改半卧位。

4.禁食 6 小时后按医嘱给流质饮食,禁奶、禁糖 2~3 日,再根据肠蠕动恢复情况给半流质、软饭或普通饭。

5.测血压、脉搏、呼吸每 30 分钟一次,至血压平稳后按常规测试。

6.留置尿管,保持尿管通畅,观察尿量及性质。一般 24 小时后拔出尿管,协助病人排尿。

7.注意腹部刀口有无渗血。如有引流管者,应观察引流是否通畅。渗血时及时更换敷料。

8.协助病人翻身，鼓励病人咳嗽并协助排痰。护士双手分别置于腹部切口的两侧，向切口方向压按，同时嘱病人将痰咳出。如痰液黏稠不易咳出时，按医嘱给予超声雾化吸入，以减少和预防肺部感染。

9.术后刀口疼痛，按医嘱给予镇静剂或镇痛剂。

10.观察病人肠蠕动恢复情况，一般术后 48 小时可自行排气，如有腹胀可新斯的明穴位封闭或肛管排气。

11.鼓励病人早期离床活动，一般术后第 2 天可扶病人坐起，第 3 天可协助病人下床活动。体质虚弱或大手术后，适当延长离床活动时间。

12.保持外阴清洁，每日擦洗外阴 1~2 次。

13.术后 3 日无大便者，酌情给予缓泻剂，必要时肥皂水灌肠。

三、产科一般护理常规

（一）正常产前

1.孕妇入院后护理人员应热情诚恳接待，作入院介绍，并通知医师。

2.填写入院病历，测体温、脉搏、呼吸、血压、体重并记录。体温 37.5℃以上者，每 4 小时测试一次。

3.尚未临产者，护送至病房床前，严密观察临产的先兆症状，及时送产房待产。

4.注意饮食及休息，取左侧卧位。

5.教会孕妇自我监护胎动，每日听胎心 3~4 次，发现异常，通知医师及时处理。

6.关心体贴孕妇，执行保护性医疗制度。

（二）正常产后

1.休养环境应安静舒适，冷暖适宜，空气新鲜。

2.注意阴道流血，产后 24 小时内严密观察。产妇入休养室后先压宫底，观察子宫收缩和阴道流血情况。如有异常，及时通知医师。

3.及时补充水分，产后 2~4 小时鼓励并督促产妇自行下床排尿。产后 6 小时仍不能自行排尿者，应采取措施，诱导排尿，30 分钟后仍不能排尿时，按医嘱行导尿术，间断放尿 2 日。

4.产后 24 小时内应卧床休息，24 小时后鼓励下床活动。

5.忌生冷酸辣等刺激性食物，食物中应有足够的蛋白质和维生素，易于消化，少食多餐，多食水果、蔬菜，防止便秘。若 3 日无大便按医嘱应用缓泻剂。

6.指导产妇尽早母乳喂养。

7.观察体温变化，如体温超过 38℃，通知医师及时处理。

8.保持外阴清洁。

9.每日擦洗外阴 2 次。

10.擦洗会阴时，观察伤口愈合情况，发现红、肿、硬结者通知医师及时处理。

11.有侧切伤口者，指导健侧卧位，以保持伤口清洁干燥。

四、乳房护理常规

1.初次哺乳前应清洗乳头，先涂植物油使垢痂变软，然后用温水洗净擦干。

2.乳头凹陷或平坦者，护理人员应耐心帮助矫正，哺乳时先吸吮平坦或凹陷的一侧乳头。若吸吮未成功，可用抽吸法使乳头突出再吸吮。

3.协助和指导乳房胀痛产妇做好乳房按摩，疏通乳腺管。

4.乳头有皲裂者，先在损伤轻的一侧乳头哺乳，以减轻对另一侧乳房的吸吮力。引导婴儿取正确的吸吮姿势。哺乳结束后挤出少许乳汁涂在乳头和乳晕上，或局部涂 10%鱼肝油铋剂、60%蓖麻油铋剂、10%复方安息香酊等，促使伤口愈合。

5.如患乳腺炎疼痛较剧、发热，酌情哺乳或暂停哺乳，指导产妇如何挤出乳汁。

6.乳汁不足者，指导按需哺乳和夜间哺乳，不要给婴儿过早添加辅食。正确地掌握哺乳技巧，合理营养和休息，必要时服用中药或甲状腺素片。

五、剖宫产护理常规

（一）术前护理

1.执行产科一般护理常规。

2.通知病人手术时间，根据病情交代注意事项，做好精神准备。

3.准备皮肤，配血，做青霉素试验。

4.术前 1 日，每 4 小时测脉搏、心率一次，术前 6 小时禁食。

5.按医嘱安置导尿管。

6.手术前重复听胎心及检查各项准备工作是否完整，胎心异常者立即通知医师。

7.更换床单，并用紫外线消毒床单位及准备好术后用物。

（二）术后护理

1.安置病人，向医师了解手术过程。

2.硬膜外麻醉者取去枕平卧位，6 小时后改半卧位。

3.鼓励早期活动，术后当日鼓励病人翻身，以增加肠蠕动，有利于排气。

4.留置导尿管 24 小时，注意尿管通畅。拔除尿管后，协助病人下床活动，督促自解小便，观察尿量。

5.注意血压、脉搏、呼吸，每 30 分钟测一次，直至稳定。

6.观察宫缩及阴道流血量，流血量多时通知医师，并应用子宫收缩剂。无阴道流血或流血量少时，也应通知医师，酌情行宫颈扩张。

7.进流质饮食 1~2 日，若无腹胀情况改半流质饮食，排气后进普通饮食。

8.手术后 3 日内，每日测体温、脉搏、呼吸 4 次，正常后每日二次。

9.预防产后感染，每日用 1:1000 新洁尔火棉球擦洗外阴次，按医嘱应用抗生素。

10.产后 3 日无大便可应用缓泻剂，指导病人注意饮食的调配。

11.尽早做好乳头清洁，协助母乳喂养。

六、妊娠高血压综合征护理常规

妊娠高血压综合征是孕妇特有的疾病，主要特征为水肿、高血压、蛋白尿，严重时出现头晕、胸闷、视力障碍，甚至抽搐、昏迷，为孕妇死亡主要原因之一。多发生于妊娠 24 周至产后 24 小时内，多数随着妊娠结束而症状逐渐消失。发病原因尚未完全明确，病理变化主要是全身小动脉痉挛和血液浓缩。根据症状的严重程度分为轻、中、重度三种类型。

（一）中度妊娠高血压综合征

1.执行产科一般护理常规。

2.注意休息，室内清洁、安静，保证足够的睡眠。

3.医护人员要关心、体贴病人，帮助解除思想顾虑及紧张情绪，防止不良刺激，注意保护性医疗制度。

4.给予高热量、高蛋白、高钙、高维生素饮食。重症按医嘱适当控制脂肪、水、钠的摄入，每周测体重 1 次。

5.指导病人左侧卧位，每日吸氧 2 次，每次 30 分钟。

6.按医嘱定期做胎心监护、B 超及各项化验检查。

7.严格观察病情，如有头痛、视力模糊、胸闷、恶心、呕吐等，及时通知医师紧急处理。

8.按时给予各种治疗，观察药物反应。

9.产后严密观察阴道流血和子宫收缩情况，预防产后流血，按医嘱应用宫缩剂。

（二）重度妊娠高血压综合征

1.先兆子痫

（1）执行重度妊娠高血压综合征护理常规。

（2）绝对卧床休息，室内环境安静，避免声光刺激。

（3）按医嘱酌情限制水、钠摄入。

（4）根据医嘱记出入量。

（5）严密观察血压变化，如出现头痛、胸闷、视力模糊、恶心、呕吐等症状，应立即通知医师处理。

（6）观察全身症状，警惕并发症的发生，如胎盘早剥、心力衰竭、肾功能衰竭等。

（7）出现产兆，及时护送至产房。

（8）准备好子痫的抢救物品，如压舌板、开口器、氧气等。

（9）做好各项化验及术前准备工作。

（10）产后严密观察血压及自觉症状，避免发生产后子痫，注意阴道流血及子宫收缩，防止感染，暂不哺乳。

2.子痫

（1）安置在单人房间，光线暗淡，避免噪音，各种治疗、护理及检查均相对集中，动作轻柔，尽量减少对产妇的刺激。

（2）取头低侧卧位。

（3）昏迷时禁饮食，及时吸出鼻、口腔内分泌物及呕吐物，做好口腔护理和生活护理，防止发生并发症。

（4）抽搐时给予大流量氧气吸入，置开口器或包裹纱布的压舌板于上下牙齿之间，以防咬伤唇舌。若舌根后坠用舌钳拉出。抽搐发作时切勿强力按压病人，以防造成损伤。

加床档防止病人坠床。

（5）留置导尿管，注意观察尿量、颜色、性状等，严格记录出入量。

（6）长期应用 25%硫酸镁时，注意中毒症状，并及时处理。

（7）按医嘱应用镇静、解痉、降压及脱水剂，并观察其疗效。

（8）勤听胎心，注意产兆，及时做血常规、尿常规、眼底、血凝及心电图等检查。密切观察有无胎盘早剥、脑水肿、心力衰竭、肾功能衰竭等表现，并通知医师及时处理。

（9）子痫控制 6~12 小时后，应考虑终止妊娠。

七、前置胎盘护理常规

正常妊娠时，胎盘附着在子宫体上部，如果胎盘附着在子宫下段，或直接覆盖在子宫颈内口上，则称为前置胎盘。该病是妊娠晚期出血的重要原因之一，威胁母婴的生命安全，故应及时适当处理。其临床表现为反复无痛性阴道流血。

1.执行产科一般护理常规。

2.绝对卧床休息。

3.大量出血者，严密观察血压、脉搏、呼吸，休克者按出血性休克抢救护理。

4.禁止肛诊及灌肠，在充分抢救准备下才能行阴道检查。

5.注意外阴清洁，预防感染。

6.因有无痛性突然阴道大量出血的特点，故应随时观察阴道流血，尤其夜间应加强，

以防病人入睡后不能及时发现。

7.护送病人做 B 超胎盘定位检查，以明确诊断。住院观察间，应定时听胎心、测胎动及做胎心监护等，观察胎儿宫内情况。

8.病情严重需做剖宫产者，立即做好术前准备。

9.产后严密观察阴道流血及子宫收缩情况，预防产后出血。

八、产后出血护理常规

胎儿娩出后 24 小时内，阴道流血量达到或超过 4ml，称为产后流血。产后出血多发生在产后 2 小时内，是引起产妇死亡的重要原因。产后出血的主要原因为子宫收缩乏力、胎盘滞留，软产道损伤及凝血功能障碍。

1.执行产科一般护理常规。

2.抢救时，需情绪镇定，工作有序，一方面通知医师迅速分析出血原因，一方面主动积极采取止血措施，如按摩子宫、注射宫缩剂、清理宫腔、缝合裂伤等。

3.严密观察宫缩、血压、脉搏、呼吸、面色、尿量等情况，并记录。

4.大量出血可根据医嘱输血和给药，预防发生休克。

5.安定产妇情绪，注意保暖，行平卧位和氧气吸入。

6.注意阴道流血量，观察有否血凝块，警惕弥散性血管内凝血。如有征象，立即通知医师，同时做生化检查。

7.注意排空膀胱，必要时放置导尿管，观察尿量及性质。

8.若有宫腔排出物，注意保留，并送病理检查。

9.出血停止后，仍需严密观察一般情况，加强产褥期护理。病人卧床休息，加强营养，保持外阴清洁，预防感染，纠正贫血。

九、胎盘早期剥离护理常规

妊娠28周以后，正常位置的胎盘，在胎儿分娩前部分或全部自子宫壁剥离，称胎盘早期剥离，是妊娠晚期严重并发症之一，威胁母儿生命。主要临床表现为腹痛和阴道流血。

1.执行产科一般护理常规。

2.绝对卧床休息，安置病人于平卧位。

3.立即测量血压、脉搏、呼吸，听胎心，查看病人阴道流血量及一般情况，询问病史和症状，协助医师检查。

4.若出现休克或休克前期症状，做好输血、输液的紧急处理，执行休克护理常规。

5.解除病人的恐惧心理。

6.定时测量子宫体高度（可在第一次测量处做标记）、腹围大小、宫体压痛范围和程度，并做好记录。观察内出血情况，如病情恶化，立即通知医师，尽快结束分娩，并做好婴儿的抢救准备及做各项化验。

7.应预防产后出血，及时用宫缩剂。

8.产后如阴道流血不止，应注意是否有凝血机理障碍，及时通知医师，并配合抢救。

9.产后加强营养，预防感染。

10.做好出院指导，强调产前检查及孕期保健。

十、妊娠合并心脏病护理常规

妊娠合并心脏病是孕产妇死亡的重要原因之一。妊娠期，孕妇体内循环血容量逐月增加，氧消耗增多，水、钠潴留，体重增加，子宫增大，膈肌上升，使心脏负担加重。分娩期，因大量能量消耗，产后回心血量骤增，组织中大量液体回到血循环，更加重了心脏负担。因此加强孕期保健护理，及时发现病症并治疗，防止心力衰竭发生，对降低围产期孕、产妇及胎儿、婴儿的死亡，是极期重要的。

1.执行内科心脏病护理常规。

2.住单人房间，保持环境安静、舒适，限制探视。

3.卧床休息，取半卧位。

4.饮食为低盐、高蛋白、富有维生素，应少量多餐。适当限制。

5.按医嘱间断吸氧，每次 30 分钟。

6.按高危妊娠进行胎儿监护。

7.记出入量。

8.服用洋地黄药物时，注意观察药物反应，出现症状及时通知医师。

9.心力衰竭时，应专人护理，并行心脏监护，严密观察病情变化，做好记录。

10.分娩后腹部加压沙袋（1~2kg），防止腹压骤减，突然增加回心血量，引起心衰。

11.产后注意子宫收缩及阴道流血情况。

12.产后应卧床休息 2 周，前 3 日绝对卧床休息，防止心衰发生。

13.静脉输液时，严密观察滴速，每分钟不能超过 30 滴。

14.预防感染，注意外阴清洁，按医嘱给予抗生素。

15.心功能三级以上者，不宜哺乳，禁用雌激素回奶，以免引起水、钠潴留而致心衰或静脉血栓形成。

16.做好计划生育宣教，落实避孕措施，适时行绝育手术。

十一、羊水栓塞护理常规

1.纠正呼吸困难及改善缺氧状态。

2.解除日常高压，用盐酸罂粟碱是首选药物，还可用硫酸阿托品、氨茶碱。

3.抗过敏，应早期使用肾上腺皮质激素。

4.抗休克，补充血容量，应用血管活性药物。

5.防治 DIC，尽早注射肝素，以阻断 DIC 的发展，保护肾功能。

十二、早期破膜护理常规

1.抬高床尾，取臀部高卧位，预防脐带脱出、羊水流干而致干产。

2.严密观察产程，注意胎心变化。必要时肛诊，一旦发现脐带脱出及肢体脱出立即进行抢救处理。

3.无论足月或不足月胎儿，均应立即进行引产。结束分娩不考虑孕期。愈接近足月或感染明显者，应考虑剖宫产。

4.破膜超过 12 小时无宫缩应进行引产，24 小时以上者给予抗生素预防感染，并注意观察羊水性质、色、量及有无胎便（臀位例外），以早期发现胎儿宫内窘迫。

第四节　儿科系统疾病护理常规

一、小儿急性上呼吸道感染护理常规

急性上呼吸道感染（简称上感）是小儿常见疾病。多为病毒感染，如呼吸道合胞病毒、流感病毒、腺病毒及一些肠道病毒等引起。也可由细菌感染，如金黄色葡萄球菌、链球菌、肺炎球菌等引起鼻咽、扁桃体的炎症。全年都可发病，以冬春季为多。临床表现为发热、流涕、鼻塞、喷嚏、咽痛。全身症状有头痛、畏寒、乏力、食欲不振、呕吐及腹泻等。

1.执行呼吸系统疾病一般护理常规。

2.行呼吸道隔离。

3.发热期绝对卧床休息，并执行发热护理常规。

4.给高热量、高维生素、清淡易消化饮食，并供给充足水分。

5.密切观察病情变化。观察体温、脉搏、呼吸及精神状态，有无皮疹、恶心、呕吐、烦躁等，以早期发现某些传染病的前驱期症状，及时进行隔离。

6.及时清除鼻腔分泌物，以免影响呼吸。鼻塞者可用0.5%麻黄素溶液于喂奶前15分钟滴鼻。

7.加强卫生宣教及出院指导。锻炼体质，增强呼吸道的抗病能力。不宜带小儿去公共场所。

二、小儿肺炎护理常规

小儿肺炎是指各种不同病原（细菌、病毒、支原体）及其他因素（吸入、过敏）引起的小儿肺部炎症。不同年龄、不同致病因素，其病理特点及临床表现亦各不相同。年长儿以大叶性肺炎为多见。婴幼儿时期以支气管肺炎为多见。发热、咳嗽、气喘、鼻翼扇动及不同程度的呼吸困难、发绀等为各型肺炎的共同特点。重者可导致心力衰竭、呼吸衰竭，并发中毒性脑病等。

（一）执行呼吸系统疾病一般护理常规。

（二）急性期绝对卧床休息。保持环境安静，治疗护理集中进行，保证病儿充足睡眠和休息。呼吸困难者取半卧位。经常更换卧位，减少肺部淤血，促进炎症吸收。

（三）给高热量、高维生素、易消化的流质、半流质饮食，并保证充足的水分。婴儿喂奶时应抬高头部或抱起，避免呛咳。呛咳严重者可给鼻饲。

（四）密切观察病情变化，并给予相应处理

1.观察体温、脉搏、呼吸。发热者执行发热护理常规。

2.观察咳嗽及痰性质。如咳嗽的轻重，干咳还是有痰，痰能否咳出，痰的深度及黏稠度，颜色及性状。必要时协助排痰。

3.观察呼吸困难及缺氧程度。如呼吸频率、节律，有无发绀、张口呼吸、抬肩及三凹征等，以判断缺氧程度。必要时做血气分析，以尽早发现呼吸衰竭情况。

4.观察心力衰竭情况。如出现呼吸困难突然加重、面色苍白、发绀明显、烦躁不安、心率增快、心音低钝、肝脏在短期内迅速增大、肺部湿啰音增多时，应及时纠正心衰，并执行心衰护理常规。

5.观察精神状态，有无嗜睡、烦躁、易激惹、惊厥、昏迷等。注意脑水肿及中毒性脑病的发生。

（五）吸入氧气。根据不同年龄及缺氧情况，采取不同的给氧方法、给氧浓度、持续或间歇给氧。观察给氧效果，直至临床缺氧症状消失、动脉血氧分压维持在 8.7~10.7 kPa（65~80mmHg）为目的。若动脉血氧分压<6.7kPa（50mmHg），可应用人工呼吸机。

（六）保持呼吸道通畅

1.及时清除鼻腔分泌物及鼻痂。鼻塞重者用 0.5%麻黄素溶液滴鼻。

2.无力咳嗽的重症病儿及体弱婴儿应经常更换体位，拍胸背协助排痰。一般 2~4 小时一次，每次 3~5 分钟。必要时用吸引器吸痰。

3.痰液黏稠不易咳出时，应提高室内湿度至 60%~65%，吸入温热湿润的空气或超声雾化吸入，稀释痰液。注意雾化或湿化每次不超过 20 分钟。吸完后立即协助排痰或吸痰。供给充足的液体。

（七）腹胀是肺炎常见的伴随症状，多因便秘、咽入空气、钾缺乏或毒素吸收所致。中毒性肠麻痹亦可引起腹胀。腹胀可采用肛管排气、1%肥皂水灌肠、腹部按摩、热敷或针灸等。如钾缺乏所致应补充钾盐。必要时注射新斯的明，每次 0.03~0.04mg/kg。

（八）严格掌握静脉输液速度，保持液体均匀滴入，不要过快或过慢。避免心力衰竭和肺水肿的发生。

（九）做好卫生宣教及出院指导。多做户外活动，预防感冒，增加抗病能力。

三、儿科一般护理常规

1.依据病儿的年龄、病情及诊断合理安排病室，重症病儿安置在监护室或抢救室。

2.入院后根据病情做常规处理，如测体重、体温，3 岁以上病儿测脉搏、呼吸及血压，并作入院介绍。

3.一般病人入院 24 小时内完成卫生处置。

4.危重病儿 24 小时内完成护理病历及护理计划。

5.急性期病儿卧床休息，保证充足的睡眠时间。

6.根据医嘱安排饮食，家属送来的食物经护士许可后才能食用。病儿的食具，每次用毕应先清洗，再高压消毒备用。

7.入院 24 小时内，每 4 小时测体温一次，体温正常以后，每日测量 3 次。体温低于 36℃或高于 37.5℃均应每 4 小时测一次，低于 36℃应给予保温，高于 38.5℃时给予物理或药物降温。

8.入院 24 小时内留取大小便标本送检。

9.将大便记录在大便记录单上，每日下午统计并记录在体温单上。3 日内无大便或大便次数多者，及时通知医师处理。

10.做好晨晚间护理及生活护理，如喂水、喂饭、协助大小便、沐浴及更衣等。

11.严密观察病情变化，每 15~30 分钟巡视一次。新生儿室、监护室与无陪人病室应由专人守护。严格床头交接班制度。

12.做好出院指导。向家属宣传喂养及卫生知识，按时预防接种。

四、婴儿腹泻护理常规

婴儿腹泻是由于婴幼儿时期消化系统发育不完善，消化吸收功能低下，胃肠道耐受及适应能力差，加之喂养不当或消化道内、外感染，可发生腹泻。主要表现为腹泻、发热、精神萎靡。严重腹泻及频繁呕吐，可因大量体液丢失而出现水、电解质紊乱症状。

（一）执行消化系统疾病一般护理常规。

（二）肠道感染性腹泻，应做好消化道隔离（床边隔离）。

（三）卧床休息。尽量保持病儿安静，烦躁不安者给以镇静剂。

（四）为减轻胃肠道负担，可适当调节或限制饮食，以利于消化功能恢复。呕吐严重者可暂禁食，母乳喂养者暂停哺乳或缩短每次哺乳时间，人工喂养儿可暂停1~2次喂奶。禁食6~8小时为宜。停止禁食后，母乳喂养儿可延长喂奶时间，第1天每次哺乳5分钟，第2天每次哺乳10分钟，奶间喂水。人工喂养儿可从米汤、稀释牛奶开始，病情好转后逐渐恢复饮食。

（五）严密观察病情变化

1.观察大便次数，量及性质，并详细记录，为补液及诊断提供依据。

2.观察脱水情况及精神状态，如口渴、口唇及黏膜干燥程度，前囟及眼窝凹陷情况，皮肤弹性，有无血压下降及四肢发凉，尿量多少等。根据血生化结果判断脱水程度及性质。

3.观察酸中毒表现。注意神志改变，口唇颜色，呼吸节律，深度及气味，结合二氧化碳结合力数值分析酸中毒轻重程度。

4.观察低血钾表现。若病儿精神倦怠、食欲不振、肌张力低下、腹胀、肠鸣音减弱或消失、心音低钝、心律不齐等，均为低血钾临床表现，重者可出现肠麻痹。

5.静脉输液的观察详见 [附] 液体疗法。

（六）腹泻病儿，特别是病程迁延不愈者，机体抵抗力低下，易感染而致口内炎，应注意 口腔护理。

（七）脱水严重病儿眼睛不能闭合，尤其是有意识障碍者，易发生角膜炎，并可伴有顽固性溃疡，故需用生理盐水湿润角膜，涂以红霉素眼膏或用0.25%氯霉素液点眼并覆盖油纱布。

（八）勤换尿布，每次大便后温水冲洗臀部并涂油膏，以防红臀或糜烂。

（九）准确记录出入量，为补液提供依据。为精确计算尿及粪便丢失水分，可选用一次性尿布，用前先称好重量，便后再称其重量，减去原重量即可测得比较准确的丢失液量。

（十）入院后连续大便培养3次，每次在大便不同区域分别取标本。

五、小儿血液系统疾病一般护理常规

1.做好精神护理，帮助病人解除思想顾虑，增强战胜疾病的信心，调动病人的积极因素以配合治疗。

2.重度贫血、有出血倾向者应绝对卧床休息。呼吸困难者给氧气吸入。

3.给予高蛋白、高维生素、高热量、易消化饮食。

4.保持病室内空气新鲜，定时通风及空气消毒。严格执行探视陪护制度，防止交叉感染。

5.保持口腔清洁，给予 1:5000 洗必泰液漱口。高热、出血及病重者给予口腔护理，预防口腔感染。

6.出血性疾病病人高热时不宜用酒精擦浴。禁用解热镇痛药。

7.严密观察病情变化，注意体温、脉搏、呼吸、血压变化，观察有无出血、感染等。

8.对化疗病人应注意观察药物反应。

9.有出血倾向的病人应防止外伤，大出血病人应随时测量血压、脉搏、呼吸并详细记录，随时备好抢救药品及物品，协助医师进行抢救。

10.对长期卧床的病人应做好皮肤护理。

六、新生儿缺血缺氧性脑病护理常规

（一）一般护理：见新生儿一般护理常规。

（二）病情观察

1.注意观察患儿的呼吸道症状，呼吸困难程度，有无青紫、鼻翼扇动、三凹征、气促、喘息、咳嗽、呛奶等症状，阱及症状的严重程度，有无乏氧征等，如发现异常及时通知医生，积极采取急救措施。

2.观察患儿的生命体征，4 小时监测一次，并记录。观察患儿神志、瞳孔、肌张力变化，发现脑疝，及时通知医生。

3.观察患儿尿量的变化.认真记录 24 小时出入量。

（三）症状护理：评估患儿面色、意识状态、体温、脉搏、呼吸、血压的情况。

1.密切观察患儿病情变化，如有窒息发生，及时清理呼吸道分泌物，保持呼吸道通畅。

2.保持静脉通道顺畅，保证药物、纠酸、扩容剂等及时、正确的应用。

3.加强巡视，患儿取侧卧位，备齐抢救物品，及时抢救。

4.各项护理治疗应集中进行，尽量减少对患儿不必要的刺激。

（四）营养与饮食护理：遵医嘱给予患儿足够的液体及营养，喂奶以少量多次为宜，喂奶时，密切观察患儿的病情变化，呛咳者应体位喂养。

（五）药物治疗护理：遵医嘱使用镇静剂、止血剂和脱水剂。观察患儿用药的反应及副作用。

（六）心理护理：做好健康教育工作，教会家长新生儿抚触的方法和技能。做好心理护理，缓解家长焦虑及紧张情绪，使其配合治疗，促进患儿康复。

七、重症新生儿一般护理常规

一般护理：见新生儿一般护理常规。

（一）病情观察

1.观察新生儿的精神状况及拥抱、吸吮、吞咽等反射是否正常，观察新生儿的体温是否正常及暖箱使用的情况；记录暖箱温度。吸氧的方式及氧流量情况。

2.观察新生儿呼吸、心率、血压的情况。有无鼻翼扇动、三凹征及周期性呼吸、呼吸暂停等症状，有无心率紊乱，血压降低等变化。

3.密切观察新生儿的病情变化，准确记录监护下的各种监护数值，发现异常，及时与医生联系。

4.观察新生儿的皮肤有无黄染、皮疹等，观察脐部情况。

5.观察新生儿的进食的状态，有无拒乳、吸吮无力等情况。

（二）症状护理

1.入院前的准备：当接到收住危重新生儿的通知后，应根据新生儿的病情预热远红外辐射台或闭式暖箱，呼吸困难者，准备氧气，连接好呼吸机管道，检查负压吸引设备，准备好心电监护仪及输液泵等。

2.新生儿入院时，根据病情及医嘱，给新生儿氧气吸入，连接好心电监护、血氧饱和度，设定报警值（包括呼吸暂停的报警），并做好护理记录。

3.有呼吸机辅助呼吸时，设置好呼吸机参数，注意机器的工作状态，当呼吸机报警时，及时检查患儿、呼吸机管道环路、机器、气源等情况，并做出相应的处理。每1小时记录呼吸机参数及生命体征一次。

4.保持呼吸道通畅，及时清除新生儿呼吸道分泌物，每2~4小时更换体位一次，定时翻身、拍背、吸痰。

5.保暖：新生儿室内温度应保持在24~26℃，湿度保持在55%~65%，监测新生儿体温变化，遵医嘱应用辐射或闭暖箱，观察暖箱的工作情况，根据新生儿的体温及体重，及卧调节暖箱的温度。

6.注意保护性隔离，进入新生儿病房时，工作人员应更换衣服、鞋帽，接触新生儿前后洗手；严格执行无菌操作原则，避免交叉感染。每日对病室消毒一次。

7.心电监护的新生儿应注意监护仪工作情况，心电监护的电极片应每日更换，每4小时监测血压一次，应注意经常移动接头部位，以防压伤。

8.遵医嘱监测血糖、尿量。控制输液滴速，必要时使用输液泵，并观察输液泵的工作情况。

9.观察患儿的排便情况，如出现血便、异味等，及时向医生汇报。

（三）营养与饮食护理：提倡母乳喂养；对于无法自己进食的新生儿给予鼻饲疗法（见鼻饲的护理），对于无法从胃肠中给予营养的，应及时给予静脉高营养。在给予静脉营养时，应注意无菌操作，保护新生儿的血管，防止高渗液体渗漏，并根据高营养液的成分给予逆光输液。

（四）药物治疗护理：药物治疗时，注意观察药物的作用和副作用。

（五）心理护理：对新生儿进行抚触，给予皮肤安慰，向家长介绍新生儿的状况，缓解家长焦虑及紧张情绪，使其配合治疗，促进新生儿康复。

八、早产儿护理常规

（一）一般护理：见新生儿一般护理常规。

（二）病情观察

1.观察早生儿的精神状况及拥抱、吸吮、吞咽等反射是否正常，观察新生儿的体温及暖箱使用的情况；吸氧的方式及氧流量情况。

2.观察早生儿呼吸、心率、血压的情况。每 2 小时记录一次。观察早产儿呼吸速率、节律；有无鼻翼扇动、三凹征及暂停、周期性呼吸等症状，观察早产儿有无心率紊乱，血压降低等变化。

3.观察早生儿的皮肤有无黄染、皮疹等，观察脐部情况。观察早生儿的进食的状态有无拒乳、吸吮无力等情况。

（三）症状护理

1.保暖：体重小于 2000 克的早产儿应置于暖箱中，箱温保持在 32℃，湿度保持在 55%~65%，体重小于 1000 克时，箱温保持在 34~36℃。

2.保持呼吸道通畅，及时清除呼吸道内的分泌物，防止窒息；必要时，给予吸氧并观察呼吸情况。

3.保护性隔离，严格执行无菌技术操作，接触早产儿前后要洗手，病室每日用空气清菌片 2 次，早产儿每日油浴 2 次，保持皮肤清洁干净，做好脐部护理，保持脐部干燥。使用暖箱的早产儿，每日对暖箱进行擦拭消毒一次。患儿出箱后进行终末消毒。

4.输液的护理：早产儿应根据其体重及喂养的情况，控制其输液的量和速度。

（四）营养与饮食护理：合理喂养，提倡母乳喂养。对于无法进食的早产儿给予鼻饲喂养，无法从胃肠中给予营养的，应及时给予胃肠外营养。在给予静脉高营养时，应保护早产儿的血管，防止液体外渗，并根据高营养液的成分给予避光输液。

（五）药物治疗护理

1.补充维生素 K1 l mg，连用 3 天，15 天后加用维生素 A 和维生素 D，早产儿可根据情况适当加量，四周后补充铁及维生素 E 和叶酸。

2.对于呼吸暂停的早产儿可给氨茶碱静脉滴注，负荷量 5mg/kg，维持量 2mg/kg。

（六）心理护理：做好心理护理，对早产儿进行抚触，给予一定的皮肤安慰，向家长讲解早产儿的生理特点，缓解家长焦虑及紧张情绪，使其配合治疗，促进早产儿康复。

九、新生儿黄疸护理常规

（一）一般护理：见新生儿一般护理常规。

（二）病情观察

1.注意观察患儿的生命体征，体温，呼吸，脉搏，血压等变化，2~4 小时记录一次。

2.注意观察患儿精神反应，有无嗜睡、发热、腹胀、呕吐、惊厥等，哭声有无异常及拥抱、吞咽、吸吮等反射，如发现异常及时通知医生。

3.观察患儿的皮肤黄染程度，黄染程度变化的情况，随时给予评估，即使发现情况及时处理。

4.注意观察患儿大小便的次数、量及性质，如存在胎粪延迟排出，应予灌肠处理，及时促进大小便及胆红素的排出。

5.注意观察患儿皮肤有无破损及感染灶，脐部有无分泌物，如有异常及时通知医生，并给予处理。

（三）症状护理

1.黄疸的护理：根据患儿皮肤黄染的部位和范围，估计血清胆红素，判断其发展速度。

2.光疗的护理：光疗前的准备，清洁光疗箱，往湿化器内加水，接通电源，检查线路及光管亮度，并预热暖箱到适宜温度将患儿裸露（带上眼罩及遮挡生殖器），放入箱内，记录照射时间。光疗时，应使患儿受照均匀，单面光疗时，每隔2小时更换一次体位。双面或多面光疗时，应勤巡视，防止患儿受伤。定时监测并记录体温及箱温的变化，冬天注意保暖，夏天注意防热，若体温超过38.5℃时，要暂停光疗，经处理体温恢复正常后，再继续光照治疗，光疗期间注意保证水分的供给，按需喂奶、喂水，光疗期间注意患儿有无光疗反应，如发热、烦躁、皮疹、呕吐、腹泻、青铜症等症状，如发现及时处理。光疗结束后，清洁暖箱。

（四）营养与饮食护理：合理喂养，提倡母乳喂养。向家长讲解母乳喂养的好和正确的喂养方法。光疗的患儿失水较多，注意补充足够的水分。

（五）药物治疗护理：合理安排补液计划，及时纠正酸中毒。根据不同补液内容调节相应的速度，切忌过快输入高渗性药物，以免血脑屏障暂时开放，使已与白蛋白联结的胆红素也可进入脑组织。

（六）心理护理：做好心理护理，多对患儿进行抚摸，给与一定的安慰，缓解家长焦虑及紧张情绪，使其配合治疗，促进患儿康复。

十、新生儿肺炎护理常规

（一）一般护理：见新生儿一般护理常规。

（二）病情观察

1.观察患儿的呼吸道症状，呼吸困难程度，有无青紫、鼻翼扇动、三凹征、气促、喘息、咳嗽、呛奶等症状，以及症状的严重程度，有无缺氧征等，如发现异常及时通知医生，积极采取急救措施。

2.观察患儿的生命体征变化，2~4小时测量记录一次；注意观察患儿精神反应、哭声及拥抱、吞咽、吸吮等反射情况。

（三）症状护理

1.保持呼吸道通畅，及时清除呼吸道分泌物，遵医嘱给予氧气吸入，保持室内空气新鲜、潮湿，温、湿适宜。定时翻身拍背，痰液黏稠时，给予雾化吸入，促使痰液排除。必要时，给予吸痰，吸痰时注意无菌原则。

2.密切观察患儿体温的变化，过高者及时给予物理降温，如凉水袋、温水擦浴等，过低者注意保暖，如用热水袋、暖箱等。

3.遵医嘱给予抗生素药物。

（四）营养与饮食护理：遵医嘱给予患儿足够的液体及营养，喂奶以少量多次为宜，喂奶呛咳者，应体位喂养，喂养时须注意患儿的呼吸情况，保持呼吸通畅，如发现异常情况及时给予处理。对无法经口喂养的患儿，可用鼻饲疗法。无法从胃肠中给予营养的，应及时给予静脉营养。在给予静脉营养时注意无菌，注意保护患儿的血管，防止液体外渗，并根据高营养液的成分给予避光输液。

（五）药物治疗护理

1.针对不同病原给予抗生素治疗：金葡菌肺炎及大肠杆菌感染的肺炎可用耐酶青霉素，一代头胞菌素；革兰氏阴性或绿脓杆菌可用三代头胞菌素等。

2.对于呼吸道症状，可给予雾化吸入，用生理盐水、庆大霉素、糜蛋白酶地塞米松配成的雾化液，或用万托林与生理盐水按应定的比例配成的液体，用空气压缩本泵给患儿进行治疗。

3.注意观察药物的疗效及副作用。

（六）心理护理：做好心理护理，对患儿进行抚摸，根据其家长认知程度，对疾病知识进行讲解，缓解家长焦虑及紧张情绪，使其配合治疗，促进患儿康复。

十一、新生儿颅内出血护理常规

（一）一般护理：见新生儿一般护理常规。

（二）病情观察

1.观察患儿的生命体征，体温，呼吸，脉搏，血压等。观察患儿精神反应，哭声及拥抱、吞咽、吸吮等反射。

2.注意患儿呼吸、神志、瞳孔，前囟有无隆起、有无斜视及频繁呕吐等颅内压增高征象，观察患儿惊厥发生的时间、持续时间及发作部位。应及时通知医生并做好抢救准备。

（三）症状护理

1.根据缺氧情况给予氧气吸入，注意用氧方式和流量，病情好转应及时停氧。

2.绝对静卧直至病情平稳，为防止出血加重和减轻脑水肿，应将患儿头部抬高15°~30°，侧卧位，尽量减少搬动。喂奶时不能抱喂；除臀部护理外，免去其他清洁护理，各项护理操作，动作应轻柔，尽量集中操作，以免引起患儿的烦躁不安而加重颅内出血。

3.保持呼吸道通畅，及时清除呼吸道分泌物，避免物品压迫胸部，影响呼吸。

（四）营养与饮食护理：病重期间应禁食，按医嘱给予补液或给予静脉高营养液，保证患儿的生长发育。病情好转后可选用小奶头少量喂养，逐渐加奶量。病情恢复后，向家长讲解母乳喂养的好处，及正确的喂养方法。

（五）药物治疗护理：正确使用止血药物，观察药物的作用和副作用。

（六）心理护理：做好心理护理，缓解家长焦虑及紧张情绪，使其配合治疗，促进患儿康复。

十二、新生儿一般护理常规

足月新生儿是指胎龄满 37~42 周，体重在 2 500g 以上，身长大于 47cm 的新生儿。新生儿期是指从胎儿出生到满 28 天。此期是由胎儿依赖母体转为独立生活的适应阶段。由于各器官生理功能尚未完善，对外界适应能力差，抵抗力低，特别是新生儿早期（出生1周内），易受外界刺激而致病，死亡率高，故必须加强护理。

（一）病室要求：新生儿室应设在病房的尽头，远离感染病室。病室内以阳光充足、空气新鲜、室温 22~24℃、湿度 60%~65% 为宜。有条件应安置空调，以维持室温恒定。

（二）维持体温恒定：新生儿体温调节功能差，体温不稳定，易随环境温度而变化，须每 4 小时测体温一次。体温低者，可用暖箱或热水袋保温。体温高者可先松解包被或头部置放冷水袋，一般不用降温药物。

（三）喂养：正常新生儿出生后即可吸吮母乳，以促进母乳早分泌，并预防低血糖的发生。为了保证母乳喂养的成功率，应坚持按需哺乳，不定时间及次数，不用奶嘴，不喂糖水。喂奶后应竖抱婴儿轻拍背部，排出空气，取头高右侧卧位，观察片刻方可离开。不宜母乳喂养者可用牛奶。

（四）皮肤护理：新生儿皮肤娇嫩，角质层薄而血管丰富，易擦伤及感染，故应做好皮肤护理。每日沐浴并更换衣被一次。

（五）臀部护理：勤换尿布，每 1~2 小时更换一次。腹泻病儿随时更换。每次便后用温水冲洗，以紫草油或鱼肝油软膏涂擦保护皮肤。发现红臀时，尿布不易包得太紧。有破溃时，应局部暴露，红外线照射每日 2 次。

（六）脐部护理：脐带未脱落且无感染时，无须做脐部护理，保持敷料不被污染即可。每日沐浴后用 75% 酒精消毒脐周。如有感染可先用 3% 双氧水洗净，后涂以 2% 碘酊，每日 2 次。

（七）五官护理

1.眼：有分泌物时，用生理盐水棉球擦洗，然后用 0.25% 氯霉素溶液滴眼，每日 3 次。

2.耳：经常更换体位，避免耳朵受压。取头侧卧位，防止奶液流人耳道引起中耳炎。

3.鼻：鼻腔有分泌物时，可用棉球擦拭。

4.口：口腔黏膜柔嫩，一般不做常规擦洗，更不能挑破"马牙"或板牙。如有鹅口疮，应用 1% 苏打水清洗或涂制霉菌素甘油，每日二次。

（八）观察病情：新生儿病情变化快，应密切观察哭声、面色及对外反应，以判断病情的轻重。新生儿正常呼吸频率 40 次/min，心率 120~130 次/min，如发现呼吸<20 次/min，心率<100 次/min，应立即通知医师进行抢救，并给予氧气吸入和呼吸兴奋剂，如可拉明、洛贝林等。

（九）预防院内感染

1.工作人员应穿戴隔离衣、帽、口罩及清洁鞋，洗手后方可入内（室外设消毒盆）。

2.新生儿室谢绝探视，由工作人员向家属介绍病情或在室外走廊隔窗看望。

3.新生儿室发现传染病，如脓疱疮、腹泻等，应立即将病儿移至隔离室。工作人员有患上呼吸道感染、腹泻等传染病时，应调离新生儿室。

4.严格消毒隔离制度

（1）空气消毒同儿科预防院内感染常规。

（2）物体表面及地面消毒用 1：200 "84" 消毒液擦拭，每日一次。

（3）新生儿室一切用物应单独使用，用后擦洗或浸泡消毒。操作前、后洗手。

（4）新生儿所用被服高压灭菌后方可使用。

（5）按时做细菌监测。

（十）出院指导：对家属进行有关喂养、保温、消毒隔离等知识的宣教。定期进行保健检查、预防接种等。

十三、病毒性脑炎护理常规

病毒性脑炎是由于各种病毒引起的一组以精神和意识障碍为突出表现的中枢神经系统感染性疾病。

（一）执行神经系统护理常规

（二）休息、活动指导

1.急性期绝对卧床休息。

2.昏迷病人应取侧卧位，一侧背部稍垫高，头偏向一侧，以便分泌物排出。

（三）饮食指导

1.供给患儿高热量、高蛋白、富含维生素、易消化的流质或半流质食物。

2.不能进食或频繁呕吐者，可鼻饲或静脉供给营养。

（四）用药指导

1.抗病毒治疗：应用此类药物后，少数患儿可有口渴、稀便等现象，护理时要告诉病人，并交代停药后不良反应可自行消失，以减轻病人及家属的顾虑。

2.输入脱水剂时，应注意防止外漏，以免组织坏死。

3.脱水剂遇冷易析出结晶，可水加温溶解后使用。

（五）调整心理压力方法

1.对患儿予以安慰、关心和爱护，增强战胜疾病的信心。

2.热情接待患儿，向患儿介绍病区的环境，实施温馨服务，减轻患儿不安与焦虑。

3.多与患儿交流、讲故事，使之得到精神上的安慰。

4.为患儿提供舒适的治疗环境。

（六）出院指导

1.加强体质锻炼，增强抵抗疾病的能力。

2.预防感冒。

第五节　五官系统疾病护理常规

一、鼻骨骨折的护理常规

鼻骨骨折是指外伤后局部疼痛、软组织肿胀、鼻出血、鼻梁变形、鼻部有压痛点及骨摩擦音。鼻骨 X 线摄片，鼻部可见骨折线及错位。

1.心理护理：鼻骨骨折后，病人心理压力较大，尤其担心愈合不良而导致面部畸形。医护人员应耐心解释病情，使其配合治疗。

2.鼻部皮肤有裂伤且伤口污染严重时，应遵医嘱及时注射破伤风抗毒素。

3.鼻骨复位后：注意观察骨折部位复位情况，注意鼻腔出血，保持鼻腔堵塞物固定。

4.合并脑脊液鼻漏者：严密观察病情，嘱病人勿擤鼻，以免感染向颅内发展。

二、甲状舌管囊肿的护理常规

（一）术前护理

1.心理护理关心体贴病人，向其讲明甲状腺舌骨囊肿是一良性肿物，解除思想顾虑，并解释手术治疗的必要性及方法、预后，使病人对手术有全面的了解。

2.术前准备注意全身清洁，特别是头颈部，男病人刮胡须，剃去胸前锁骨上至口角以下毛发，并用热肥皂水洗涤，术前保证充足睡眠，术前 6 小时禁食，4 小时禁饮。

（二）术后护理

1.术后卧位和饮食：术后取平卧位，给予高营养、高热量、高维生素饮食，如病变较大，给予鼻饲流质，鼓励病人进食，促进机体组织恢复。

2.注意伤口有无出血和渗血，局部有无红肿渗出，保持敷料清洁干燥、固定。

3.注意呼吸：严密观察生命体征，尤其呼吸变化，若有呼吸困难，及时报告医生，做相府应处理。

三、颌骨含牙囊肿护理常规

（一）术前护理

1.心理护理安慰病人，向其讲明颌骨含牙囊肿，非手术治疗无效，尽早手术，解释手术、麻醉需注意事项。

2.术前准备观察口腔黏膜变化，保持口腔清洁，常漱口。

（二）术后护理

1.饮食：给予高营养、易消化的温流质饮食，以少油、少渣为主，忌辣、酸、甜、干硬食物，进食后养成漱口习惯。

2.预防口腔内伤口感染，给予口腔护理一天二次，1：5000 呋哺西林漱口，保持口腔清洁。

3.严密观察伤口出血情况，及时吸净口腔内分泌物，保持呼吸道通畅。

4.由于术中损伤，伤口周围软组织肿胀明显，指导病人取半卧位利于引流减轻肿胀引起的不适。

5.对于上颌窦含牙囊肿，需行上颌窦根治术，为预防术后伤口出血，用四头带包扎于上颌，窦腔内堵塞碘伏或油沙条，严密观察，保持固定好。

四、咽及食道异物护理常规

咽部异物最常见，以鱼刺最多，较大的异物易卡于食道内，进食过快或不细心所致。咽部异物绝大多数经门诊医生处理而愈，食管异物最常发生在食管入口，其次在主 A 弓、支气管平面和横隔裂口故多数需住院治疗。

（一）术前护理

1.执行耳鼻咽喉科疾病术前一般护理常规。

2.使病人卧床休息，做好心理护理，使其保持情绪稳定。

3.注意观察病人生命体征的变化，防止或尽早发现感染、出血、喉阻塞等并发症。对高热或剧痛者，做好对症护理。

4.拟行内窥镜检查术者应禁食。对行直达喉镜、食道镜、气管镜术者应取下活动性义齿。

5.遵医嘱给予阿托品、鲁米那钠肌注，以减少唾液分泌、使病人保持安静。

（二）术后护理

1.执行耳鼻咽喉科疾病术后一般护理常规。

2.术后应卧床休息，少说话，必要时禁声；尽量避免咳嗽，儿童避免哭闹。

3.对行无麻直达喉镜或支气管镜检查或异物取出术者，术后 2 小时可进半流质；而行局麻者，术后 4 小时可进半流质饮食；行食道镜检查或异物取出者，如手术顺利，术后 6 小时可进流质，次日进半流质，根据病情逐渐恢复正常饮食；手术时发现黏膜肿胀重，或有黏膜损伤，术后 12 小时方可进流质，如有明显感染或食道穿孔者，应禁食。

4.遵医嘱应用类固醇激素肌注或雾化吸入，并按时使用抗生素。

5.严密观察病情变化，尽早发现感染、出血、穿孔、喉阻塞等并发症。

6.做好卫生宣教：①教育幼儿养成良好的饮食卫生，做到细嚼慢咽，进食时不讲话、不玩耍，不将食物或小玩具等细小物品含于口中；②告知家属不在儿童进食时逗笑、打骂或恐吓，尽量不给 5 岁以下的儿童吃瓜子、花生、豆类等坚硬细小带壳的食物；③养成良好的工作习惯，操作时不将铁钉或针含于口中；④睡觉时将活动性义齿取下。

五、小儿急性喉炎护理常规

常见于 6 个月~3 岁的婴幼儿。由于小儿免疫功能差、咳嗽反射功能不良、喉腔狭小，声门下组织松弛，又富于淋巴及腺体组织，炎症时易于肿胀，加之儿童神经系统不稳定，故常在夜间突然加重，以喉痉挛为主。

1.执行耳鼻咽喉科疾病一般护理常规。

2.注意休息，主要是声带休息，尽量避免或减少婴幼儿哭闹。

3.遵医嘱给予激素和抗生素药物治疗。常用药物为生理盐水 200ml 内加洁霉素 0.6g，氟美松 g，α-糜蛋白酶 l 500U 雾化吸入，每日二次，每次 15~20 分钟。

4.密切观察病情变化，尤其是夜班护士，应加强巡视，严防患儿因窒息而死亡。

5.呼吸困难加重者，应备好气管插管和气管切开包。必要时配合医师行气管切开，并按气管切开护理常规进行护理。

6.给予营养丰富的半流质饮食，酌情给予氧气吸入，注意调节水、电解质的平衡。

六、眼科疾病一般护理常规

（一）术前护理

1.病人入院后，热情接待，详细介绍病房环境、规章制度、主陪护、探视制度等。

2.测量体温、脉搏、呼吸，每日二次。体温 37.5℃以上者，每 4 小时测量一次，并记录。

3.按医嘱分级护理；

4.0.25%氯霉素眼药水点眼，每日 4 次。

5.测量体重、血压等。

6.做好心理护理，消除病人的紧张、恐惧情绪。

7.双眼视力在 0.01 以下者，应做好病人的生活护理。

8.训练病人眼球转动，术前 1 日晚按医嘱给予镇静剂。

9.术前 1 日做青霉素、庆大霉素过敏试验；剪睫毛。

10，全麻者采前 6 小时禁饮食。术前半小时用生理盐水冲洗结膜囊；按医嘱应用镇静剂。戴手镯。

（二）术后护理

1.根据病情选择适当的卧位，严禁低头、大声说笑、用力翻身，头部勿过度活动。

2.给予易消化的普通饮食。

3.保持大小便通畅，必要时给予缓泻剂。避免咳嗽、打喷嚏等用力动作。

4.注意观察刀口有无渗血，保持敷料清洁，发现异常及时处理。

5.术后 2~3 日，按医嘱应用抗生素眼水点眼。

6.注意病人的全身状况，及时治疗原发病。

7.做好卫生宣教与出院指导。

七、白内障疾病护理常规

（一）术前护理

1.执行眼科疾病术前一般护理常规。

2.训练病人眼球转动。特别是向下的动作。以便术中配合。

3.术前 1 日剪睫毛，做药物过敏试验。

4.术日晨按医嘱散瞳，使瞳孔充分散大。

5.全麻病人，术前 6 小时禁食、禁水，按医嘱术前用药。

（二）术后护理

1.执行眼科疾病术后一般护理常规。

2.协助取平卧位，术后 2 日内勿转动头部，以免影响伤口愈合。

3.做好生活护理，给予易消化普通饮食。

4.注意观察疼痛情况，疼痛严重者酌情遵医嘱给予镇静止痛剂。

5.保持敷料清洁、固定、良好。

6.保持大便通畅，必要时给予缓泻剂，以免过分用力造成术眼出血，影响刀口愈合。

7.术后 2~3 日，给予抗生素眼水滴眼，以防感染。

8.出院指导病人 1 个月内勿揉碰眼球，避免低头动作，以免引起前房出血、伤口裂开或虹膜脱出等并发症。

八、青光眼疾病护理常规

（一）术前护理

1.执行眼科疾病术前一般护理常规。

2.一次饮水量不超过 500ml，防止眼压升高。

3.用 0.25%~0.5%氯霉素滴眼，每日 4 次，按医嘱应用降眼压药。

4.术前 1 日备皮，剪睫毛，做药物过敏试验。

5.术日晨可进少量半流质饮食。

6.术前半小时按医嘱应用降眼压药物及镇静剂，核对后戴好手镯，待手术室接病人。

（二）术后护理

1.执行眼科疾病术后一般护理常规。

2.卧床休息，勿剧烈活动。

3.按医嘱应用抗生素，预防刀口感染。

4.注意观察有无头痛、眼胀、恶心等症状，发现异常及时通知医师。

5.给予易消化的普通饮食，禁烟、酒、浓茶及辛辣刺激性饮食，以免引起眼压升高。

6.出院前指导病人药物使用方法，定期复查，保持情绪稳定，保证充足睡眠，以防复发。

九、眼外伤疾病护理常规

1.执行眼科疾病一般护理常规。

2.立即清洁创面，备皮，做 TAT 过敏试验，做好手术准备。

3.按医嘱应用抗生素、止血剂等药物，预防伤口感染及交感性眼炎。

4.角膜、巩膜伤口应尽早缝合。球内异物的病人，要问清异物的性质，做好异物的定位并配合医师处理。

5.爆炸伤者，详细询问致病原因与时间，细致检查全身情况，严密观察血压、脉搏、呼吸变化，发现异常立即通知医师积极抢救。

6.眼球穿通伤者，应配合医师做好各项术前准备，指导患者卧床休息，避免用力，备皮、点眼时勿压眼球，以免眼内容物脱节。

7.做好心理护理，稳定患者情绪，以取得配合。给予易消化，富营养饮食。

8.突然头痛、眼胀痛，应考虑是否有继发性青光眼，立即通知医师检查处理。

9.出院时嘱病人注意健侧眼睛变化，如出现眼前畏光、流泪、视力下降，应及时就诊，以排除交感性眼炎。

十、视网膜脱离护理常规

（一）术前护理

1.执行眼科疾病术前一般护理常规。

2.卧床休息，根据视网膜裂洞的位置决定卧位，使脱离区处于最低位置。如裂洞在中线者取仰卧位，在上部者取仰卧头低位，在下部者取半坐位等，以免脱离范围扩大，促进脱离部分复位。

3.做好术前准备（剪睫毛、做药物过敏试验）。

4.术前 4 小时禁饮食，以防术中呕吐。

5.遵医嘱给予术前用药。

（二）术后护理

1.执行眼科疾病术后一般护理常规。

2.协助病人取合适卧位，避免视网膜过多牵动而影响裂孔封闭。

3.给予易消化饮食。

4.注意保暖，防止受凉，避免咳嗽。保持大便通畅，以免用力导致视网膜重新脱离。

5.术后卧床，使患眼充分休息，注意观察疼痛性质，必要时通知医生。

6.保持室内空气清洁，按医嘱用药，用1%阿托品及抗生素点眼 2~4 周，以防刀口感染。

7.因卧床时间较长，术后应采取渐进性活动，下床活动时，应予以协助，以免晕倒。

做好出院指导。出院后注意休息，避免剧烈活动，勿揉碰患眼，定期复查。

第六节 急诊系统疾病护理常规

一、急性中毒一般护理常规

1.执行内科疾病一般护理常规。

2.分析病源，协助诊断：首先询问中毒发生的时间、发生的过程、接触的哪些毒物、药物或食物等；将残留的毒物、药物或食物妥善保存，以供化验检查；及时留取病人大小便、呕吐物、分泌物送检。

3.根据毒物进入人体的不同途径，采取不同的清除毒物的措施：吸入中毒的立即脱离中毒环境；皮肤黏膜污染的应迅速进行清洗；口服中毒的应进行催吐、洗胃、导泻、利尿等方法。

4.呼吸困难、发绀者，给予氧气吸入，必要时气管插管进行机械通气。

5.烦躁不安、精神异常、有再自杀倾向者，应专人护理，以免发生意外。

6.观察水、电解质，及酸碱平衡情况，按医嘱及时补液，补液过程中注意心肺情况及补液顺序。

7.口腔分泌物及痰液及时吸出，腐蚀性毒物致口腔糜烂、渗血者，注意口腔护理。

8.密切观察病情变化，注意呼吸衰竭、循环衰竭、肾功能衰竭、急性肺水肿、脑水肿的发生。备好氧气、吸痰器、呼吸兴奋剂、升压药、强心药、脱水药、解毒剂等，配合医师抢救处理。

二、急性一氧化碳中毒的护理常规

1.立即打开门窗或迅速将患者移至空气新鲜处，解开领口，注意保暖，呼吸心跳骤停者，立即协助医师进行抢救。

2.保持呼吸道通畅，清除口、鼻、咽部分泌物，必要时行气管插管或气管切开，并按其常规进行护理。

3.氧气吸入。最好吸纯氧或含5%二氧化碳的混合氧，早期采用高压氧治疗，最好在中毒后4小时内进行。

4.对于昏迷患者，护士应执行昏迷护理常规。昏迷并高热抽搐者应给予头部降温或冬眠疗法，降温和解痉的同时应注意保暖，做好安全防护。人工冬眠患者应注意观察体温、脉搏、血压等基础生命体征情况。

5.密切观察患者神志、瞳孔、呼吸、血压、脉搏及有无抽搐等情况，如有变化立即通知医师进行处理。

6.准确记录出入量，注意尿量及颜色变化，注意液体的选择与滴速，防止脑水肿、肺水肿及电解质紊乱的发生。

7.注意神经系统的表现，如有无清醒后再度昏迷、急性痴呆性木僵、偏瘫、失语等，以便及时防治迟发性脑病，尤其是昏迷患者清醒后的二周内，应嘱其卧床休息，观察有无神经系统和心脏并发症的发生，并及时通知医师处理。

三、镇静安眠药中度的护理常规

1.执行急性中毒一般护理常规，昏迷者按昏迷护理常规进行护理。

2.保持呼吸道通畅，及时清除气道分泌物，给予氧气吸入。密切观察患者呼吸节律及深度的变化，必要时协助医师气管插管进行辅助呼吸。

3.给予有效的循环支持，建立静脉通路，以补充血容量和应用血管活性药物，如有心跳停止，立即行胸外心脏按压。

4.为防止毒物进一步吸收，清醒患者可先用口服催吐法，意识不清者应尽早插胃管洗胃，洗胃过程中应密切观察生命体征的变化，如有异常，应立即中止洗胃进行抢救。

5.应用利尿剂时，注意观察尿量，同时注意保持水、电解质平衡。

6.密切观察生命体征变化，注意监测脏器功能变化，尽早发现并防止多脏器功能衰竭。如有抽搐者，应做好安全防护工作。

7.做好心理护理，不宜让清醒患者单独留在病房内，防止再度自杀。

四、急性酒精中毒的护理常规

1.保持呼吸道通畅，防止呕吐物误吸，将患者头偏向一侧。

2.如饮酒时间较短，可用催吐或洗胃的方法来清除未吸收的酒精毒物。

3.昏迷者按昏迷护理常规进行处理。如有躁狂或抽搐者，做好安全护理，并根据医嘱给以适量的镇静剂。

4.密切观察生命体征变化，特别注意意识、呼吸的变化以及有无消化道出血、胰腺炎等并发症的发生。如昏迷患者出现呼吸抑制，应立即通知医师，并做好气管插管及辅助呼吸的准备。

5.做好心理护理，采用适当的方法让患者发泄心中郁闷。

五、气管插管的护理常规

1.气管插管要牢固固定，每班要测量并记录外留长度，听诊两肺呼吸音是否对称，以防止导管脱出及下滑。

2.加强气道湿化，气管内每日滴入湿化液 200~300ml，以保持呼吸道湿润，防止痰液干燥结痂。

3.插管后要经常给病人翻身、拍背、吸痰，确保呼吸道通畅。

4.清醒病人，尤其是小儿，对插管不宜耐受者，有自行拔管发生窒息的危险。要对病人进行适当的约束或使用镇静药物。

5.每日进行口腔护理二次。

6.充气套囊的护理：气囊内压力应控制在既能有效封闭气道，又不使气管血液供给受到明显影响为宜；套囊充气量应根据病人的具体情况而定，一般在 5ml 左右；气囊应 2~4 小时放气一次，每次 5~10 分钟，放气前应吸净口咽部的分泌物。

7.拔管前后的护理。对气管插管者，于拔管前充分湿化、叩背、吸痰并吸引鼻及口腔分泌物，而后放空套囊再充分吸引气道内分泌物，嘱患者深呼吸，呼气时将导管和充气套囊一并拔出。应注意有无声音嘶哑、有无呼吸困难、分泌物能否咳出等情况。

六、有机磷农药中毒的护理常规

1.执行急性中毒一般护理常规。昏迷者按昏迷护理常规进行处理。如有躁狂或抽搐者，做好安全防护，并根据医嘱给以适量的镇静剂或适当的约束。

2.给予氧气吸入。保持呼吸道通畅，及时吸痰，必要时行气管插管或气管切开，呼吸停止时行人工呼吸迅速清除毒物。

3.吸入中毒者迅速脱离中毒现场；皮肤黏膜中毒者立即用生理盐水冲洗；口服中毒者进行彻底洗胃，洗胃过程中应密切观察生命体征的变化，如有呼吸、心跳骤停，应立即停止洗胃进行抢救。

4.按医嘱给特效解毒剂阿托品、氯解磷定等。阿托品应早期、足量、快速、反复给药，应注意观察用药后反应及正确识别阿托品化；应用胆碱酯酶复能剂宜应早期、足量应用，并注意观察有无心慌、头晕及恶心、呕吐等复能剂过量的情况。

5.饮食护理：中、重度中毒患者一般需反复洗胃，洗胃期间应禁食；允许进食后，早期给予易消化的流质、半流质饮食。

6.做好心理护理，根据不同的心理特点予以心理指导。

七、中心静脉穿刺插管的护理常规

1.局部皮肤每日消毒并更换敷料，必要时用 75%酒精局部湿敷。

2.每日更换输液器，严格无菌操作，确保连接管牢固可靠，注意预防空气栓塞。

3.穿刺管每日用肝素生理盐水冲洗，避免血栓形成或栓塞，输液完毕用肝素生理盐水注满管腔，将穿刺管口封闭后用无菌纱布包好固定。下次输液时先抽净管腔内肝素液，再接输液器进行输液。

4.部位如发生炎症反应、疼痛及原因不明的发热等，应拔除导管送细菌培养，局部稍加压迫，避免形成血肿。

八、气管切开护理常规

1.气管套管牢固固定、系带在颈后结成死结，以防套管脱出。24 小时内嘱病人少活动，以防脱管。

2.流质或半流质饮食，进食时注意有无呛咳，如有呛咳立即停止进食。

3.室保持温度在 20%左右，湿度在 75%~80%，气管切开处覆盖湿纱布，并注意及时更换。

4.保持呼吸道通畅，随时吸痰，吸痰时操作要轻，每次吸痰时不宜超过 15 秒，加强气道湿化，超声雾化吸入每日 2~3 次、必要时 2~3 小时一次。

5.套管周围的纱布，每日更换 1~2 次，填塞伤口的磺碘纱条术后 24 小时取出。

6.吸痰盐水每 4 小时更换一次，吸引器液面不宜超过 2/3 满，吸引瓶及管道每日消毒。

7.气管切开处有缝合者，术后 5~7 天拆线。

8.注意观察有无并发症，如：皮下气肿、伤口出血、纵隔气肿、肺部感染、气胸、气管食道瘘等，术后勿用吗啡、可待因、阿托品等镇咳止痛药，以免抑制咳嗽而使气管内分泌物不易咳出。

9.脱管处理：多因固定套管系带太松，病人活动较大所致，脱管病人出现严重呼吸困难，或忽然有呼吸、啼哭声，此时即刻用弯血钳将气管切口处撑开，更换气管套管重新置入。

九、休克护理常规

1.设专人护理，分秒必争进行抢救。

2.去枕平卧（有呼吸困难、肺水肿时稍抬高头部）注意保暖。

3.发病危通知。

4.氧气吸入，提高血氧饱和度，改善组织缺氧状态。

5.抽血检查血型，按医嘱做好输液、输血准备，并准备生理盐水、代血浆、低分子右旋糖酐、5%葡萄糖液、激素、抗生素、肝素等。

6.准备物品，并协助医师安装中心静脉压监测装置。

7.补充血容量，迅速建立静脉通道，选用套管针，以利纠正缺水及失血，尽快恢复有效循环血容量。根据血压情况按医嘱应用升压药物。血容量补足后维持血压时，应注意升压药物的浓度和输液滴速，以防肺水肿。

7.密切观察病情变化，准确地做好特护记录。

9.严格记录出入量、并记录每小时尿量，尿量<25ml/h 说明血容量不足，>30ml/h 表示肾血流量已有好转。

10.对心源性休克病人，注意心率变化，严格控制输液速度，每分钟不超过40 滴。

11.对过敏性休克病人，应立即用氢化波尼松或地塞米松加入 5%葡萄糖液内静脉滴注，或 1:1000 肾上腺素 1ml 皮下注射。

12.对急性中毒引起的休克病人应速洗胃，减少毒物吸收，按医嘱及时应用解毒药物。

13.对感染性休克病人，及时按医嘱用大剂量抗生素和激素治疗。

十、昏迷护理常规

1.谵妄烦躁不安者应加床栏，以避免坠床。按医嘱给镇静剂，并适当约束病人，以防止外伤，剪短病人指甲，以免抓伤。

2.按医嘱给予饮食，必要时鼻饲，保证足够的营养和水分。鼻饲每日 5~6 次，注意保持鼻饲管的清洁和通畅。

3.给药时药片、药丸等需研碎或成粉剂。

4.给予氧气吸入。

5.昏迷病人平卧位，抬高床头 10°~30°。头偏向一侧，防止分泌物吸入气管。随时注意吸痰，保持呼吸道通畅。对舌根后坠者，可托起下颌或安放口咽管。

6.保持病人皮肤清洁，每 1~2 小时给予翻身一次，同时床铺应干燥平整，以预防褥疮。

7.注意保暖，用热水袋时要避免烫伤。

8.口腔护理，每天 3~4 次，预防口腔炎及腮腺炎，口唇干燥者涂润滑剂。

9.如两眼不能闭合时，应以凡士林纱布盖于眼上，以免角膜干燥或受伤，张口呼吸者，口盖湿纱布。

10.严格记录出入量，必要时做特别记录。

11.按医嘱及时留取大小便标本做检查，以助诊断。

12.保持大便通畅。3日无大便者报告医师，根据医嘱进行处理，必要时可进行灌肠。

13.密切观察神志、瞳孔、体温、脉搏、呼吸、血压等变化，及时做好记录。体温过高时给予物理降温。

14.昏迷伴有抽搐病人，上下颌臼齿应放置牙垫，以防舌被咬伤。

十一、高热护理常规

1.卧床休息。

2.给高热量半流质饮食。体温过高时应给予流质饮食，每日摄入总热量为8.4~12.5MJ。

3.高热病人应给予足够的水分。成人每日摄取量应在3 000ml左右。

4.每4小时测量体温、脉搏、呼吸一次。

5.体温在39℃以上者给头部冰袋，39.5℃以上者给予酒精或温水擦浴，也可应用退热药物或针刺降温（取大椎、曲池、合谷、十宣等穴）。

6.体温骤降时应予以保温，及时测血压、脉搏、心率，做记录，同时报告医师。

7.注意口腔卫生，每日给予口腔护理3~4次，口唇干燥时涂滑润剂。

8.注意皮肤护理，预防褥疮。大量出汗者，及时更换被单、内衣。并注意病人勿直接吹风，以防感冒。

9.过高热出现谵妄、昏迷时加用床档，以防坠床。

10.诊断未明确者，配合医师及时留出大小便，以做常规化验及培养。

十二、呼吸衰竭护理常规

1.急性呼衰应绝对卧床休息。

2.给予营养丰富、易消化饮食。

3.观察呼吸节律、频率的改变，以及有无精神症状，如头痛、记忆力和判断力减退、神志恍惚、谵语、无意识动作和抽搐等。如发现异常，应及时通知医师。

4.持续低流量吸氧，观察给氧效果，如呼吸困难缓解，心律下降，发绀减轻，表示给氧有效。如呼吸过缓或意识障碍加重，提示CO_2潴留加重，应通知医师，查动脉血气，必要时给予机械通气。

5.及时消除积痰，保持呼吸道通畅，增加通气量，防止感染。

6.对一般治疗无效的病人，需行气管插管，气管切开或辅助呼吸时，应做好术前准备和术中配合。

7.出现肺水肿应用利尿剂和脱水药时，注意观察药物效果，并记录出入液量。

8.心功能不全病人，静脉输液量不宜过多，滴速不宜过快，以免发生肺水肿。

9.长期卧床病人，应做好皮肤护理和生活护理。

10.备好抢救药品及物品，如气管插管、气管切开包、呼吸机、吸痰器、呼吸兴奋剂、强心剂等。

十三、成人呼吸窘迫综合征护理常规

1.卧床休息，取半卧位，每小时翻身拍背一次，防止痰液淤积、肺不张及褥疮的发生。

2.加强营养，给易消化的高热、高蛋白半流或流质饮食。

3.迅速纠正缺氧，早期应给予 50% 的高浓度吸氧，使 PaO_2 保持在 60~70mmHg；如果 PaO_2 继续下降，呼吸窘迫及发绀加重或伴心功能不全，应给予无创机械通气。应用以上吸氧措施症状仍能改善，应给用多功能呼吸机，采用呼吸末正压（PEEP）进行通气，开始可用 3~5 cmH$_2$O，动脉氧分压改善不明显，可逐渐加大但最大不宜超过 15cmH$_2$O。

4.密切观察病情变化，观察呼吸频率、节律、血氧饱和度及发绀程度；随时观察中心静脉变化，监测血容量及心脏功能，注意抗生素药物的疗效及副作用，应用呼吸兴奋剂及高浓度吸氧应避免氧中毒。

5.保持呼吸道通畅，及时吸痰，注意呼吸道湿化，避免痰液干结，气管切开及气管插管时应设专人护理，认真做好呼吸道的管理工作。

6.控制液体入量，保持体液负平衡，严格记录出入量，防止电解质和酸碱平衡。

7.备好各种抢救物品，如氧气、呼吸机、气管插管及气管吸痰用品、呼吸兴奋剂、强心利尿剂等。

第七节　传染科疾病护理常规

一、传染病一般护理常规

1.严格执行消毒隔离制度。

2.保持病室安静、整洁，空气新鲜。

3.尽早地填写传染病卡片。

4.向新病人详细介绍有关制度。

5.病人入院后按不同病种安置病室，并执行不同的隔离方法，立即测体温、脉搏、呼吸、血压。

6.急性期卧床休息，恢复期及轻症者可适当活动。谵妄及有精神症状者，加放床档以防坠床。

7.密切观察意识、瞳孔、体温、脉搏、呼吸、血压变化，每日记录大便次数，如有异常改变，立即通知医师。

8.按医嘱给饮食，呕吐、腹泻者鼓励多饮水。

9.高热、昏迷病人，执行高热昏迷护理常规，出疹期的病人，一般不用冷敷或冷水擦浴。

10.做好心理护理，消除病人顾虑与急躁情绪，使其积极配合治疗。

11.做好卫生宣教，按不同病种，向病人讲解预防传染病的卫生知识。

二、肝炎护理常规

（一）执行传染病一般护理常规。

（二）按不同类型的病毒性肝炎分室收住，重症病人住单人病室。

（三）急性肝炎和慢性肝炎活动期需严格卧床休息。症状明显改善，肝功恢复正常后可逐渐下床活动，以不感疲劳为度。

（四）急性肝炎早期给予易消化、富含维生素的清淡饮食。病情及食欲好转后，适当增加蛋白饮食。慢性肝炎可给高蛋白、高维生素、低脂肪饮食，有水肿者可适当限制水和钠盐。

（五）病情观察

1.注意病情变化。密切观察病人的饮食、恶心、呕吐、腹胀乏力、黄疸消长、排便情况，发热、水肿及出血倾向等。

2.重症病人加强巡视、观察并记录。意识不清、谵妄、烦躁者，应有专人护理，加床档，防止发生意外。

3.注意有无出血倾向，遇有消化道大出血，立即通知医师，记录出血量，观察血压、脉 搏变化，给氧，建立静脉通道，准备输血和急救药品器材。

（六）保持大便通畅，腹胀严重时，行腹部热敷。

（七）食具、用具、排泄物及血液污染物，均需严格消毒，采用一次性注射器和输液器，做到一人一针一管。

三、流行性出血热护理常规

（一）执行传染科一般护理常规。

（二）执行消化道和虫媒隔离，室内防鼠、灭鼠。

（三）急性期卧床休息，病情较重者绝对卧床，至恢复期可逐渐下床活动。

（四）发热期护理

1.给予营养丰富、清淡可口、易消化饮食。

2.密切观察体温、血压、皮肤黏膜出血等变化。

3.高热者头部和体表大血管处冷敷或放置冰袋，不宜用酒精擦浴。

（五）低血压休克期护理

1.绝对卧床，取平卧位，忌搬动，注意保暖。

2.专人护理，每30分钟测血压、脉搏、心率，观察并记录尿量。

3.给氧气吸入。

4.备好扩容、纠正酸中毒、血管活性及强心药物。

（六）少尿期护理

1.严格限制进水量。准确记录出入量。

2.限制摄入含蛋白质和钾盐丰富的食物。

3.加强口腔护理。

（七）多尿期护理

1.多尿初期继续观察有无出血、感染及电解质紊乱现象。至多尿后期可根据体力及饮食情况，逐步下床活动。

2.依据尿量逐渐增加液体入量，同时增加蛋白质及钾盐含量较高的饮食。

（八）恢复期仍以休息为主，逐渐增加活动量。给予高热量、高蛋白、高维生素饮食。

四、流行性腮腺炎护理常规

（一）执行传染病一般护理常规。

（二）执行呼吸道隔离。

（三）急性期卧床休息，有并发症者延长卧床时间。

（四）饮食以清淡、易消化的流质或半流质为宜，忌食酸、辣、硬等刺激性食物。

（五）保持口腔清洁，鼓励多饮白开水。

（六）做好症状护理。

1.高热时给予物理降温或药物降温。

2.腮腺肿胀时局部冷敷。

（七）做好并发症的观察及护理

1.睾丸炎或卵巢炎若出现高热、寒战、恶心、呕吐、腹痛等可考虑并发本病。可用阴囊袋托起阴囊，并给予冷敷以减轻疼痛。

2.急性胰腺炎若出现高热、恶心、呕吐及腹痛、腹胀、胰腺部位有肿块触痛，可考虑并发本病。必要时按医嘱静脉补液。

3.脑膜脑炎腮肿后1周内若出现发热、头痛、呕吐、嗜睡、惊厥、昏迷等应考虑并发脑炎。按医嘱处理，执行脑炎护理常规。

五、麻疹护理常规

（一）执行传染病一般护理常规。

（二）执行呼吸道隔离。

（三）卧床休息。室内要求安静，空气新鲜，避免病人直接吹风。

（四）给易消化、清淡的饮食。

（五）保持皮肤清洁，勤换内衣，防止病人指甲抓痒而继发感染。

（六）做好五官护理

1.眼睛护理：避免强光刺激，炎性分泌物多时用生理盐水洗净，用0.25%氯霉素溶液滴眼，每天3次。

2.鼻腔护理有鼻痂时，用生理盐水棉棒润湿后轻轻擦拭，涂少量石蜡油。鼻孔周围糜烂时可涂以抗生素软膏。

3.耳的护理保持侧卧位，防止眼泪及呕吐物流入耳道。

4.口腔护理常规用生理盐水漱口，口臭时用双氧水清洗口腔。溃疡时可涂锡类散。

（七）出疹期不主张用大剂量药物降温，如体温过高，超过 40℃，用小量退热剂。疹期给发表透疹药，可用鲜芫荽煎服。

六、水痘护理常规

（一）执行传染病一般护理常规。

（二）呼吸道隔离，至皮疹全部结痂为止。

（三）发热时卧床休息。

（四）发热时应给予清淡和富有营养的流质或半流质饮食，多饮水。

（五）皮肤护理

1.保持皮肤和手指清洁，剪短指甲，婴幼儿双手用小纱布袋包好，以免抓破疱疹而感染。

2.衣服及被褥应该质地柔软，经常更换，保持清洁。

3.疱疹痒时，可在疱疹未溃破处涂炉甘石洗剂。

4.疱疹破溃者涂 1%龙胆紫，若已破溃感染，一切用物专用，局部用抗生素软膏涂擦。

5.水痘严重者暂不洗澡或擦澡。

七、流行性乙型脑炎护理常规

（一）执行传染科一般护理常规。

（二）按虫媒传染病隔离。

（三）病室应安静、通风。

（四）发热期给清淡富于营养的流质或半流质饮食，昏迷及吞咽障碍者可行鼻饲。恢复期应逐渐增加营养成分的摄入。

（五）重症病人设专人护理，备齐抢救药品、氧气、吸痰器、气管插管等。

（六）严密观察病情，注意体温、脉搏、呼吸、血压、意识状态及瞳孔变化；注意有无惊厥先兆，及时通知医师。

（七）保持口腔清洁。口腔黏膜干燥者，应涂石腊油，眼睑不能闭拢时，涂抗生素眼膏，并遮盖湿纱布。

（八）保持皮肤清洁干燥，经常翻身，防褥疮和坠积性肺炎。

（九）高热者每 2 小时测体温一次。凡体温超过 39℃，及时采取降温措施。

（十）惊厥者加用床档。将缠纱布的压舌板或开口器置于病人的牙列之间，防止舌咬伤。注意给氧和吸痰。给予止惊药物，如安定、颅内压增高者按医嘱给脱水剂。

（十一）呼吸衰竭护理

1.严密观察呼吸衰竭表现，如出现呼吸频率、节律、异常、呼吸暂停等，立即通知医师，给予氧气吸入。

2.将病人头部偏向一侧或取侧卧位，防止舌根后坠，保持呼吸道通畅，及时吸痰液。

3.严重呼吸衰竭或呼吸停止者，立即行人工呼吸，并给呼吸兴奋剂，协助医师进行气管插管或气管切开术。

（十二）恢复期应加强功能锻炼，运用针灸、按摩、推拿、理疗，并结合药物治疗，促使病人逐步恢复吞咽、语言及肢体等功能。

八、细菌性痢疾护理常规

1.执行传染病一般护理常规。

2.执行肠道传染病隔离。注意环境卫生，保持室内无蝇。给病人讲解隔离知识，做到饭前、便后洗手。

3.急性期卧床休息，高热时绝对卧床。慢性菌痢宜适当休息。

4.急性期给高热易消化流质饮食，忌刺激性食物。

5.观察并记录犬便次数、颜色、性质及量。按时留取大便标本送常规检查及培养。

6.对症护理。高热可用物理降温或给退热剂。腹痛时热敷下腹部或按医嘱给予镇痛药物。保持肛门及其周围皮肤清洁干燥，便后洗净。

7.出院时对病人进行卫生宣教，不吃腐败或不洁饮食，养成饭前、便后洗手的好习惯。

九、流行性脑脊髓膜炎护理常规

（一）执行传染病一般护理常规。

（二）按呼吸道传染病隔离。

（三）卧床休息，病室内保持安静，空气新鲜流通，避免强光刺激。

（四）给予高热量、高维生素的流质或半流质饮食，昏迷者应用鼻饲。

（五）急性期病人，经常巡视，严密观察。下列现象提示病情在恶化，应及早发现并通知医师。

1.出现意识障碍或意识障碍迅速加深。

2.躁动不安或频繁呕吐。

3.面色苍白或灰暗。

4.脉搏过速或过缓，与体温高度不成比例。

5.呼吸深慢或节律异常。

6.肢端发凉。

7.淤点、淤斑继续增多、融合。

8.血压升高或降低。

9.瞳孔形状改变、忽大忽小或两侧不等。

（六）协助医师做腰椎穿刺，穿刺后让病人去枕平卧 4~6 小时，避免搬动。

（七）注意口腔清洁，保持皮肤清洁干燥，剪短指甲，防止淤斑被抓破感染。

（八）高热时头部冷敷或给退热剂。呕吐时取头低侧卧位。

（九）烦躁或惊厥者，加床档以防坠床，并按医嘱给予镇静剂，严密观察病情，做好详细记录。

十、猩红热护理常规

1.执行传染病一般护理常规。

2.呼吸道隔离至症状消失。

3.卧床休息，病情稳定后可自由活动。

4.给予流质、半流质饮食。

5.做好皮肤护理。出疹期皮肤有瘙痒感，可涂炉甘石洗剂。疹退后有皮肤脱屑，嘱病人不能用手剥皮屑，应任其自然脱落。

6.观察病情变化。如高热40℃以上，伴呕吐、头痛、惊厥、昏迷等症状时，应及时处理。

7.熟悉药物治疗。青霉素为治疗猩红热的特效药，青霉素过敏者可改用红霉素。

8.做好急性肾炎、中耳炎、颈部淋巴结炎、中毒性心肌炎、风湿热及风湿性关节炎等并发症的观察。

十一、百日咳护理常规

（一）执行传染病一般护理常规。

（二）呼吸道隔离。

（三）充分休息，保证足够的睡眠。室内要求空气新鲜。

（四）给富有营养、易消化、无刺激性的饮食。

（五）做好症状护理。

1.痉咳频繁伴发绀、抽搐时应设专人护理。给氧，取侧卧位。坐起或抱起时轻拍荫部，动作轻柔。夜间因阵咳影响睡眠时，可用镇静剂。

2.痰液黏稠者做超声雾化吸入。

3.阵咳后呕吐时，应取侧卧位或坐起，防止呕吐物吸入气管。

（六）并发症的观察及护理

1.支气管肺炎为婴幼儿常见并发症，常在痉咳期发生。体温升高、痉挛性咳嗽，并有呼吸困难、发绀时，应考虑合并肺炎，执行肺炎护理常规。

2.病儿若出现意识障碍、惊厥，为并发百日咳脑炎的表现。

（孙淑华 王振颖 孙琴 娄毛毛 褚玉清 侯艳 李孟

鞠玲玲 陈艳 孙玉 胡存苹 王颖 高林 于利花）

第二十五章　康复护理

康复护理程序是为康复对象提供健康照顾时所应用的工作程序，是一种科学的确认问题和解决问题的工作方法和思维方法。它的目的是满足康复对象的需要，解决康复对象的问题，给予康复对象身心全面的整体护理。与、一般护理程序相同，康复护理程序也分为五个基本步骤：评估、诊断、计划、实施、评价。

第一节　康复护理评估

评估是指有目的、系统地收集资料。此步骤在康复护理程序中很关键，是顺利进行康复护理工作的基础和制定护理计划的重要依据。评估阶段包括收集资料、整理分析资料和资料的记录几个方面。

一、康复护理评定的作用

康复功能评定，是康复治疗的基础，客观地、准确地评定功能障碍的性质、部位、范围、程度、发展趋势和预后，为制定康复治疗原则、计划奠定科学、合理依据。工作中又分初期、中期、末期评定，评定的项目和内容主要包括躯体方面、精神方面、言语方面和社会方面四大方面的功能。

康复评定不同于临床医学的疾病诊断，它不是灵找疾病的病因和论断，而是客观地评定功能障碍的性质、部位、严重程度、发展趋势、预后和转归。

康复护理评定是一个反馈过程，通过评定可以为提出护理诊断提供依据，了解护理计划、实施护理活动的效果以及患者的康复进展情况。利用康复评定我们可以检验原有康复计划的有效性，为下一个护理计划的制定提供新的起点。

二、康复护理评定的要求

康复护理评定的方法很多,无论是仪器评定还是非仪器评定都要求有足够的准确性和可靠性,也就是要求评定的方法具有一定的效度、信度、灵敏度和统一性。

效度　又称准确性，是指一种评定方法的评定结果与评定目的的符合程度。

信度　又称可靠性，是指评定方法的可重复性和稳定性。

灵敏度　进行评定时选择的评定方法应该能敏感的反应评定的内容，也就是能够灵敏的反映出评定内容的微小变化。

统一性　是指选择的评定内容和方法要有全国甚至全世界统一的标准，这样可以比较治疗的效果，便于经验的交流。

三、康复护理评定分类

(1) 残疾评定;

(2) 运动功能评定;

(3) 感觉功能评定;

(4) 日常生活活动功能评定;

(5) 言语评定;

(6) 心血管功能评定;

(7) 呼吸功能评定;

(8) 心理评定。

残疾评定：WHO 1998 年的国际病损、失能、残联分类 (international classification of Impairments,disabilities and handicaps,ICIDH),已被世界各国康复医学界所普遍采用。此标准根据残疾的性质、程度及日常生活的影响,把残疾分为病损、失能和残障三类。

病损：病损 (impairment) 是指由于各种原因造成患者身体的结构、功能以及心理状态的暂或永久性的异常或丧失,影响个人的正常生活、学习或工作,但仍能生活自理。病损可以理解为器官或系统水平上的功能障碍,即它对患者的某个器官或系统的功能有较大影响,从而影响患者功能活动,生活和工作的速度、效率、质量,而对整个个体的独立影响较小。

失能：失能 (disabilities) 是指患者身体结构、功能及心理状态的缺损较严重,以至于使按照正常方式进行独立的日常生活活动、工作或学习的能力减弱或丧失。失能应被理解为个体水平的能力障碍。

残障：残障 (handicaps) 是指患者的功能缺陷及个体能力障碍严重,以致限制或妨碍了患者正常的社会活动、交往及适应能力。残障是社会水平的障碍。

我国的残疾评定分类

1、视力残疾 2、听力语言残疾 3、智力残疾 4、肢节残疾 5、精神病残疾

运动功能评定

运动功能分级

助力评定

关节活动度评定

步态评定

感觉功能评定

四、康复护理评定方法

(一) 收集资料

(1) 资料的来源

1.资料的主要来源是康复对象。

2.与康复对象有关人员,如：亲属、朋友、邻居、同事、其他医务人员。

3.有关文字记录，如：病案、各种检查、检验报告、既往健康检查记录、儿童预防接种记录以及查阅的文献等。

（2）资料的种类

1.主观资料指康复对象的主诉和主观感觉。是康复对象对其所经历、感觉、担心以及所听到、看到、急到的内容的诉说。

2.客观资料指通过观察、体格检查或借助医疗器械检查而获得的患者的症状、体征，以及通过实验室检查而获得的有关资料。

（3）收集资料的方法

方法有两种：使用仪器、不使用仪器

不使用仪器：

1.与康复对象及其家属或陪护人员交谈。

2.直接观察康复对象的 ADL 能力、水平以及残存的功能。

3.直接检查和评定康复对象的 ADL 能力、水平以及残存功能的程度等。

使用仪器：肌电图、诱发电位、等速运动、测定仪，计算机评定认知等等。

（4）资料的内容

1.基本情况如姓名、性别、出生年月、民族、职业、文化程度、宗教信仰、个人爱好、婚否、工作单位、工作性质、住址等。

2.既往史　过去健康情况及有无药物过敏史。

3.生活状况及自理程度包括饮食、睡眠、排泄、清洁卫生、生活自理情况，以及现在有无并发症等。

4.护理体检主要项目包括生命体征、身高、体重、意识、瞳孔、皮肤粘膜、四肢活动度、以及呼吸、循环、消化等系统的阳性体征；重点是对现有残存功能的检查，如感觉、运动、认知、语言及 ADL 能力水平状况。

5.致残原因　包括致残性质是先天性的，还是后天外伤所致，起始时间和经过等。

6.康复对象的心理状态　如有无精神抑郁、焦虑、恐惧等心理；对残障有无认识、对康复有无信心等。

7.康复愿望包括了解康复对象和家属对康复的要求，希望达到的健康状态等。

8.家庭环境包括经济状况、无障碍设施条件如何，康复对象和家属有无康复方面的常识等。

（二）整理分析资料

即将资料进行整理、分类、比较，对含糊不清的资料进一步复查，以便能迅速地发现康复对象出现的健康问题。

将资料进行分类的方法很多，可按 Maslow 的基本需要层次分类或按上 Gordon 的 11 个功能性健康形态分类—但目前临床应用较多的是按后者分类法。

（三）资料的记录

目前临床上常采用表格形式记录资料，根据各医院、甚至同一医院中各病区的特点先将表格设计好，收集资料时可边询问、检查，边填写记录，这样不仅可以指导应该收集哪些资料，还可以避免遗漏。

记录资料时应注意，主观资料应尽量记录患者的原话，客观资料应使用医学术语，同时尽量避免使用无法衡量的词语，如：佳、尚可、增加、减少等。

第二节　康复护理诊断

是根据收集到的资料确定康复对象功能障碍和健康问题的过程，是康复护理程序的第二步。

一、护理诊断的定义

北美护理诊断协会（NANDA）在 1990 年第 9 次会议上提出并通过的定义为：护理诊断是有关个人、家庭、社区对现存的或潜在的健康问题或生命过程的反应的一种临床判断。

二、护理诊断的陈述

即在分析资料和确定问题后，对问题进行描述。目前常用的陈述方式有三种：

I.三部分陈述　即 pse 公式，问题+症状或体征+原因。

p—问题（护理诊断的名称）

S—临床表现（症状或体征）

E—原因（相关因素）

例如：清理呼吸道无效：发绀、肺部有啰音；与痰液黏稠有关入厕自理缺陷：自述下蹲或站起费力，不能自己解开或系上裤带；与关节僵直有关

三部分陈述常用于现存的护理诊断。+当能较熟练使用时可省略掉 S 部分。

2. 部分陈述　即 PE 公式。问题+原因。

例如：有皮肤完整性受损的危险：与长期卧床无力翻身有关。

二部分陈述常用于"有……危险"的护理诊断，因危险尚未发生，故没有 S 部分，只有 P、E。

3.一部分陈述只有 P 一部分。常用予健康的护理诊断。

例如：执行治疗方案有效，潜在的精神健康增强，在陈述护理诊断时需注意以下问题：

（1）问题这部分应尽量使用我国于 1998 年在 NADNA 128 项护理诊断的基础上增加修订的 148 项护理诊断的名称（见附）。

（2）原因的陈述，应用"与……有关"来连接。

（3）一项护理诊断只针对一个问题。

（4）以收集的主、客观资料为依据。

（5）护理诊断必须是用护理措施能够解决的问题。

三、护理诊断的种类

从对 148 项护理诊断名称的判断上可以将护理诊断分为三类：

1. 自现存的护理诊断：

是对康复对象已经存在的健康问题或目前已有的反应的描述。

如：进食自理缺陷；沐浴或卫生自理缺陷；功能障碍性悲哀等。

2.有……危险的护理诊断：

是对康复对象可能出现的健康问题或反应的描述。虽然目前尚未发生问题，但有发生的危险因素。

如：有活动无耐力韵危险；有废用综合征的危险；有感染的危险等。

3.健康的护理诊

是对康复对象具有保持或进一步加强健康水平潜能的描述。1994年才被NANDA认可。

如：潜在的婴儿行为调节增强；执行治疗方案有效等。

第三节　康复护理计划

制定康复护理计划是是一个系统地拟定护理方法的过程，,应在康复医疗总体方案的要求下进行，并以收集的资料为依据。

一、计划的内容

主要内容是根据护理程序第二步提出的护理诊断，确定护理重点，提供护理评价标准，制定康复护理措施，以利落实康复医疗总体计划。

二、计划的步骤

制定康复护理计划包括四个步骤：排列护理诊断的先后顺序、制定护理目标、制定康复护理措施、护理计划成文。

（一）排列护理诊断的先后顺序

由于护理诊断往往是多个，在制定计划时，应先排出诊断的先后顺序，即分清首优、中优、次优问题，以明确解决问题的先后顺序。一般把威胁康复对象生命的问题或需要立即采取行动去解决的问题列为首优问题，把不直接威胁康复对象生命，但对其健康构成威胁的问题列为中优问题；把康复对象仅需较少的帮助就能解决的问题列为次优问题。

排列护理诊断先后顺序时可遵循以下原则：

1.按马斯洛人类基本需要层次排序　其方法是：把列出的康复对象所有的护理诊断分别归入五个需要层次中，然后根据层次由低到高，列出护理诊断的先后顺序。

2.在不违背医疗原则的情况下，排序应考虑康复对象的需求，把其希望立即解决的问题优先考虑。

3.在排列首优问题时，应考虑有危险的护理诊断和潜在并发症。

（二）制定康复护理目标

护理目标是指康复对象在接受护理后，期望达到的健康状态。是护理工作的方向，也是评价护理效果的标准。

1.护理目标的种类

（1）短期目标：是指在相对较短的时间内（一般 7 天内）能够达到的目标。

（2）长期目标：是指在相对较长的时间内（一般为数周或数月。能够达到的目标。

2.护理目标的陈述方式

目标的陈述中应包括以下几个成分：主语、谓语、行为标准、条件状语及评价时间。

（1）主语；是指康复对象或其身体的一部分以及生理功能。如：腹部、体温、体重等。

（2）谓语：是指康复对象将要完成的行动。

（3）行为标准：是指行动所要达到的标准或水平。

（4）条件状语：是指主语在完成该行为时所处的条件状况，即在何种情况下完成该行为。它不一定在每个目标中都出现。

（5）评价时间：是指康复对象应在何时达到目标中陈述的结果。

3.制定护理目标的注意事项

（1）目标的陈述应简单明了。

（2）目标陈述的主语是康复对象而不是护士。

（3）一个护理目标中只能出现—个行为动词，但针对一个护理诊断可制定多个目标。

（4）目标要切实可行，患者能够做到，而且在护理工作范围之内，可以通过护理措施达到。

（三）制定康复护理措施

护理措施是指康复护士为了帮助康复对象达到护理目标，所采取的具体护理方法。

有三种类型：一种是由康复护士决定的独立性的护理措施；一种是来自于医嘱的依赖性的护理措施；另一种是康复护士与其他康复技术人员相互合作决定的相互依赖性的护理措施。护理措施应针对目标制定，要符合实际，患者能做到，不应与其他医务人员的措施相矛盾。

（四）护理计划成文

是指将护理计划书面记录下来。临床上的书写格式有多种多样，但一般采用两种方式记录，一种是将护理诊断、护理目标、护理措施在一个表格中列出；另一种则是采用标准护理计划的方式。

第四节　实施康复护理措施

实施是康复护理程序的第四步，是执行康复护理计划的过程。是能否达到预期康复效果的关键时期。依靠康复护士才智、专业知识、沟通技巧、观察能力和熟练的操作技能，围绕康复医疗总体计划，采用适当的方法，逐项落实，以达到预期的康复护理目标。

（一）实施阶段工作内容

1.执行制定的康复护理措施。

2.继续收集资料，评估患者的健康状况和对措拖的反应，以便随时进行调整。

3.写出护理记录，可采用 PIO 记录格式：

P=Problem（问题）

I=intervention（措施）

O=outcome（结果）

（二）、实施方法

1.直接提供护理　即由计划者按计划对所负责康复对象执行直接护理活动。

2.监督护理　对分配给他人执行的计划，检查评价其完成的情况。

3.教育康复对象及家属，鼓励参与护理活动。

第五节　评价康复护理效果

评价是康复护理程序的最后一个步骤。是将康复对象目前的健康状态与原定目标进行比较，以判断护理效果的过程。包括以下几个步骤：

一、收集资料

收集康复对象目前健康状态的资料，即执行护理措施后的反应。

二、比较资料与目标并做出判断

按照护理目标中的评价时间，将目前的健康状况与原目标进行比较，以判断目标是否实现。衡量目标实现程度的标准有三种：①目标完全实现。②目标部分实现。③目标未实现。

三、重审护理计划

1.对目标部分实现或未实现的原因进行分析

（1）所收集的资料是否准确、全面？

（2）护理诊断是否正确？

（3）护理目标是否切实可行？

（4）护理措施是否正确?实施是否有效？

（5）康复对象是否配合？

（6）康复对象的病情是否有了新的变化？

2.对健康问题重新评估，做出全面决定,一般有四种情况：

（1）停止：①目标完全实现。②计划不妥或有错误。

（2）继续：问题尚未解决，继续执行计划。

（3）排除：对可能的诊断，经一段时间的观察和护理，进一步找出或否认支持依据。给予排除或确定。

（4）修订：对计划中不合理或有错误的地方予以修改，对新出现的问题，需要增加护理计划的内容。

附 "148 项护理诊断

（一）交换

1.营养失调：高于机体需要量

2.营养失调：低于机体需要量

3.营养失调：潜在的高于机体需要量

4.有感染的危险

5.有体温改变的危险

6.体温过低

7.体温过高

8.体温调节无效

9.反射失调

10.有自主反射失调的危险

11.便秘

12.感知性便秘

13.结肠性便秘

14j 腹泻

15.排便失禁

16.有便秘的危险

17.排尿异常

18.压迫性尿失禁

19.反射性尿失禁

20.急迫性尿失禁

21.功能性尿失禁

22.完全性尿失禁

23.有急迫性尿失禁的危险

24.尿潴留

25.组织灌注量改变（特定型）（肾、脑、心肺、胃肠、外周血管）

26.有体液不平衡的危险

27.体液过多

28.体液不足

29.有体液不足的危险

30.心排出量减少

31.气体交换受损

32.清理呼吸道无效

33.低效性呼吸型态

34.不能维持自主呼吸

35.功能障碍性撤离呼吸机反应

36.有受伤的危险

37.有窒息的危险

38.有中毒的弦险

39.有外伤的苑险

40.有误吸白航险

41.有废用综羚征的危险

42.乳胶过敏反应

43.有乳胶过敏反应的危险

44.保护能力改变

45.组织完整性受损

46.口腔粘膜改变

47.皮肤完整性受损

48.有皮肤完整性受损的危险

49.牙齿异常

50.适应能力下降：颅内的

51.能量场紊乱

（二）沟通

1.语言沟通障碍

（三）关系

1.社交障碍

2.社交孤立

3.有孤独的危险

4.角色紊乱

5.父母不称职

6.有父母不称职的危险

7.有亲子依恋改变的危险

8.性功能障碍

9.家庭作用改变

10.照顾者角色困难

11.有照顾者角色困难的危险

12.家庭作用改变：酗酒

13.父母角色冲突

14.性生活型态改变

（四）赋予价值

1.精神困扰

2.有精神困扰的危险

3.潜在的精神健康增强

（五）选择

1.个人应对无效

2.调节障碍

3.防卫性应对

4.无效性否认

5.家庭应对无效：无能性

6.家庭应对无效：妥协性

7.家庭应对：潜能性

8.潜在的社区应对增强

9.社区应对无效

10.执行治疗方案无效（个人）

11.不合作（特定的）

12.执行治疗方案无效：家庭

13.执行治疗方案无效：社区

14.执行治疗方案有效：个人

15.抉择冲突（特定的）

16.寻求健康行为（特定的）

（六）移动

1.躯体移动障碍

2.有周围神经血管功能障碍的危险

3.有围术期受伤的危险

4.行走障碍

5.借助轮椅活动障碍

6.转移能力障碍

7.床上活动障碍

8.活动无耐力

9.疲乏

10.有活动元耐力的危险

11.睡眠型态紊乱

12.睡眠剥夺

13.缺乏娱乐活动

14.持家能力障碍

15.保持健康能力改变

16.术后恢复延迟

17.成人生存能力衰退

18.进食自理缺陷

19.吞咽障碍

20.母乳喂养无效

21.母乳喂养中断

22.婴儿喂养困难

23.沐浴或卫生自理缺陷

24.穿着或修饰自理缺陷

25.入厕自理缺陷

26.成长发展改变

27.有发育异常的危险

28.有成长改变旳危险

29.迁居应激综食征

30.有婴儿行为紊乱的危险

31.婴儿行为紊乱

32.潜在的婴儿行为调节增强

（七）感知

1.自我形象紊乱

2.自尊紊乱

3.长期自我贬低

4.情境性自我贬低

5.自我认同紊乱

6.感知改变（特定的）（视、听、运动、味、触、嗅觉）

7.单侧感觉丧失

8.绝望

9.无能为力

（八）认识

1.知识缺乏（特定的）

2.认识环境受损综合征

3.急性意识障碍

4.慢性意识障碍

5.思维过程改变

6.记忆受损

（九）感觉/感情

1.疼痛

2.慢性疼痛

3.恶心

4.功能障碍性悲哀

5.预感性悲哀

6.经常性悲哀

7.有暴力行为的危险：对自己或他人

8.有自伤的危险

9.创伤后反应

10.强暴创伤综合征

11.强暴创伤综合征：复合反应

12.强暴创伤综合征：沉默反应

13.有创伤后综合征的危险

14.焦虑

15.对死亡的焦虑

16.恐惧

第六节　康复护理技术在病房延续

　　康复护理技术训练简称护技训练，是康复护士在病区根据患者的康复治疗强度和病情需要，制定相应的计划，采取相应的康复护理技术，对患者实施延续性的指导和训练。

　　根据患者躯体功能障碍及康复延续性的特点，如患者在接受各种康复治疗中，其治疗时间有限、时间短暂及康复需延续的矛盾，尤其是轮椅转移、持拐步行、手外伤、骨伤的功能训练等需在病区延续，才能获得较佳效果，而24小时中与病人接触时间最长，最频繁、最密切的是护士，根据护士24小时延续工作的特点，及对病人的需求更了解，对患者生活自理，功能训练指导更直接，并使病人达到更好的康复效果。

一、　护技训练的目的

　　1.在病房正确应用护理技巧进行 ADL 延续训练

　　在康复治疗室，患者的训练项目基本上都是被拆分进行的，不具有连续性，如单独的穿衣、转移等，而且患者处于被动状态听从治疗师的指令进行，治疗效果受患者积极性的影响波动较大。病房是患者生活起居的第一场所，洗漱、穿衣等都是必然要进行的，如果此时进行恰当地训练指导，患者会更易于理解和接受，积极性会更高。更重要的是病房设施与康复治疗室有所差异，患者在治疗室能完成的项目在病房未必能完成，在病房进行延续性训练，作为一种康复治疗的有益补充，使患者能够"学以致用"，从而达到康复治疗的实用化、生活化、趣味化。

　　2.充分利用患者在病房的时间

　　患者在康复治疗室，受治疗场所与治疗师时间等因素的制约，患者只能在相应的时间内完成有限的康复治疗，而在病房的时间则较为充裕，如能充分利用、合理安排患者的空闲时间，如早上、中午、晚上进行恰当的训练，患者就会更易于接受综合的康复训练。

3.正确疾病宣教，引导患者参与自我护理

康复护理不同于临床护理，其服务对象多为残疾者、慢性病者，此类患者具有病程长、恢复慢，反复发作等特点，通常需要患者进行自我功能锻炼，对疾病进行正确的防治，保护身体发生再次损伤。但患者在长期治疗过程中对医生护士已形成依赖性，如无正确宣教来引导患者养成正确对待疾病的态度，患者通常离开医院就不再进行自我训练，生活方式和行为方式无自我约束，体质容易下降,疾病容易再次发作或出现并发症。护技训练通过知识宣教，给予必要的技术指导和监督，改变不利于健康的行为，养成有益健康的生活方式和行为。

4.改善精神状态，改善身心功能

根据患者的心理状态，利用护技训练的特殊性，引导负面情绪进行渲泻，通过轻松、向上、趣味性强的训练项目使患者精神愉悦，产生乐观积极的情绪，利于疾病的治疗及身体的康复。

二、训练的特点

1.延续性 是多种康复治疗在康复病房的延续。

2.专科性 具康复护理的专科特点。护理人员除掌握基础护理知识外，还应掌握康复护理的专科知识，如功能评定、生活能力评定等知识。

3.创新性 训练项目可根据场地，功能设计训练方式。

4.趣味性 在康复病区进行集体训练或手工艺制作，寓教于乐，在日常生活即可进行，患者更易于接受。

5.多样性 病人的病种不同，身体条件不同，病情程度不一，而生活习惯和志趣及需求又有很大的差异，这便决定了其工作内容及护理方式的多样性。

三、训练内容

从人体健康与疾病的发生和转归来看,预防、保健、医疗、康复，是人们从无病到有病、从有病到痊愈的医学过程。现代医学的总体要求是无病早防、有病早治、治中有防、保健康复。要达到这些要求，就必须将康复医学、护理学与预防医学、临床医学和保健医学的功能融为一体，而康复护理学的工作内容充分地体现了这种功能和作用。康复护理的工作内容首先要求护理人员树立一体化的工作指导思想，转变既往打针、送药等单纯执行医嘱的传统工作模式。其次，在履行护理工作任务中，注意疾病知识的宣传教育，在病人护理的过程中，注意功能锻炼，预防继发性疾病及并发症。目前我院的训练项目主要有良肢位摆放、病房 ADL 训练、烧伤皮肤护理指导、心理护理、骨创康复科专设护技训练室以集中病人进行文体疗法，手工艺制作等训练，目前工作的开展已形成一定的程序并在手功能障碍患者的延续训练方面取得较好的成绩。

四、训练方法

一般先根据病人情况全面评估,根据患者现存功能或各治疗室意见安排训练项目,根据训练项目有计划地逐项落实,并根据患者情况调整训练项目。

五、训练形式

1.单独训练 由护士单独对患者进行训练,及时纠正患者的异常情况,如步态训练,良肢位摆放等。

2.集体训练 把同种病患者集中起来,进行训练,如手功能障碍患者共同进行手工艺制作,扎花、剪纸等。

3.自我训练 主要指患者主动在自我状态下完成的训练。如腰部疼痛患者经数次监督后可自觉进行腰背肌锻炼,临睡前或起床后自觉做腰部医疗体操等。

六、不同于传统的护理模式:

临床医院的护理模式是每天繁重的药物治疗与临床护理、生活护理等工作,护士似乎已成为打针、吃药的代名词,难免使患者感到恐惧和厌烦。而这种护理模式的开展,工作重点转移到日常生活训练、健康指导为主,拉近了护士与病人之间的距离,使患者在娱乐治疗及训练中体会到乐趣,针对患者存在的心理问题予以心理疏导,使患者的身心健康进一步恢复。

七、与康复治疗的关系

护技训练与康复治疗关系紧密。

1.护技训练为康复治疗提供前提条件,如护技训练中的烧伤皮肤护理及良肢位摆放的指导,在康复治疗之前就应开展,为更好地康复提供基础。

2.护技训练是多种康复治疗在康复病房的延续。运动治疗中的部分肌力训练、平衡训练等,需在病房中加强训练 。作业治疗室的治疗完毕,回病房的实际应用由护士配合指导等。

八、 加强与各治疗室的沟通,使训练工作更具有延续性,更具体化。特别是特定环境的训练、技巧性训练、娱乐性训练更加细化,训练内容更多样化。对患者的心理护理在不知不觉中进行,使患者更易于接受和理解。进行健康指导要认真引导,使患者更清晰自我行为与疾病之间的关系,从而乐于参与。

第七节　小儿脑瘫的康复

【概述】

一、定义

脑性瘫痪是指自受孕开始至婴儿期脑发育阶段非进行性脑损伤和发育缺陷所导

致的综合征，主要表现为运动障碍及姿势异常

二、临床分型

根据临床特点分型 2006 年 8 月，在长沙召开的第二届全国儿童康复会议暨第九届全国小儿脑性瘫康复学术会议依据运动障碍的性质和体征将脑性瘫痪分为 6 种类型：

（1）痉挛型:以锥体系受损为主。病变部位不同，临床表现也不同。

（2）不随意运动型:以锥体外系受损为主，不随意运动增多，表现为手足徐动、舞蹈样动作、张力失调、震颤等。

（3）强直型：较为少见，出锥体外系损伤所致，呈内轮、铅管样持续性肌张力增高。

（4）共济失调型：主要损伤部位为小脑，表现为平衡障碍，肌张力低下，无不自主运动：本体感觉及平衡感觉丧失，不能保持稳定姿势。

（5）肌张力低下型：主要表现为肌张力低下，肌力降低。

（6）混合型：同一患儿表现行两种或两种以上类型的症状，以痉挛型和不随意运动型症状同时存在为多见。

2.根据瘫痪部位分型　根据受累部位不同可分为：①单瘫，单个肢体受累;②偏瘫，半侧身体受累；③四肢瘫，四肢受累，上、下肢受累程度相似；④截瘫，双下肢受累；⑤双瘫，四肢受累，上肢轻，下肢重;双重，四肢受累，但上肢重于下肢 。

三、病因

导致脑瘫的直接病因是脑损伤和脑发育缺陷，可发生在出生时，也可发生在出生前或出生后。

1.出生前因素　包括母体因素和遗传因素

（1）母体因素：妇女在妊娠期大量吸烟、酗酒、吸毒、用药，患有妊娠期高血压综合征、心力衰竭、贫血、糖尿病、先兆流产以及妇女妊娠早期患风疹、带状疱疹、感冒等

（2）遗传因素：可导致胎儿中框神经系统的先天畸形，如神经管闭合不全、神经元移行、脑回形成障碍等。

2.出生后因素　包括胎龄、体重因素、分娩时国素等

胎龄及体重：胎龄<32 周、出生时体重<2000 克，成胎龄>42 周、出生时体重>4000 克。特别是在早产末成熟儿和足月小样儿中，缺血缺氧性脑病和颅内出血的发生率明显增高。

（2）分晚时因素：产程过长、胎位异常、脐带脱形或脐带绕颈等。

3.出生后因素　新生儿呼吸窘迫综合征、新生儿期惊厥、缺血缺氧性脑病、核黄疸、新生儿期的脑外伤，脑部感染等。

四、主要功能障碍

小儿脑瘫脑越损伤的结果，除了运动与姿势异常的主要症状外，必然会有许多

与脑损伤相关的合并障碍。常见的合并障碍癫痫，认知行为障碍，视觉障碍、听觉障碍、语言障碍等。

1.癫痫 是小儿神径系统障得的代表疾病，其病率在我国为 0.3%6-0.6%。脑瘫患儿中的癫痫有许多是继发于新生儿痉挛，其临床发作类型以全身性阵挛发作、部分发作和继发性大发作为多。

2.视，听觉障碍 视、听觉障在脑性瘫痪合并障碍中占第二位，一般发生率为10%左右:在脑的早期诊断时定要注意发现患儿的视觉和听觉障碍。视觉障碍主要表现为内、外斜视，视神经娄缩，动眼神经麻痹，段球及皮质盲。听觉障碍主要表现为听力低下、吐字不清等。

3.认知障碍 部分脑瘫患儿有不同程度的智力障碍，可导致其对语言的理解及表达能力低下。这些患儿还常伴有注意力不集中、多动、语言交流欲差等，阻碍了语言发育。

4.语言障碍 脑瘫患儿的语言障碍发生率为 70%~75%。语言障碍的症状轻重程度不一，临床表现相对复杂。脑瘫患儿语言障碍类型主要包括运动性构音障碍、语言发育迟缓及其他语言发育异常如声音异常、流畅度异常等。

五、诊断与鉴别诊断

1.临床诊断 脑瘫的诊断主要依幕病史及体征检查，辅助诊断可>于婴儿期，呈非进行性，但若未能获得早期诊断和合理治疗，将会发生肌腿挛缩，关节畸形，致使症状加重并使异常姿势反射和运动模式固定下来，故其早期诊断十分重要。

2.鉴别诊断 临床上需将脑瘫与下列疾病相鉴别:

（1）精神运动发育迟滞：在婴儿期亦可表现为肌张力低下，运动发育迟滞。但随着年龄的增长，该类患儿无肌肉、强直及姿势异常等神经症状，仅表现为对周围的人与事物漠然、不关心及精神与运动发育整体延迟。而脑除运动发育的落后外，尚有异常肌紧张及神经系统的临床症状等。

（2）脑发育畸形：尤其是小脑畸形。头围低于正常值 2~3 个平均差，或低于同龄儿平均值 3 厘米，并表现前囟早闭者即可诊断为小头畸形。这种患儿婴幼儿期可见运动与精神发育迟滞，进入学龄前期则以精神迟滞更为明显，虽有运动发育迟滞，但无异常姿势与异常的运动模式，不难与脑瘫鉴别。

（3）产伤：臀位产、过熟儿分娩时过分牵拉上肢会引起臂丛神经损伤。多为一侧性，也有两侧同时发生者。有的患儿可能并未注意到是否从新生儿期开始即有上肢活动减少。若表现为不完全性瘫痪，应与脑瘫中的偏瘫或单瘫相鉴别。臂丛神经麻痹是周围神经损伤，以肌张力低、肌力低下为特征，易与中枢性瘫痪的偏瘫、单瘫鉴别。

（4）先天性肌弛缓：患儿出生后即有明显的肌张力低下，肌无力，腱反射减退或消失。

（5）进行性脊髓肌萎缩症：于婴儿期起病，肌无力呈进行性加重，肌萎缩明显，健反射减退或消失，常因呼吸肌功能不全而反复患呼吸道感染，肌肉活组织检查可助确诊。

【康复治疗】

一、康复目标

（1）改运动功能，最大限度地降低患儿线疾程度，尽可能使其正常化
（2）提高生活自理能力
（3）提高交流能力
（4）据高社会适应能刀

二、康复基本原则

1.早期干预　婴幼儿时期的脑生长发育快、代偿性和可塑性强，是学习的最佳时期，这时期从外界始下刺激性治疗相功能训练，可使儿在康复治疗过得中，不断的纠正异常，学习和建立正常的模式和功能，达到最佳效果。

2.综合性康复　综合性康复是以患儿为中心，组织各科专家、治疗师、护师、教师等共同制订全面系统的康复训练计划，进行相配合的综合性康复，以达到患儿的身心康复。

3.与日常生活活动相结合　脑瘫患儿的异常运动和姿势模式体现在口常生活活动中，因此康复必须与日常生活作紧密结合。除了正规的康复训练外，还要培训家长和看护者，开展家庭康复，注意采用正确的抱姿和转移方式，注意患儿的营养状况、免疫功能、生活环境和条件，预防并发症，制作和采用简单适用的辅助器具等。不仅使患儿学会日常生活活动能力，而且学习和注意保持正常运动和姿势模式，抑制异常模式，积极主动地参与到康复训练中。

4.符合儿童发育特点及需求　小儿脑瘫的康复治疗，既要考虑到环境，氛围、条件又要采用符合儿童发育特点的治疗方法，最大限度地引导和诱导患儿的自主运动，充分尊重儿童的感受，采用安全有效的治疗技术，尽量减少不良刺激，避免造成痛苦和损伤。

5.遵循循证医学的原则　小儿脑的康复治疗要防止在未经科学检验的基础上，盲目地强调某种方法的奇妙性、面用药物，盲目地应用某些仪器设备或临床治疗方法。要重视康复医学的团队作用，既要积极引进和学习各类现代康复方法，也要努力发掘中华民族传统医学宝藏的各类理论与方法，实现真正意义上的中西医结合，康复训练与包括手术、药物、辅助器具等在内的其他康复治疗方法和途径相结合的综合康复。

6.积极推进小儿脑瘫的社区康复　我国是人口大国，康复事业起步较晚，小儿脑康复尚未形成体系，康复设施机构尚不能满足需求，因此开展社区康复和在家庭中进行指导的康复，与社区医疗、社区服务、妇女儿童保健、教育、社会环境改造以及宣传教育改变人们的思想观念等社会活动相结合，逐渐形成适合我国国情的小儿脑康复模式是实现所有脑纯患儿得到康复服务的必由之路。

三、康复治疗方案

小儿脑瘫的现代康复治疗应采用包括运动疗法、作业治疗、言语治疗、药物治疗、手术治疗等的综合康复治疗手段，结合心理康复、教育康复及社会康复，使脑瘫患儿在身体、心理、职业、社会等方面达到最大程度的恢复和补偿。

1.运动疗法　小儿脑瘫的康复治疗广泛应用运动疗法，涵盖了运动疗法的所有内容，如主动运动的随意运动、助力运动、抗阻力运动；被动运动；等长运动；等张运动的向性及离心性运动；等速运动；放松性运动；力量性运动；耐力性运动；局部运动；整

体运动；徒手运动；器械运动等。日前临床上仍以 Bobath 法为主，其属于神经发育促进技术，是英国医学博士、小儿神经病学者 Karel Bobath 及其夫人 Berta Bobath 合作创建的一种治疗脑性运动障碍的理论与治疗手法。运动疗法的要点包括头部的控制、支撑抬起训练、翻身训练、坐位训练、膝手位和高爬位的训练、站立和站起训练、步行训练步态改善和实用性训练等。

（1）训练头部控制的方法：

1）痉挛型：此类患儿经常头后仰，训练者将两手放在患儿头部的两侧，把颈部向上拉长，并用前臂将患儿的肩膀往下压。用手抓住患儿的前臂，将患儿的手抬高且往外转，拉坐起来，即可使患儿的头抬高面保持正位。

2）不随意运动型：此类患儿的扇关节常外旋，双手或单手扭曲，训练者将患儿的手臂拉直往内转且稍往下压，慢慢将患儿拉坐起来，可促进患儿的头部保持抬高而向前。

3）肌张力低下型：由于肌张力低下，患儿的头部无法控制在正中位置，训练者用手抓住患儿肩部，将大拇指顶在胸前，使肩部向前以给患儿较大的稳定性，并协助将头抬起。

（2）四肢训练方法

1）上肢：对痉挛型患儿，头常歪向一侧，肩关节内旋下沉、手肘屈曲、前臂内旋而掌心朝下，腕关节曲，大拇指握于心。练者可将患儿手臂抬高、伸直、向外并将拳头张开。若肘部弯曲严重.可将肘部向内或向外旋转，同时将其手臂仲直。若患儿的举头紧握，可利用手臂伸直外旋的方法使手胞和手指都自然伸直。对于不随意运动型儿，常见典型的伸直模式，患儿肩岸关节外旋，双手或一手挛屈，关节过分挛缩现象常见，练者可将患儿的手向内转而稍称微往下拉，当患患向前拉时，再慢慢将其手向上抬，如此可促进患儿头前屈、拱背，并改善髋关节过分届曲现象。

2）下肢：下肢呈僵直状态并加紧时，最佳话动方法是控制膝关节，使双下肢外旋，然可轻易分开；双下肢夹紧时可将髋关节即可使其放松。

3）翻身的训练方法：忠儿仰卧于训练垫上，训练者跪在患儿足侧，先使患儿双下肢伸展、分开，然后双手分别提患儿的双踝部,，让患儿双腿交义带动髋部，使骨盆旋转，继而带动躯干旋转，最后带动肩部转动，完成向俯卧位的翻身。从俯卧位向仰卧位翻身方法相同。也可从肩部开始训练，以肩部的旋转情动驱干、骨盆

及下肢。让患儿仰卧位，训练者跪在患儿头侧，令患儿双上肢伸直并上举过头，然后双手据住患儿双肘部或者一侧肩部，使部做旋转运动。从而完成翻身动作

（4）坐姿训练

1）痉挛型：先将患儿的两腿分开，上身前倾，并用手将其下肢压直，并且鼓励患儿向前弯腰。

2）不随高运动型：将患儿双足并屈前，并用手抓住其肩膀，向前内方旋转，让患儿川双手撑在两旁支持自己。

3）肌张力低下型：训练者地住患儿，用双手在患儿的腰椎部位往下压，并用大拇指放在其脊椎两旁给以固定力，可促进患儿头及躯干的伸直。当患儿学会坐稳后，可经常前后、左右推动患儿，让其学会在动态中保持平衡。

（5）爬行训练：当患儿刚开始学习爬行时，要以手固定骨盆，轻轻地将骨盆向上提，左石交替，有助于练习爬行。选容易回转的场地，使其俯卧，在其能够抓到的地方摆放玩具，让其用一只手去抓，如果同侧下肢不能屈曲，要协助其提起；摇晃玩具引，然后再调换方向让其抓取。

（6）站立及站起训练：患儿在独自站立前可先进行扶站，注意保持、髋、膝、踝的正常对线、将重心效于双足之间，站起调练可锻炼下题力，为步行定基。训练步可参照脑中卒的康复。

（7）步行训练：步行对患儿建立自信心和参各种活动十分重要，此训练可提高患儿在行走中控制躯干及下肢的能力，以逐步扩大其活动范图，增加与外界接触的机会，调练时应及时娇正患儿出现的异常车态并注意安全。

1）平行杠内行练：患儿站在平行杠内，双手分别握住双杠。训练者位于患儿身后，双手状住消几一侧膝关节和关节；让儿另一侧下肢回辈、抬起，然后是足跟先着地，足趾后者地。

2）助行器助辅训练：足下垂的患儿应佩戴娇形器后练习行走、患儿双手扶在助行器上，练习独立行走，调练者应在患儿身边保护，并随时纠正异常姿势，以免发生危险。

3）引导步行调练：训练者站在患儿一侧，拉着其手臂，诱导其练习步行。

（8）手部动作训练：训练患儿手张开时，可轻轻敲打其手背，使其放松，再顺势将手打开；练习激抓反应时，可将小玩具塞入患儿的手心，并稍用力压一下，患儿的手就会较容易抓住玩具；在训练抓拿与放置的连续动作时，可让患儿进行套圈训练。训练双手并用时，可用能连接和拆开的积木进行训练；还可训练患儿用双手放在地面支撑身体的动作，可使其手指张开，并缓解于指屈肌的紧张程度。

2.作业疗法 通过游戏，作业及各种技能训练，增加患儿的躯体感觉和运动能力，促进其身体的协调运动、精细动作、手眼协调能力，改善其注意力、认知和解决问题的能力，提高生活自理和社会适应能力，逐步达到个人和社会生活上的自立。主要内容包括：

1）肩肘关节的伸屈功能和灵活性训练：如推拉砂磨板、投接球、套圈等。

（2）手指的协调性和灵活性训练：可提高患儿手眼协调能力，提高注意力，提

高感知能力，如泥塑、弹琴、书法、镶嵌板的匹配，结绳、系扣、解扣等。

（3）日常生活活动能力调练：包括穿脱衣训练、进食训练、个人卫生训练、移动能力训练等。

3.言语治疗 脑瘫患儿的语言障碍主要表现为构音障碍和语言发育迟缓。对于构音障碍的训练主要包括基本语言运动功能的刺激和促进，改善呼吸、增加面部活动等；对于语言发育迟缓的患儿，应根据患儿的年龄、训练率、康复效果制定系统的训练方案，以促进其发音，使用语言符号、理解语言概念和含义，逐步训练使患儿具有语言交流能力，从而最大限度地降低语言障碍。

4.感觉合训练 感觉统合是指个体对进入大脑的各种刺激（视、听、触觉等）在中框神经形成有效组合的过程。对脑瘫患儿的感觉统合训练常采用游戏的形式吸引其参加，丰富患儿的感觉刺激，让其在特定的环境下进行，关键是能同时给予患儿前庭觉、肌肉、关节、皮肤触觉，视、听、觉等多种刺激，并将这些刺激与运动相结合，以治疗感觉统合失调症。

5.辅助器具及矫形器的应用 可矫正肢体畸形，保持良好肢位，支持体重，增加肢体实用功能，矫正异常姿势，提高和保持疗效。在治疗上常用的辅助器具为保持坐位姿势辅助器具、立位姿势辅助器具、移动用辅助器具。

6.心里康复 通过与他人的日常接触及各种教育训练活动，较少或消除脑瘫患儿的心理障碍，调整人际关系，恢复和形成患儿正常的心态和人格。在康复训练中应尽可能多地为患儿提供成功的体验，及时给予表扬和鼓励，帮助其树立信心，对患儿因能力而造成的失误及遇到的困难均应给予极大的关怀和帮助，用爱逐渐打开患儿封闭的心灵使其能接纳他人，愿意与他人交往和游戏，也意接受训练者实施的康复训练措施，为患儿融入社会群体打下良好的基础

7.物理因子治疗 如功能性电刺激、神经肌肉电刺激、水疗、脑循环功能治疗等可对脑患儿的功能训练起到辅助作用

8.传统康复治疗 针灸、推拿是我国治疗脑瘫患儿的常规项目，具有自身特色，是对脑瘫康复治疗的有效补充。其他如气功、拔火罐、刮痧、点穴等也有一定疗效。

9.其他疗法 包括药物和手术治疗等。药物治疗主要针对脑瘫患儿的伴随症状和并发症。必要时可选择抗感染药物、抗癫药物、降低肌张力的药物（地西泮、巴氯芬口服或鞘内注射等）、抑制不自主运动的药物（左旋多巴和苯海索等多巴胺类药物）、神经肌肉阻滞剂、各类神经生物制剂等。手术治疗的目的是减少痉李，改善功能，矫正畸形，稳定关节。在我国开展较为广泛的手术包括脊神经后根切断术、选择性周围神经部分切断术、肌驶手术和骨关节矫形手术。提倡矫形外科医师与康复科医师、康复治疗师及相关人员的合作，做好手术适应证的选择、手术与康复训练的结合、术后以及矫形器的应用等。

小儿脑瘫的预后，取决于合理开展综合康复治疗时间的早晚、大脑损害程度的轻重及是否存在并发症等因素。因要儿大脑发育还未成熟，容易控制、重塑脑功能，并诱发应有的生理反射，促使残存组织发挥代偿作用。因此，对脑瘫患儿应做到早发现、早断、早治疗。积极防治小儿脑瘫是全社会和家庭的共同愿望。

第八节　儿童孤独症的康复

【概述】

一、定义

儿童孤独症又称儿童自闭症，是一种发生在儿童早期的广泛性发育障碍性疾病，通常起病于 3 岁之前。它是由多种因素引起的以社会交往障碍、语言发育障碍、兴趣范围狭窄以及刻板重复的行为方式为基本临床特征的一组复杂的行为综合征。2-5 岁是孤独症行为最为明显的阶段。因为患者缺乏社会交往的能力和兴趣，沉浸在自我封闭的世界里、故称为"孤独症"

二、病因及主要临床表现

1.病因孤独症病因至今尚不明确，可能与下列因素有关

（1）遗传因素：对有孤独症患者家族的研究发现，儿童孤独症同胞患病率为 3%-5%，是一般人群发病率的 50-100 倍。某些遗传疾病（如苯丙酮尿症、结节性硬化症等）常伴有典型的孤独症症状。

（2）孕产期高危因素：母亲孕龄偏大、妊娠期有精神抑郁、吸烟史、病毒感染、高热、服药史、剖宫产、患儿早产、出生时低体重、产伤、呼吸窘迫综合征及先天畸形等，均可导致儿童孤独症的发生。但现在研究学者普遍认为，上述因素并非本病的直接原因，它们只是加强了已存在的遗传易感性，增加了发病的危险。

（3）神经生物学异常：许多患儿合并脑电图异常、脑器质性病变如脑瘫、癫痫、弓形虫病等。

（4）家庭环境：不正确的教养方式如打骂或惩罚，可引起患儿的情绪障碍，可能与孤独症患儿攻击、自伤等行为有关。

2.主要临床表现

（1）社会交往障碍：是孤独症的核心症状。孤独症愚儿不能进行社会交往，对社会、熟人和陌生人不加区别地表现出冷漠。他们非常被动，能够接受社交性的亲近，但不会主动开始这种社会互动。孤独症患儿对同龄人没有任何兴趣，自己的兄弟姐妹也不例外，对父母或其他亲人缺乏依恋感，往往对某些物品产生依恋，如某个玩具或一些奇怪的东西。

（2）语言发育障碍：语言发育迟缓是孤独症的重要表现。20%~25%的患儿终生不说话，能够发展语言能力的孩子在时间上也会比正常孩子晚很多，并且语言能力也非常有限，这也是最早和最容易引起父母注意的症状。患儿所使用的词汇很少，重复性语言较多，常自言自语不知所云。患儿在语调、语速及节律方面也存在异常，常语调单有时用高尖的声音说话，不能控制音量。

（3）兴趣和行为异常：患儿兴趣狭窄和异常，往往对无生命的物品特别感兴

趣，不许他人改变事物的固定模式。他们不能够在已有经验的基础上进行创造性思考，常常重复刻板的动作，如来回踱步、拍手、转圈或摆弄玩具等。在行为方面患儿常有攻击性行为，包括自伤和攻击他人。模仿他人动作是与生俱来的一种能力，对孤独症患儿来说，通常是滞后的，有些病情严重的患儿，终生也不会模仿。

（4）智力和认知功能障碍：25%的患儿智力水平正常（1Q=70），25%的患儿出现轻度智力障碍（1050-70），50%的患儿存在中重度智力障碍（1Q≤50）。但极少数患儿智力发育呈"岛状"成熟现象，对音乐、绘画、计算、推算日期、背诵和机械记忆等，有超常能力，被称为"白痴天才"。在认知功能方面，患儿存在注意力过于分散，对某

些刺激过于敏感，而对其他刺激则又反应迟钝；缺乏想象力，存在语言认知障碍，只能理解他们熟悉的物品名称或简单指令。

（5）感知觉障碍：患儿对特殊的感觉刺激反应异常，有时对触觉、痛觉、声和光等感觉过敏，有时又特别迟钝

三、诊断要点

问病史详细了解患儿的生长发育过程，包括运动、言语、认知能力等。针对发育落后的领域和异常行为要进行询问，注意出现的年龄、持续时间、频率及对日常生活的影响程度。

2.精神检查　主要采用观察法，患儿常存在兴趣狭隘、有刻板动作、对父母和亲人淡漠、回避与人目光对视、缺乏交流等。

3.量表评估　有助于评估诊断儿帝孤独症及了解患儿的智力情况，如儿童孤独症评定量表（childhood autism rating scale，CARS）、孤独症行为检查量表（autism behaviorchecklist，ABC）、格塞尔发育量表（Gesell developmental schedule，GDs）等。儿童孤独症的早期诊断较为困难，尤其在 2 岁以前，对于裂幼儿语言发育落后和行为异常者可应用婴幼儿孤独症查表（checklist for autism in toddlers，CHAT）进行筛查。

4.其他辅助检查　可协助诊断.如头部 CT、MRI、脑电图、诱发电位、血铅检测血汞检测和染色体检测等。

四、临床治疗

1.早期干预　父母和家庭成员应积极参与治疗，尽可能多地了解孤独症相关知识配合专业人员共同进行早期干预。

2.药物治疗　由于儿童孤独症病因尚不明确，而且个体差异很大，所以迄今为止没有特效药可以治疗，某些药物只能改善症状。如氟哌啶醇能改善刻板重复动作，哌甲雷等中枢兴奋剂可改善注意力不集中和多动情况。

3.康复治疗　包括语言康复治疗、认知训练、行为治疗、社会交往能力训练，日常活技能训练及中医传统康复治疗等。

【康复治疗】

一、康复目标

（1）提高生活自理能力
（2）学习语言交流、促进社会交往
（3）矫正异常行为。
（4）提高自我生存和发展的能力

二、康复治疗原则

（1）早诊断，早治疗
（2）持之以恒。
（3）以康复治疗为主，辅以药物治疗

三、康复治疗方法

1.行法疗法　行为疗法在儿童孤独症治疗中起着非常重要的作用，主要通过行为干预增强学习的效果，从而消除不良行为。这种疗法采取"一对一"的方法训练，对患儿的配合力、模仿力、不良行为进行训练与矫正，对患儿的认知、语言、精细动作、运动和社交等方面进行教授。通过训练可使患儿的依从性和模仿力增强，减少不适当的行为，提高群体家庭生活的能力。目前，最广泛应用的是应用行为疗法（apphied behavioranalysis，ABA），该疗法运用功能分析法，从个体的需要出发，采用"ABC"模式，即"起因（需要）—行为—结果（积极或消极强化物）"模式，塑造正性行为。

2.结构化教育　结构化教育是美国北卡罗来纳大学 1971 年建立的针对孤独症儿童的一种教育方法，是目前西方国家评价最高的主流课程，该教育方法强调运用个别化教育，针对孤独症儿童在语言，交流以及感知觉运动等方面的缺陷面设计使用，通过将行为活动分解后分步骤讲解、与视觉刺激相结合的方法近行调练，从而达到掌握正确行为的目的

3.语言康复治

（1）图片交换沟通系统：是由美国安德鲁·邦第（AS. Bondy）等人研究开发出来的一套沟通训练系统。对于几乎没有或者根本没有语言沟通能力的孤独症儿来说，图片是一种比较好的表达交流工具。在训练过程中，需要 1~2 名治疗师，使用的图片最好是拍摄的真实照片，以便患儿能够更好地理解图片，从面更好地表达自己的需求。治疗师可以根据儿童能力发展的情况，适时的增加图片的数量与提高复杂程度，在此基础上引导儿童自发的提出要求，并学习到一定的社会交往技能。这种方法着重引导孤独症患儿沟通的主动性，强调他们反应的自发性，让他们从训练之初便处于沟通的主动位置这与其他语言教学方法只注重沟通技巧的方法有着很大的区别。

（2）自发语言训练：要让孤独症地儿开口说话，非常重要的三个环节是：①善

于发现并利用孩子的兴趣爱好；②运用适当有效的辅助与消退手段；③要奖励孩子的沟通与语言行为。首先治疗帅主动向患儿示范应该说的词句.而不是等他们说错了告诉他们错了，再加以纠正；然后在与患儿沟通的时候，适当的等待或期待是有必要的。在和他们说话后，不必要马上得到回应，应给其适当的反应等待时间，一般 5-10 秒；孩子在做出语言反应前，治疗师可做出手势、躯体动作等提示来进行引导。

4.关系发展干预疗法 此疗法由美国儿童心理学家 Steven Utstein 博土创立。他认为孤独症患儿缺乏"动态智力"，包括经验分析、动态分析、灵活性与创造性地解决问题、远见与自我意识和恢复力。其出发点是先培养学习技能的动机、兴趣，在此基础上

细致并系统地学习各种构建复杂世界的技能，培养患儿的社交能力，使患儿成为一个独立的思考者与问题解决者。这是一种在家庭开展、由父母操作、不受地点与设备的局限，可时刻进行的训练方法。父母与孩子的各项互动能够促进患儿的交流能力，特别是能显著提高患儿的情感交流能力。

5.其他疗法 除上述治疗方法外，还可应用感觉统合训练、听觉统合训冻、游戏治疗、舞动治疗、音乐治疗、中医传统康复治疗等。

【康复预后和预防】
儿童孤独症的预后取决于患儿病情的严重程度、儿童智力水平、教育和干预的时机及干预程度。通常患儿发现越早，干预时机越早，训练强度、程度越高，效果越好。本病起病隐匿，病程漫长，属于终身残疾。大多数父母常忽略儿童的早期症状，或父母早期已经发现儿童异常，但由于部分医务人员对孤独症缺乏必要的认识，而造成误诊或漏诊，延误病情。因此儿童孤独症的康复和预防方法主要有：宣传普及孤独症知识；纠正家长的错误观念；提高专业医生的知识和技术水平；重视早期诊断和早期治疗等。

第九节　精神发育迟滞的康复

【概述】

一、定义与分类

儿童精神发育迟滞（mental retardation，MR）也称儿童智能低下，是指个体在整个发育期，即从出生到年满18周岁，智力水平明显低于正常平均水平，并伴有社会适应能力缺陷。国外曾经有过许多与精神发育迟滞的同义词，诸如精神薄弱（mentaldeficiency）、精神低能（mental subnormality）等。国内过去也曾用过精神发育不全、智力低下、智力缺陷等名称。如今国际上已统一命其 MR，1984 年"中国精神疾病分类方案与诊断标准第二版"已确定用统一学术译名"精神发育迟滞"。

最典型的疾病代表为唐氏综合征。

精神发育迟滞是一种十分常见的智力残疾，但常因诊断概念不一致，调查方法上的差异，导致其诊断标准的不同。目前最常使用的是世界卫生组织的国际疾病分类 ICD-10 和美国精神病学会（APA）的定义及诊断标准和分级标准：①智力比一般水平显著较低，智商<70；②目前适应功能有缺陷或缺损，至少包含两项：言语交流，自我照料家族生活，社交或人际交往技巧，社区设施的应用，掌握自我方向，学习和技能，工作，业余消遣，健康卫生与安全；③起病于 18 岁之前。需要注意的是对于 5 岁之前的儿童很难进行标准化的智力测试，我们在评价过程中若在适应性行为、运动、谱言、社会交往等领域中至少有 2 个领域存在发育的落后和受限，可高度怀疑精神发育迟滞。

轻度精神发育迟滞患病率约为 3%、重度（包括中度）约为 3%~4%。我国的精神发育迟滞患病数量相当严重。在各次调查中，几乎均为：农村患病率高于城市；男性患者略多于女性，男女之比为 1.5-1.8:1

二、病因及主要临床表现

1.病因　精神发育迟滞病闪十分复杂，分为生物因素和社会因素两大类。前者包括先天与后天因素，遗传、基因结构异常、大脑中枢神经损伤等。后者为多种不利的环境因素共同影响的结果，包括家境贫穷、抚养不当、生活环境不佳等因素。早期的营养不良也是造成精神发育迟滞的重要原因之。同时有研究表明精神发育迟滞也与下列因素高度相关：①出生时体重小于 1250 克；②孕期小于 30 周；③脑室内出血/脑室旁白质软化，严重缺氧；④先天性/缺氧性心脏病、血液循环系统衰竭；⑤喂养困难或用胃管进食；⑥长期低血糖；⑦先天性感染；⑧新生儿持续性肺高压；⑨横膈疝气。

2.主要临床表现　根据临床分级，精神发育迟滞按智商水平分为轻、中、重、极重四个等级。精神发育迟滞患儿早期表现为不同程度的感觉运动发育落后、语言发育落构音障碍等。不同水平的精神发育迟滞的临床表现如下：

（1）轻度（IQ55-70）：75%~80%的精神发育迟滞属于此型。此类儿童的一般语言表达能力发育尚可，通过学习，对阅读与背诵无多大困难，应付日常生活交谈也还可以，所以在学龄前期或在短时间的接触中不易被察觉，往往在人学后，发现难，领悟力低，对事物的异同缺乏分析与概括能力，缺乏想象和推理能力。虽能学会简单的阅读与计算简单试题，但作文感觉吃力，解应用题困难，经过努力可以勉强达到小学毕平，有一的社会安往能力，日常生活可以自理。常常表现得循规蹈矩、温和、安静、笨手笨、缺乏主见，依赖性重，对环竟变化缺应付能力，遇有特殊事件时需要支持，较易管理。成年后，可以建立友谊和家庭，在他人照颁下可以从事技能劳动。

（2）中度（IQ40-55），约占精神发育以滞的 12%，组织语言与运动功能发有较正常儿童缓慢、词汇贫乏，部分儿童发音不清，不能完整表达本意，阅读及理解能力有限、数学概念模糊、甚至不能学会简单的计算与点数，虽有一定的模仿能力，但学习能力低下，因此与其短时接触即能察觉。经过耐心训练，可以学会一些简单的生活与工作技能。在辅导下，大部分可以在社区内生活，从事简单，重复的劳动，与亲人和经常接触的人有感情、可以建立较稳定的关系。

（3）重度（IQ25-40）：占本症的 7%~8%。常合并某种脑部损害，并常伴有各种畸形、亦可同时伴脑瘫、癫痫等神经系统症状。其精神及运动发育明显落后，多在出生不久即被发现。语言发育水平低，有的年长后仅能学会说些简单语句，掌握词汇量少、理解困难，表达能力有限。有的几乎不会说话，生活难以自理，无社会行为能力有的经常重复单调，无目的动作和行为，活动过多，如点头、摇摆身体、奔跑、冲撞、自残。部分儿童则发呆、少动、终日困坐。经过长期反复的训练，可能提高一些生活自主能力。少数儿童长大后，在监护下尚可从事无危险性的、极为简单重复的体力劳动。

（4）极重度（IQ25 以下）：占 1%~2%，包括染色体畸变和遗传性代谢疾病，中枢神经系统严重畸形和身体其他部位畸形十分常见。不会说话，也听不懂别人的话，无语言能力、对周围环境与亲人不能辨别、不知躲避危险，仅有哭闹、尖叫等原始情绪反应、有时有爆发性攻击或破坏行为。生活能力极低、几乎全部生活需人照料，在特殊训练之下，也仅能获得极其有限的自主能力。大多数儿童因生存能力极弱与严重疾病而早年夭折。

三、主要功能障碍

精神发育迟滞因成因不同，其伴随神经、肌肉、骨骼和心肺系统的损伤也不同般患儿在各个方面均会有发自迟滞的情况。尤其对于中、重度精神发育迟滞的患儿会引起多重功能障碍，包括运动功能障碍、感觉功能障碍、认知功能障碍、语言功能障碍行为障碍等。

1.运动功能碍　对于精神发育迟滞患儿来说，其本身运动发育缓慢，同时对环境缺乏探索兴趣，这就导致了一个恶性循环，既缺乏动机又缺少动作的经验，此外其平衡和协调能力较差。部分患儿额叶与小脑发育较慢，容易出现肌张力低下合并肌力不足的情况，患儿早期不喜欢俯卧位姿势。对于环境刺激不敏感、缺乏探索行为、常喜欢停留在一个静态姿势下进行自我刺激，使患儿追视、翻身、独坐、爬行、独走等粗大运动育明显滞后于正常儿童，精细动作发育较大运动相比更加滞后。精神发育迟滑患儿，早期通常呼吸较浅，胸廓扁平，易出现呼吸系统问题，且运动量少，因此其心肺时力较正常儿童相差很大。同时，部分这类患儿韧带松弛、关节稳定性较差，容易发生关节变形，例如扁平足、足外翻、膝反张和脊柱侧弯等。其异常步态常为步基宽、步长短，摆动期短。

2.感觉功能障碍　精神发育迟滞患儿，可伴有皮质盲、空间和形状视觉失常等视觉、足过度外翻等。

3.认知功能障碍　精神发育迟滞患儿在接收到环境中的刺激时信息处理模式中各个环节的缺陷是导致其认知功能障碍的主要原因。①注意力缺陷，注意时间无法持久、不能同时注意较多的东西、过度分心，导致接受外界的刺激量明显减少；②

知觉能力缺陷无法对外界的刺激进行整合，无法掌握事物全面和重要的部分，很难掌握事物的完整性记忆力缺陷，使得经验很难积累；④概念化能力的缺陷，使患儿无法将具体的事物转化为抽象概念的符号，无法根据事物的意义或属性，将名词或符号和具体的事物建立联系、比较和整合。患儿最为缺乏解决具体问题的能力。

4.语言功能障碍　不同程度的精神发育迟滞其语言功能障碍程度不同，临床表现中已经提及。

5.行为功能障碍　常见的异常行为：6个月大小时单纯注视手，即双手在眼前晃动注视，但不去抓握物体；一岁以后流口水、拿玩具持续向嘴巴塞；长大后持续重复性、无意义、刻板的动作行为，其刻板行为与其智商高低有关。

【康复治疗】

一、原复目标

1.发有还培养其将来在社会上能有效地生活、工作的态度和技能，比较强调教导实用性与生活化的教育内容。如算术、社会、沟通、安全、职业、动作与休闲等方面的技能。

2.中度精种发育迟多数中度精神发育迟滞儿童伴有躯体上的缺陷，因而在掌握文化知识方面不能要求过高，应着重体力与心理能力的康复和补偿，培养良好的思想品德、习惯社会适应能力和劳动技能，尽量使之达到生活自理，在监护下有效地生活与工作更次与极度精种发育这对重度和极重度精神发育迟滞儿童的教育训练目标是尽量使之达到生活自理或减少他人的监护程度，将来能够过半独立的生活。

二、复治疗原则

（1）早期发现，早期干预，提供最适合的学习环境。
（2）从实际出发，因材施教，教育内容系统性，循序渐进。
（3）激发学习积极性，体验成功的喜悦，善用教学方法。
（4）鼓励家长的合作和参与、

三、康复治疗方案

1.诊疗教学法　儿童生来就具有学习潜能，但学习速度、个性、认知、兴趣和特殊才能等方面存在不同特点，构成个别差异。而且每个儿童内在的各种能力，也会有所不同称之为个别内在差异。这两种差异都将妨碍儿童的学习活动。为了不让精神发育迟滞儿童在学习活动中遭遇到更多的困难或产生挫折感，必须针对儿童的特殊性拟定个别化教学方案。所以康复训练多是一对一，但也有些需要互动的，比如引导式教育是小组形式。

2.感觉综合治疗　感觉综合治疗是当今教育训练精神发育迟滞儿童时推行的一种训练方法。它是由美国南加州大学 Ayres 将脑神经学与发育心理学相结合，发展了所谓感觉综合理论提出的。20世纪8年代进入我国，日前广泛运用于精神发育迟需儿童练。

例如有些神发育迟滞儿童经常出现据摆或旋转身体动作，可以让其在旋转盘上旋转在组合轮胎中滚动，促进前庭功能发展和提高平衡反应。再如有触觉过敏的精神发育迟滞儿童，可让其玩沙、玩水、作手指绘画，或在运动垫上做大肌肉运动；用刷子触压做触觉游戏；对有姿势障碍成身体感觉有障碍而影响空间知觉发展者，可让其坐在滑板车上投球、荡秋千接球，既使其保持平衡，又综合视觉运动

3.行为矫正　精神发育迟滞儿童在智力、情绪，个性和行为诸方面都存在心理障僻不矫治往往难以进行教育和调练，若按奖能学习原则对其进行行为矫正，常能按目的要求培养合适的行为，矫正或消除不适合的情绪行为问题与特殊功能障碍。一般情况下多采用正性强化法、负性强化法、间歇强化和惩罚等行为矫正法。

4.家庭教育　家庭是儿章的第一学习课堂：人们越来越重筏家庭对儿童的影响。精神发育迟滞儿童的教育训练，尤其需要在家庭中得到维持与延续，特别是母亲的直接参与，效果会更好，精神发育迟滞儿童的家庭教育在使进其社会适应与智力发展方面具有不可取代的作用。开展精神发育达儿堂的家庭教育，首先应当帮助家长取得心理上的平衡，应当了解家长的心态，帮助其消除疑虑，给予心理支持与辅导，使其认识家庭教育的重要性，为其提供有关的教养资料、知识和技巧。

【精神发育迟滞的预防】

胎儿在宫内缺氧、新生几室息、产份、颅内出血、核黄等，以及婴幼儿期中枢神经感染、中、颅外伤和出生前后严重营养不良为主要致病因素，因此，加强母孕期产期和要幼儿期，可使精神发育迟滞发病率明显下降，同时应注意早产儿、低体重儿与高危儿的特殊照管。①级预防措施：做好婚前检查、学期保健和计划生育，预防遗传性疾病的发生。②一级预防措施：对婴幼儿定期进行检查，尤其对高危儿等可疑儿童进行定期访视，做到早期发现、早期干预；对以社会化或心理社会因素为主要原因的精神发育迟滞儿童，及时进行强化较育训练；积极防治各类精神发育迟滞儿童的情绪与行为障得。③三级预防措施：减少残疾，提高补偿能力。主要对精神发育迟滞儿童的行为和生活远行咨询服务、输导、特殊教育和训练，帮助其克服困难。

第四节　注意缺陷多动障碍的康复

【概述】

一、定义与分类

注意缺陷多动障碍（attention deficit hyperactivity disorder，ADHD）俗称儿童多动症，是儿童时期最常见的一种神经行为障碍。儿童 ADHD 患病率为 3%~5%，男女比例为 4~9:1，主要临床表现为注意力障碍、活动过度、冲动一控制力差等。常

见于学龄期儿童，症状往往在幼儿园阶段就明显表现出来，对其学业成绩、适应能力、社会交往能力等造成广泛影响。有 70% 的患儿症状持续到青春期，30% 的患儿症状持续到成人期易发展为反社会人格、品行障碍、药物或酒精滥用、青少年违法、成年期就业不良，并易发生安全事故（如车祸等）。

二、病因及主要临床表现

1.病因　儿童 ADHD 病因目前仍不清楚，一般认为是由遗传和环境因素所引起的种心理行为性疾病，是生物—心理—社会多因素作用的结果，其可能与下列因素有关：

1）遗传因素：儿童 ADHD 具有明显的家族性，国外有关文献报道，由遗传因引起的儿童 ADHD 占 20%0~30% 家系研究发现，ADHD 儿童的父亲与同胞发生 ADHD 的可能性明显高于对照组 17~20 倍。

（2）生物因素：研究表明，母亲怀孕期间吸烟、酒、胎儿脑损伤、低出等均是导致儿童 ADHD 的危险因素 ADHD 几兰可能存在某些必需氨酸的代该例如色氨酸、谷氨酸和大冬氨眼等 ADHD 儿经常伴有锌、镁、铁等微量元儿童体内血水平可能和多动、注总力不集中有关。

（3）家庭因素：父母亲文化程度较低的子女发生 ADHD 的危险性较高。不良的家庭环境对儿重不良行为的形成起到示范和化作用，包括家庭关系的严重不和棒、不当的教育方式和父母的经济阶从低等均是 ADHD 的重要影响因家。父存在心理卫生问题，如压抑、焦虑或情绪问题，其了女 ADHD 发病率明显增高。

（4）学校因素；儿童在学校缺乏发全感可引起多动，例如咬指甲现象是儿童内心缺乏安全感的一种外在表现。老师采取打骂或辱人格的方法，将严重影响儿意行为和情绪的发展，导纹多动的发生。

（5）社会因素：社会发展、生活工作节泰加快、脑力劳动加重、就业竞争激烈学习压力增大等均可增加儿童的社会心理压力及精神紧张刺激，引起心理行为障碍。

（6）其他因素：除上述影响因素外，学习、课外活动、炭乐、进餐、睡眠等不规律也与儿童 ADHD 的发生有关。

2.主要临床表现　ADHD 主要表现为 3 大核心症状，即注意缺陷，活动过度，行为冲动。ADHD 的儿童中还合并有对立违抗障碍、品性障碍、焦虑障碍、学习障碍、抽动障碍、特定运动技能发育障碍及物质滥用等。

（1）注意缺陷：表现为与年龄不相称的明显注意集中困难和注意持续时间短暂是本症的核心症状。正常儿童在不同年龄阶段注意集中的时间不同，随着年龄的增长而逐渐延长。5~6 岁儿童主动注意集中的时间为 12~15 分钟，7~10 岁为 20 分钟为 25 分钟，12 岁以上可以达到 30 分钟，对自己感兴趣的事情主动注意集中的时间还会延长，ADHD 患儿注意集中时间明显低于上述水平，一般仅为 5~10 分钟。患儿常常在听课、做作业或其他活动时注意难以持久，容易因外界刺激而分心。在学习或活动中不能注意到细节，经常因为粗心发生错误。注意维持困难，经常有意回避或不愿意从事需要较长时间持续集中精力的任务，如课堂作业或家庭作业。做事拖拉，不能按时完成作业。或指定的任务。患儿平时容易丢三落四，经常遗失玩具、学习用具，忘记日常的活动安排，甚至忘记老师布置的家庭作业。但对感兴趣的事（电视、游戏）相对注意集中。

（2）活动过度：大多从幼儿期开始，进入学校后，在相应的规定下逐渐表现出来，主要表现为：活动多，无目的性，花样多，有始无终，不分场合，不顾后果，无法节制。患儿异常活泼，手或脚动个不停，或在座位上不停担动或离开座位。难以安静地游戏或参加业余活动，讲话过多以吸引别人注意。

（3）行为冲动：在信息不充分的情况下快速地做出行为反应。表现冲动，做事不顾及后果、凭一时兴趣行事，为此常与同伴发生打斗或纠纷，造成不良后果。在别人讲话时插嘴或打断别人的谈话，在老师的问题尚未说完时便迫不及待地抢先回答，不能耐心排队等候。

（4）其他共患病：情绪和行为异常，如焦虑、抑郁、对立违拗和品行障碍；发育异常，如学习语言障碍或其他神经发育障碍，躯体疾病如抽动症、睡眠障碍主要表现为活动和参与层面的障碍，ADHD患儿在认知参与活动中与年龄不相称的注意不集中、活动过度和冲动行为，导致学习困难、人际关系不良以及自我评价低下对儿童心理发展产生严重的负面影响。

四、ADHD 的诊断与鉴别诊断

本病多以家长和老师提供的完整病史、患儿临床表现为主要依据，采用量表评分、辅以相关的检查排除其他神经精神性疾病后，做出诊断。临床大多采用美国精神病学会的《精神疾病的诊断与统计》（DSMV）中关于ADHD的诊断标准，将注意缺陷、多动冲动这类症状列出18条，分为两个维度（注意缺陷和多动冲动）及三个亚型，采用多轴诊断的方法。

（1）精神发育迟滞：精神发育迟滞的儿童有语言、运动发育迟缓等病史，智商小于70%，服用哌甲酯等中枢兴奋剂后，注意力不集中、多动症状可有所改善，但学习成绩较难提高。ADHD的儿童智商大多在正常范围，生长发育大多正常，服用哌甲酯等中枢兴奋剂后，症状改，学习成绩显著提高。

（2）多发性抽动：多发性抽动患儿表现为验部，躯体快速反复，无规律性的多样运动和没有目的的发声抽动，如眨眼、做怪、耸肩、点头、甩于及喉呢发声音等，容易被认为是活动过度，可以与ADHD同存。面ADHD的儿童主要以注意缺陷，活动过度及行为冲动3大核心症状为主。

【康复治疗】

一、康复目标

（1）缓解和改善临床症状，提高思儿自我控制能力，延长注意维持时间。
（2）改善认知行为，树立患儿信心，减少冲动、攻击和违抗行为。

（3）增强学习能力和社会适应能力，提高患儿生活质量

二、康复治疗原则

（1）早期诊断，尽早进行系统和规范治疗。

（2）治疗师、老师、家长及医生共同参与，医教结合。

（3）药物治疗与行为矫治、教育训练等手段相结合。

三、康复治疗方案

1.药物治疗　临床治疗 ADHD 的主要推荐药物有中枢兴奋剂与选择性去甲肾上腺素再摄取抑制药。中枢兴奋药主要应用哌甲酯，有短效制药（利他林）与长效制药（专注达）。选择性去甲肾上腺素再提取制药，推荐托莫西汀，但要值得注意的是药物治疗的作用只是控制症状，不能根治族病，所以单靠药物治疗是不够的，必须在此基础上加上行为治疗与教育训练等手段

2.行为矫正疗法　也称行为治疗，包括一系列不同干预方法，其共同目标是通过自然和社会环境的改变而改变人的行为。行为治疗一般是通过父母完成，ADHD 患儿父母接受特殊训练以提高其改变和重塑患儿行为的能力及对患儿行为的管理能力。行为治疗

策略包括：

（1）正性强化法：通过奖赏等方式强化良好行为，当患儿出现良好行为时立即给予正性强化。

（2）消退法：治疗前需确定何种因素对患儿不良行为起强化作用，通过有计划地忽视（停止强化）减少或消除某些不良行为。

（3）处罚法：当患儿达不到目标时，承担适当后果或给予处罚。进行行为治疗过程中，任务完成前应一直运用奖赏—结果对应策略，且逐渐提高每一项任务的期望值直至患儿行为改变。

3.家庭治疗　家长应了解 ADHD 是一种慢性的疾病，应接纳、理解思儿。要了解疾病的知识，理解与接纳患儿的症状与行为。这类患儿主观上往往是要求进步的，但往往自控力差，说到却做不到。好的行为只能维持较短时间，不能持久。所以，这样的孩子不是故意偷懒、有意捣蛋。家长要学会在孩子面前控制情绪，亲子互动期间不能控制情绪时可以暂时分开，调整好情绪后再进行交流，避免或减少发生冲突。父母更要帮助孩子学会管理自己的情绪。父母有效地管理好患儿的行为，能够增强孩子的服从性和自控能力。对于孩子不好的行为不要体罚，但可以其他方式进行惩罚，如不要打骂孩子，但可以采取例如取消原先约定的承诺等方式让孩子知道自己的行为是不正确的。批评孩子要对事不对人，语调要平稳，态度要坚决，如果孩子没有反应，可以重复指给孩子准备定时器，在他们完成事情的过程中进行时间控制。孩子在家里做作业时，环境应布置简洁，文具用品要简单，以减少分心的可能性。在孩子做作业前，让孩子把其他想做的事情预先做好，如喝水、上厕所等。由家长陪伴，集中做半小时功课用计时器控制时间，逐步养成孩子的时间概

念。在半小时内把容易的、会做的功课先做，不要做一题问一题，期间家长和孩子都不要相互说话，如孩子有分心、马虎等行为，可用事先约定的拉衣服或拍拍肩表示提醒。约定的时间到了，就让孩子去休息放松5分钟，但不要做剧烈运动。5分钟后，循环上述的训练一直到功课完成，最后半小时帮助孩子一起订正纠错。家长在一旁要专心陪伴孩子，不做其他的事情，减少孩子的分心。

4.学校干预 学校干预包括教室座位的调整，如优先座位安排、调整作业量、考试方式调整（在有监管的场所考试，考试时间灵活，可分批完成）及行为管理策略。老师应对 ADHD 患儿良好的和进步的行为予以鼓励和表扬；对其不当的行为，予以批评和指正，但不可训斥、羞辱和歧视患儿。

5.感觉统合训练 ADHD 患儿可能伴有感觉统合的问题，主要表现为感知觉异常协调性差等。可通过加强触觉学习，增强前庭—本体感觉，协调训练等纠正感觉统合的问题。

6.脑电生物反馈 应用现代技术将患儿意识不到的脑电信号，转变为视觉或听觉信号，利用反馈的原理，通过选择性强化适宜的脑电波，抑制不利的脑电波，并以奖励的方式对患儿进行反复强化的训练。

第十节　残疾病人的康复护理

对残疾病人的康复，必须了解残疾的残缺状况及需求与预后，以便有针对性的给予残疾所遗留的功能障碍以恰当的护理，鼓舞残疾人员接受康复治疗及锻炼并使其在感情上、生活上得到重建的信念。

一、康复护理目标的制订与基本原则

1.注重患者的能力与需求　康复护理目标制订的焦点应集中在患者的能力和需求，不管患者的损伤程度如何，他们都具有一定的能力代偿其失去的功能，并有可能达到不同程度的生活自理。在制定护理目标时应该特别注意强调能力，制定出符合实际情况的目标，指导并鼓励患者充分发挥其潜能；强调需求而不是残疾。

2.各专业的介入　残疾患者的需求是多方面的，其中包括日常生活动作，自我护理知识、心理护理、就业安置、家庭的支持及其他社会问题。显而易见，依靠一个专业不可能满足患者的诸多要求。康复工作中最突出的特点是护理工作形式，因此在制定康复目标时，要充分发挥各专业优势，每一位康复小组成员要明确患者在自己这一领域的具体需求和潜力，从不同的角度帮助患者达到预定的目标。

3.康复护理目标的适度与灵活实施　康复护理目标制定的核心则是目标要明确、适度。这种做法要求在制定远期总目标时，同时还要确定不同的近期小目标，而这些小目标甚至只需几天训练就可达到。制定适度的康复护理目标，可以减少工作中的失败情绪，避免患者因达不到目标而丧失康复的信心。

二、康复护理目标制定的步骤

1.患者的参与　患者必须参与康复护理目标制定的全过程。患者的积极参与对取得良好的远期康复效果有极大的影响，要尽力教育患者，使他们逐渐懂得要求残疾人做到生活自理并不简单地为了减轻他人的负担，更重要的是残疾人自身健康的需要。因此，要鼓励患者对自己的康复进程负责，这就意味着患者要参与康复过程的每一个步骤，以有利于工作人员的交流，增加达到目标的信心。

2.评价的需求　患者入院时，护士要尽快从以下几个方面了解患者的具体需求：日常生活动作的自理程度、皮肤状况、排泄功能、轮椅转移和其他辅助器具的使用情况等。护士对患者的需求应做到心中有数，掌握轻重缓急，工作有所侧重。

3.制定目标　了解患者需求后，要根据这些需求制定切实可行的目标。在制定目标时要特别注意两点：目标行为化，即目标要与患者行为有关，康复过程中教给患者的知识和技能应该可以通过评价的方法来判断患者是否掌握，因此制定的目标应该是患者的行为，而不是护士的行为，而且必须通过患者的行为才能完成。要求康复目标行为化的目的是便于护士通过视、听或计算的方法来观察和估量患者完成目标的情况，以此判断是否可按期达到目标；目标明确清楚，康复目标的制定和实施过程是对整体康复效果的观察和评价，因此，所制定的目标必须明确清楚。

三、皮肤的康复护理

瘫痪病人皮肤护理很重要，最易发生的是褥疮，做好皮肤的护理预防褥疮是关系到病人恢复健康及延续生命的重要一环。

当病人还处在昏迷状态时护理人员就应为病人的康复着想，预防褥疮首先要注意避免局部长期受压，对瘫痪的病人要每 2h 翻身 1 次，翻身时动作要轻，操作时可由一人或二人进行，若二人操作则一人在病人右侧，一人在左侧，翻身时先将力量使于臀部，将臀部抬起转向对侧，因为臀部是全身最重的部位，只要臀部侧过去，其他部位就较容易翻动了，若病人体型肥胖，可于臀部垫一棉垫，然后抬起棉垫将臀部翻过去，这样可以较省力的翻动病人，然后转翻胸背部再轻轻转翻头部，背部垫枕头，再摆好四肢位置，将侧位面下肢伸直，另一肢微屈，侧卧位面的上肢平放床上，另一肢放靠枕上，翻身时要注意不拖拉身体，同时不要侧度太大以免压迫胸部影响呼吸，为了使受压部位的受压时间均等，可以采取左侧卧→平卧→右侧卧→平卧→左侧卧的姿势，如此反复循环，凡骨突部位可分别使用气圈或棉圈以防止受压，一般臀部置气圈，气圈内灌 2/3 气，气圈外用套圈袋，不使气圈直接接触皮肤。肩部踝部骨突处可使用棉圈，在翻身的同时要保持病人皮肤干燥，对大小便失禁的病人要注意及时更换尿湿的衣服被褥，要注意常用温水擦洗受浸渍部位，同时用 50%的酒精按摩受压部位，保持床面平坦，床面不要有碎屑残渣以免损伤皮肤。使用的便盆不要有破口处。

为了做好预防工作，护理人员必须进行床头交接班制度，以便及时发现有无红肿破皮等，一旦发生褥疮就要及时治疗。瘫痪病人的皮肤护理除预防褥疮外因瘫痪肢体有感觉障碍，故不宜用热水袋，否则容易引起烫伤，洗手洗脚时要注意水的温度不宜过高，因同样的水温对健侧可安然无恙，而患侧可能引起烫伤。

四、肠道的康复护理

瘫痪病人由于长期卧床，肠蠕动差，再加腹肌无力，排便困难以致大便干燥，秘结，可影响患者食欲，引起腹胀，增加痛苦，如有高血压、脑动脉硬化的患者一旦排便用力，会引起脑出血。因此需保持大便通畅。必须保证 1~3d 大便 1 次，首先可用润肠药物如石蜡油、双醋酚酊、果导、中药麻仁滋脾丸等。每晚少量用药，若用药量较大可以引起腹泻。如服药无效可以用甘油栓由肛门塞入或皂水低压灌肠。如灌肠仍不能解大便时，可带橡皮手套后用手指将大便掏出。

五、膀胱的康复护理

瘫痪病人常因膀胱功能障碍而有尿潴留或尿失禁。尿潴留的病人可首先采用按时按摩加压迫下腹部的方法，此法可以避免由于导尿而引起的泌尿系感染。对女病人更有效，可以每 4h 压迫下腹部 1 次，若压迫膀胱无效时可进行一次性导尿，拔除尿管后仍不能自排尿者需保留导尿管，为了预防泌尿系感染必需做到每周更换导尿管 1 次，每日冲洗膀胱 2 次，膀胱冲洗瓶要保持无菌，每周更换 2 次，盛尿瓶每周消毒 2 次，可先刷洗干净后用 1% 来苏水浸泡消毒 12h，冲洗膀胱常用的溶液是 2‰过锰酸钾溶液或 2‰呋喃西林溶液，加温后每次冲 200ml。冲洗前先排空膀胱，冲洗后可保留 15~20min 再排出，以利刺激膀胱，重建排尿功能。直到自行排尿后才拔除尿管，尿失禁男病人可用尿壶或用阴茎套，套口剪一孔下接皮管，尿液由皮管流入盛尿袋内，此法须经常清洗阴茎及套，保持干燥，否则容易引起阴茎溃疡。女病人可用尿布。

六、根据不同残疾采用相应康复护理

七、心理健康康复护理

心理健康康复护理常用方法有说理疏导法；暗示疗法；认知疗法；疏泄疗法；松弛疗法；药物疗法。对于不可逆转的残疾，给病人造成不可弥补的损失。严重影响病人的精神状态，护理人员应以高度的同情心鼓励病人，根据病人心理障碍，首先要从转变病人的认知方面下功夫，做到晓之以理。行为是归宿，也是心理结构的核心，要解决病人的心理障碍，要导之以行。情感和意志是中介，只有积极的情和感，才能使认知迅速转化为行为，因此就要动之以情，使其鼓起生活勇气，主动配合医疗、体疗和自我锻炼，并有针对性地告知不同病残部位的不同功能恢复方法，只要使其了解病情及康复原理就会有利于恢复生机，增强信心。

心理康复工作的一个非常重要的问题，是因人而异，有针对性地进行，但也有一些共同点，就是不论单位、家庭、假肢工作者及社会都应不断增强他们生活的勇气和信心，肢体残缺者的单位和家庭，要更加体贴关心他们，应对他们的心理变异进行开导和鼓励，帮助解决生活困难，以及节假日陪同外出游玩等，截肢者提出的有关假肢矫形器结构或其它要求，只要合理就尽量予以满足，在残肢训练和穿戴假肢后功能训练时，都要不厌其烦地手把手指导、宣传鼓励，社会对于残疾者不允许有歧视及伤害他们自尊心的言词和行动。这样，不但使其能接受被动的治疗，而且还能提高其主动锻炼的积极性，这是康复期不可缺少的能动性部分。

第十一节　康复心理护理的程序

心理护理程序是把心理护理活动纳入有计划、有顺序的系统框架中，它可以分为五个阶段来进行。

一、收集心理信息

信息收集是心理护理程序的第一个阶段，是有目的、有计划、有步骤、有系统地收集健康资料的过程。

每一个患者都是一个自主的个体，以其独特的方式不断与环境进行相互作用。同种疾病的不同患者或同一个患者在疾病的不同阶段，心理健康问题都在不断地变化着。所以收集信息的过程是动态的、持续不断的，应使此过程始终贯穿在患者治疗和康复的全过程中。

（一）信息的来源

1.患者。

2.家族成员、亲友、同事、邻居。

3.医务人员如医师、治疗师、护士等。

4.实验室报告等有关医疗文件。

（二）信息的内容

在全面了解疾病发生发展过程的基础上，除了收集生理方面的信息，还要收集心理的、社会文化的、精神方面的信息。

1.患病后的心理反应及心理需求。

2.以往心理健康的状况，如个人特征、人际关系、行为方式、适应能力、应对能力等。

3.此次患病心理因素与疾病的关系及其影响。

4.家庭经济状况及其家庭成员之间的关系。

5.家族史、个人生活史、治疗史。

（三）收集信息的方法

1.观察是指康复人员在临床实践中，用感官或借助一些辅助器具如血压计、听诊器、体温计等，有目的的收集患者有关资料。

2.交谈是安排合适的环境，说明交谈的目的及需要的时间，与患者进行有效切题的交换意见、观点、情况或感情。

3.查体是康复人员运用视诊、触诊、叩诊、听诊等方法，按照身体各系统有顺序的对患者进行全面的体格检查。

二、提出心理护理问题

心理护理问题是通过对收集的信息资料进行分析、综合后提出的，是选择护理措施的依据。

（一）信息资料分析

1.康复对象有哪些健康问题。

2.康复对象对健康问题的心理反应有哪些。

3.康复对象心理反应或心理需求的原因是什么。

4.心理问题对疾病康复的影响

5.估计解决心理问题能达到的预期结果及方法。

（二）确定护理问题

用三部分、二部分和一部分的书写格式对健康问题的心理反应进行说明。如焦虑：与担心手术预后有关。

三、制定心理护理计划

制定心理护理计划，是解决康复对象特定的心理问题作出决策的过程。分为以下步骤：

1.陈述心理护理问题 按心理问题的轻、重、缓、急排序。

2.设定预期目标 预期目标是对康复对象及其家属提出的可测量、可观察的，期望能够达到的健康状况。

3.制定护理措施 护理措施是预防、减轻或消除康复对象心理问题反应的具体活动内容，也是实现预期结果所采取的具体护理方法。

四、实施心理护理措施

由康复人员、康复对象及家属共同参与的护理实践活动过程。执行阶段具有动态变化的特征，康复人员需要经常地收集康复对象的心理信息，评价朝向预期结果的进展情况并及时做好护理记录。

五、评价心理护理效果

1.评价的目的 评价康复对象对护理措施的反应，判断心理护理是否有效，是否达到预期目标。

2.评价的标准 切合实际的目标，就是评价心理护理效果的依据和标准。

3.评价的步骤

（1）比较护理效果与预期结果：收集康复对象目前的心理信息；与所期待的预期目标相比较，准确地判断问题是否已经解决及解决到何种程度，衡量预期目标是否实现。

（2）分析未实现预期目标的原因：可从以下几方面进行分析：

1）预期目标是否切合实际?期望值是否过高?

2）护理措施设计是否得当?执行是否有效?

3）患者病情是否发生了较大变化?

4）护患关系是否协调?

5）患者是否合作?

6）护理资源是否充足等。

（3）修订护理计划：在不断收集信息反馈的基础上，确认护理计划是否适当，及时修订护理计划，从而保证患者的心理问题得到满意的解决。

护理程序从结构形式上划分为五个阶段，但在实践中，它们之间互相联系，互相依存，互相影响。

第十二节　康复对象的心理护理技术

康复心理护理技术是运用心理学的理论与方法，针对康复对象的一系列心理问题、不良行为所采取的护理方法。目的是解决康复对象的心理问题，帮助他们更好的承认和适应病伤残所带来的各种功能障碍，挖掘潜能，重新回归社会。

一、康复对象的心理特点

由于各种原因所造成的身体不同残障，给患者带来的不仅是身体的诸多痛苦和不便，还会带来和引起各种社会问题和一系列心理问题，都将严重地影响他们回归社会。

1.自卑　是自我否定信念，即个体对于自我及自我能力的评价或自我信念处于消极状态。

2.焦虑　是个体对一种模糊的、非特异性的威胁做出反应时所经受的不适感或忧虑感。

3.抑郁　是一种以持续的情感低落、思维迟缓和思维内容障碍及意志活动减少为主的情感障碍。

4.悲哀　包括功能障碍性悲哀和预感性悲哀，前者是指个体对已存在或被觉察到的身体某部分丧失所引起的悲伤情绪延长或加重；后者是指个体对预期发生的身体某部分丧失一（疾患可能导致了形象变化）所引起的悲伤情绪反应。

5.绝望　是个体对所期望的事或需要解决的问题，没有任何选择的机会或办法，而且无法用自己的能力去实现所产生的一种持续、主观的恶劣情绪。

二、康复对象的心理护理方法

1.心理咨询

2.开导与启发

3.因人施护

4.帮助患者建立心理防御机制

总之，对康复患者的心理护理，必须根据其心理特点，有针对性的进行；必须发扬人道主义精神，积极主动的关怀、体贴患者；对康复患者要耐心说服，真诚鼓励，使其接受治疗，坚持锻炼，唤起对生活的热爱，增强战胜疾病的信心，帮助其适应新的生活；主动对患者和其家庭作机体功能管理方法的指导，培养自护能力，以适应社会生活需要。

三、康复对象的心理护理措施

残障者不同于一般患者，他们在身体、心理和社会等各个方面都面临着严峻的考验，有其特殊的心理特征。因此，康复人员应运用康复心理学基本理论，根据不同的康复对象采取不同的护理措施。

（一）视力、听力、语言残障者的心理特征与护理措施

1.心理特征此类患者由于视、听、语言障碍，与人交流减少或困难，常会产生自卑、孤独、无能为力等心理特征。

2.护理措施

（1）指导患者正确的评价自我，从自卑的阴影中解脱出来，面向社会和未来。

（2）鼓励患者建立良好的人际关系：与他人交往时，要互相尊重，平等相处，敢于陈述自己的观点和维护自己的尊严。

（3）指导患者发展健康的生活形态，自主地选择生活方式，为自己创造幸福愉快的生活环境。

（4）指导亲属要尊重患者自己的决定和选择，避免替代患者做决定或包办患者自己能做的事情，对患者的进步，.及时给予表扬和鼓励。

（二）肢体残障者的心理特征与护理措施

1.心理特征

患者受伤致残后，常会产生震惊、否定、抑郁反应、对抗独立、承认适应等心理特征。

2. 护理措施

掌握患者心理变化规律，根据心理变化的各个阶段，采取不同的护理措施。

（1）震惊阶段：

此时患者受到突然的打击，未来得及进行心理整合，不知后果，表现惊呆，反应迟钝。康复人员要保证患者安全，设法减少或清除引起震惊的有关因素，提供安静、舒适的环境，认同患者当前的应对方式，如允许踱步、喊叫、哭泣等。

（2）否定阶段：

当患者知道自己严重的伤情时，在残酷的现实面前仍感到这不是真的，是"梦"，表现为曲解病情，不打听后果。康复人员要与患者坦诚沟通，建立信任关系，在患者没有心理准备时不要急于强迫他提及问题或谈及所关心的事，认同患者的否认，既不揭穿患者这一防御机制，也不对他撒谎，谈话时要注意维持患者适当的希望，顺势利导，热情鼓励。

（3）抑郁反应阶段：

当患者了解到自己将会终生残疾这一残酷现实后，往往表现抑郁、悲观失望，

甚至出现自杀的想法和行为。这时，要细致观察患者，给患者温暖，尽快解除患者的抑郁，同时加强防范措施，防止自杀发生。

（4）对抗独立阶段：

患者训练不积极，依赖性强，不愿意和缺乏勇气面对社会。这时，康复人员应鼓励他们发挥独立的人格特征，克服依赖性，顺利完成各种训练任务，早日重返社会。

（5）承认适应阶段：

患者情绪开始趋向稳定，他仃中的大部分在思考和谋求生活出路。这时康复人员可帮助他们分析每个人的优势和特长，探索谋生出路；同时协助患者从其他方面获得支持资源，如工作单位的领导和同事、支持团体等。

（三）精神残障者的心理特征与护理措施

1.心理特征

由于精神患者的异常行为常被人误解，受人歧视，常会产生心境不佳、情绪不稳、焦虑恐惧、疑心加重、孤独感和失助自怜等心理特征。

2.护理措施

（1）给予心理支持，帮助患者找到自身存在的价值，如工作能力、家庭责任感等。

（2）向患者宣传有关精神卫生保健知识，帮助他们找出疾病的.诱发因素，提高他们对精神疾病的抗病能力。

（3）教他们怎样正确处理好人际关系，正确对待生活中的种种挫折。

（4）向家属介绍精神病方面的家庭护理常识及注意事项，做好精神病康复预防的配合工作。

（四）老年患者心理特征及护理措施

1.心理特征

老年人随着年龄的增长，会因机体各系统生理功能的降低导致器质上、精神上的疾患，使其自立能力出现不同程度的降低，带来了自己在社会、家庭中角色和价值的变化，常会产生失落、孤独、无能为力等心理特征。

2.护理措施

（1）在积极治疗和护理器质性疾患的同时给予心理支持，无论老年人有无社会、经济地位，身体有无残障，都应当尊重其人格，不应当使心理受到伤害。要耐心倾听老人的诉说，不可表现厌烦情绪，对老人的健忘和唠叨要给予谅解等。

（2）促进人际交往，对有生活自理能力的老人，为其创造社会交往环境，开展社区活动，丰富生活内容，从而提高生活质量。

（3）关心老人，家庭和社会的关心是老年人心理保健的人际环境。人际环境不理想，老年人怎样努力也不可能满意自己的生活质量。因此应鼓励亲属、子女加强与老人的接触和情感交流，以消除其孤独感。

（4）鼓励发展情趣，鼓励老人选择适合自己的娱乐休闲活动，如绘画、作诗、养花、养鱼、下棋、打太极拳、练气功等，使老人保持心身健康，幸福地安度晚年。

第十三节　精神因素与疾病康复

精神因素对身心健康的影响，早为人们所认识。"笑一笑、十年少，愁一愁、白了头"这个广泛流传于我国民间的谚语，就生动而形象地说明了精神因素对人体健康的影响。祖国医学中"喜伤心、怒伤肝、思伤脾、忧伤肺、恐伤肾"就是用中医的观点对精神因素致病的高度概括。现代西医也研究证明，精神因素确实可以通过影响神经、内分泌和免疫系统，使之相关功能失调而致病。当然，精神因素并不都是起消极作用的。乐观无畏的精神，则可以充分调动人体各系统的潜能，给人增添无比强大的抗病能力，开朗快乐的性格不但能促使疾病早日康复，而且也是健康长寿的重要因素之一。随着医学模式由单纯生物医学模式向心理、社会、生物医学模式转变，以及人们对疾病的发生、发展和转归的不断深入研究，越来越深刻地认识到精神因素在疾病康复中所起作用的重要性。除注重药物在康复过程中的治疗作用外，千万不可忽视精神因素对疾病康复作用的重要性。

一、自身因素的影响

1.修养、脾性的影响　古希腊名医希波克拉底（Hipporates）有一句名言：了解什么样的人得的病，比了解一个人得了什么样的病重要的多。在这里他强调了心身的统一观，主张在治疗上必须注意病人的个性特征，环境因素和生活方式对病人的影响。也就是说，同一种病在不同人身上，其表现和感觉，以及康复的情况是不尽相同的。如一个心理健康，素质良好，性格开朗的人，他患病后能够正视现实，遇悲不忧，积极配合治疗，可能疾病就会很快康复或延缓病情发展进程。而一个意志薄弱，对挫折承受能力和境遇适应能力差的人，他患病后很可能就会悲中加忧，一厥不振，陷入痛苦的深渊，从而加重了病情的恶化或延长了康复的时间。古典小说《红楼梦》中多愁善感的林黛玉当耳闻贾宝玉与薛宝钗婚配时，一气而厥，悲愤谢世。虽然仅为小说所述，但也是对现实生活中精神因素致病的一个典型概括。

2.心境、情绪的影响　一个人的心情好坏，同样也可直接影响着自身机体的康复过程。这是因为一个人的心理感受和精神状态不一，所以不同的外界刺激就可引起不同的情绪变化。即是同一外界刺激，不同的人也可产生不同的情绪变化，或虽产生相同的情绪变化，但其激烈的程度也不尽然。正常情况下，情绪变化并不一定影响康复，但如患病的强烈刺激或原有不良情绪持续过久，超过了人体生理所能调节的范围和程度时，就会引起某些脏器功能失调而导致病情恶化或延缓康复进程。著名生理学家卡诺等人就发现情绪对于机体生理过程有着明显影响。他指出，受植物神经系统所控制的生理现象，如内分泌、肌紧张和循环活动等，都能为情绪所改变。而各种不同的情绪状况引起有关器官功能紊乱的情况持续下去，最终就会导致疾病的发生、发展和转归的全过程　。临床上我们也发现一些高血压、冠心病、癌症、溃疡病、偏头痛、甲状腺机能亢进，以及妇女月经不调等疾病，都与长期的不良情绪和恶劣的心情有关。当然良好的情绪和乐观的心情对疾病的康复也是大有好处的。它可以积极调动体内强大的防御系统，最大可能地促使病态功能尽快转化为正常功能，恢复健康。我们医务工作者一定要充分认识到情绪与康复的因果关系。

二、他人因素的影响

1. 同类病人的影响 同一病室，同一单元或家族中曾患有同类病史，以及从不同资料和信息中所获得的同一种疾病的最终转归，在不同病人身上会有不同的结果。如一个心理健康，乐天处世的癌症患者，他可能就会面对现实、善待人生、轻装上阵，吸取同类病人与癌症抗争中的经验教训，积极配合治疗，从而延缓病情发展的进程，乃至延长生命。相反，一个理性较差、负性情绪大的同一种病人，他无疑就会加速病情恶化，以缩短寿命。现实生活中这类病例不胜枚举。

2. 社会、亲友关怀程度的影响 大家都知道，人在痛苦的时候，最需要的是同情和关怀，哪怕几句知心的话或几滴共鸣的眼泪，都可以使他倍感亲切和心情愉悦。尤其是患了难以治愈的重症者，更是体会深刻。笔者在临床上也发现治疗方法相同的同一种病人，是否有亲情的关怀及关怀的程度与患者的康复进程有很大关系。这是因为，病残者常伴有不同程度、不同形式的心理变化所致。一些患重病症者往往会产生悲观、厌世和绝望等不良心理反应。而这些消极情绪又极易加重病情，影响康复。如果患者生存环境良好，患病后能及时得到社会及亲友无微不至的关怀，那么，他的情绪就稳定，心情就舒畅，病情也就自然康复的快。

三、医护人员的因素

1. 语言、态度的影响 一个人患了病，尤其是患了绝症或重症后必然会影响他的精神状态。临床上多表现为感情脆弱、脾气怪异、多疑固执等。此时，医护人员一句得体的语言就可以消除患者的疑虑，增强战胜疾病的信心和勇气；一句温馨的话语就可以安抚患者的情绪，使之产生亲近感和信任感。如果与病人交谈时，不注意自己语言的科学性，谨慎性和安慰性，就可能给患者"雪上加霜。"带来负面效应，甚至因一语不慎，给患者造成终生遗憾。所以说，一个医护人员，一定要有高尚的医德，热情的态度、亲切的语言，尽可能给患者带去春的温暖和亲情，以唤起生的希望和战胜疾病的信心。切记"良言一句三冬暖，恶语伤人六月寒"的道理和自己语言的权威性。

2. 行为、作风的影响 一个医护人员给患者的信任感，首先是从第一印象开始的。而第一印象主要是从行为和作风上反应的，即行为举止、衣着打扮等。行为端正、举止大方、衣着得体，作风严谨的医护人员，就会给患者以愉悦感和亲近感，自然就增强了他的信任和信心。反之，行为不端，衣冠不整、作风疲沓，只能引起患者的反感和不信任，潜在地给患者增加了心理负担和不良情绪。因此说，医务人员的言行举止，甚至不经意的一顾一盼和一个眼神，都会被处于敏感状态的患者察颜观色后产生不同的情绪反应和心理反应。这就要求我们医务人员在与病人接触时保持良好的职业道德风范，想病人所想、急病人所急、痛病人所痛、用自己职业决定的具有权威性的科学严谨和亲切的语言态势来充分调动患者战胜疾病的信心。

第十四节　压疮及其康复护理

一、压疮的原因

压疮是机体局部组织受压时间过长，血液循环障碍导致缺血、缺氧、营养不良而引起的组织损伤。引发压疮的原因有局部因素和全身因素两方面。

（一）局部因素

1.局部受压过久

2.局部受物理因素刺激

（1）潮湿：

（2）摩擦：

（二）全身因素

机体营养状况差、水肿、贫血、极度消瘦、恶病质以及患有糖尿病、截瘫、持久性植物状态等疾病的患者，由于局部组织血液及氧气供应差，承受压力能力低，容易发生压疮，而且产生压疮后的恢复能力也较差。

二、易发部位

主要好发予长期受压处的骨突出部位，其发生因体位不同而各异。如仰卧位时多发生在枕部、肩胛部、脊椎体隆突处、骶尾部、足跟部及肘部；侧卧位时多发生于耳廓、肩峰、髋部、膝关节内外侧及内外踝处；俯卧位时常发生于额部、下颌部、髂前上棘、膝前部及足趾；坐位时多发生于肩胛骨、坐骨、腘窝等处。

三、护理对策

压疮应以预防为主，做好患者及家庭成员对皮肤护理的基本知识教育。

（一）预防措施

主要体现以勤为主的原则，目的是随时去除引发压疮产生的各种原因。

1.勤变换体位　交替使用病情允许的各种体位，以减少同一部位长时间受压。一般每2小时鼓励和协助患者翻身一次。长久坐姿的患者一般每15—30分钟要做一次15秒钟的抬臀减压动作。若皮肤出现红斑时应缩短间隔时间。建立床旁和轮椅旁记录卡，以记录改变体位的时间、体位、皮肤情况及操作者签名，并做好交接班工作。注意在协助变换体位时，避免直接拖拉患者而造成人为皮肤擦伤。变换体位后，可在身体空隙处垫软枕、海绵垫等软支撑物，以减少局部过于集中的压力。有条件时可选用各种类型的减压床垫褥，如海绵垫褥、气垫褥、水褥等特制的减压床垫，使支撑体重的面积宽大而均匀，避免局部某些点的固定受压。

2.勤护理皮肤

（1）经常检查皮肤，保持皮肤清洁，及时用温水擦洗皮肤上的粪、尿、汗及分泌物等，必要时于清洁后涂擦皮肤保护剂。

（2）及时更换潮湿、污染的衣服和床上用品。

（3）经常按摩受压部位，倒少许 50%乙醇于手掌心，以手掌大、小鱼际肌部分紧贴皮肤，作压力均匀的环形按摩 3—5 分钟，以促进局部血液循环，增强皮肤抵抗力。

3.勤整理床铺

保持平整、清洁、干燥、无皱褶、无碎屑。

4. 勤做支撑减压练习

对长期卧床或长期依靠轮椅生活的患者，教会练习用双手支撑床面或轮椅扶手做抬臀减压动作。对不能或无力用手支撑的患者，让其交替倾斜上身以带动两侧臀部，分别做抬臀离开床面或椅面的重量转移动作。

（1）根据患者身体、营养、活动状况及疾病种类，设计饮食摄取结构及热能。注意给足高蛋白、高热能、高维生素及微量元素。

（2）对于不能自行进食，或通过饮食不能达到营养要求者，可通过输液或鼻饲补充营养。

（二）护理措施

1.评估压疮发生原屋、部位、大小及程度，制订护理计划。

2.根据压疮轻重程度分 4 期。其护理措施如下：

第 1 期具有红斑，但皮肤完整。

第 2 期损害涉及皮肤表层或真皮层，、表现为皮损、水泡或浅层皮肤创面。

第 3 期　损害涉及皮肤全层及其与皮下脂肪交界的组织，表现为较深皮肤创面。

第 4 期损害广泛涉及肌肉、骨骼或支持结缔组织（肌腱、关节、关节囊等）。

（1）红斑护理：对于第 1 期压疮主要通过增加翻身、按摩次数、调整矫形器和轮椅上坐姿等方法缓解局部压力；及时去除潮湿等诱发因素，保持局部清洁、干燥。

（2）水泡处理：水泡较小时，应防止其破裂、待吸收；水泡较大时，用无菌注射器按无菌技术抽吸，包扎，防感染。

（3）压疮创面处理：多处压疮或压疮面积过大可采用特制床垫解除受累部位受压，创面的处理上不主张使用抗生素，以免影响肉芽组织生长。根据情况可用生理盐水或双氧水溶液冲洗创面，然后用湿到半干的生理盐水敷料覆盖创面，每 2-4 小时更换敷料 1 次。湿润的创面不仅对组织损害小，而且有助于表皮在创面迅速生长，提高治疗效果。感染创面可以采用碘仿敷料或稀释的次氯酸盐治疗。对于坏死溃疡面要清除坏死的组织，促使新生肉芽组织生长。必要时根据全身症状和细菌培养结果，遵医嘱给予全身应用抗生素控制感染。

（4）物理治疗：局部可采用紫外线疗法、红外线疗法、超短波疗法、氧疗法及成纤维细胞生长因子离子导入疗法等，促进创面愈合。

（5）加强营养，改善全身状况，增加机体抵抗力。

（6）做好手术前后护理：对于长期保守治疗不愈合或压疮深达肌肉等组织，需要手术治疗时，应配合医生做好手术前后的各项护理工作及心理护理。

（商显敏）